Praktische Liquordiagnostik

UNI-MED

UNI-MED Verlag AG
Bremen - London - Boston

Regeniter, Axel:
Praktische Liquordiagnostik/Axel Regeniter.-
1. Auflage - Bremen: UNI-MED, 2021
(UNI-MED SCIENCE)
ISBN 978-3-8374-1620-6

Printed in Europe

UNI-MED. Die beste Medizin.

In der Reihe UNI-MED SCIENCE werden aktuelle Forschungsergebnisse zur Diagnostik und Therapie wichtiger Erkrankungen "state of the art" dargestellt. Die Publikationen zeichnen sich durch höchste wissenschaftliche Kompetenz und anspruchsvolle Präsentation aus. Die Autoren sind Meinungsbildner auf ihren Fachgebieten.

Der Verlag dankt den Firmen Beckman Coulter Deutschland und Sebia, damals vertrieben in der Schweiz von Alere, bei der Unterstützung der Produktion dieser Auflage. Der Verlag versichert, dass die Industriepartner keinerlei Einflussnahme auf den Inhalt des Buches nehmen konnten.

Vorwort und Danksagung

Liebe Liquor-Interessierte,

dieses Buch soll nicht die ausführlichen Lehrbücher und Nachschlagewerke der neurologischen Diagnostik ersetzen. Stattdessen möchten wir die wichtigsten Dinge in knapper Form zusammenstellen, die uns in unserer täglichen Arbeit begegnen und die häufigsten Fragen beantworten, die uns gestellt werden. Es enthält neben der reinen Labordiagnostik auch einige klinische Angaben und wendet sich primär an im Labor arbeitende Personen.

Wenn Sie beim Lesen so viel Spass wie wir beim Schreiben hatten, und sich dann noch in jedem Kapitel wenigstens einmal der Aha-Effekt einstellt, haben wir unser nicht ganz niedrig gestecktes Ziel erreicht.

Mit freundlichen Grüssen

Zürich, Hannover, Detmold und Basel, im November 2021

Axel Regeniter
Ulrich Wurster
Werner Siede
Helli Möller
Jens Kuhle

Herzlichen Dank für zahlreiche Anregungen und die kritische Durchsicht: Dr. F. Käppeli, Prof. Dr. med. Andreas Lutteroti, Dr. med. Ilijas Jelcic, Dr. med. Ina Reichen (Zürich) und Prof. Dr. med. M. Otto (Ulm).

Autoren

Prof. Dr. med. Jens Kuhle
Abteilung für Neurologie
Universität Basel
Petersgraben 4
CH-4031 Basel

Kap. 1.

Dipl.-Chem. Helgard Möller
Klinikum Lippe-Detmold
Institut für Laboratoriums- und Transfusionsmedizin
Röntgenstr. 18
D-32756 Detmold

Kap. 6., 13.

Priv.-Doz. Dr. med. Axel Regeniter
medica
MEDIZINISCHE LABORATORIEN Dr. F. Käppeli AG
Wolfbachstr. 17
CH-8032 Zürich

Kap. 1.-15.

Priv.-Doz. Dr. med. Werner Siede
medica
MEDIZINISCHE LABORATORIEN Dr. F. Käppeli AG
Wolfbachstr. 17
CH-8032 Zürich

Kap. 1.6., 6., 13.

Dr. rer. nat. Dipl. biochem. Ulrich Wurster
Medizinische Hochschule Hannover
Klinik für Neurologie
Liquorlabor OE 7210
Carl-Neuberg-Str. 1
D-30625 Hannover

Kap. 16.

Inhaltsverzeichnis

1. Gehirn – Liquor – Blut: Prinzipien und Pathomechanismen

J. Kuhle, A. Regeniter

1.1. Bedeutung und Historie

Die Untersuchung des Liquors ist in Verbindung mit modernen bildgebenden Verfahren immer noch ein zentraler Bestandteil der Diagnostik von Erkrankungen des zentralen Nervensystems. Vor allem bei inflammatorischen Krankheitsbildern infektiöser und nichtinfektiöser Genese des Gehirns, des Rückenmarks und der Meningen ist die Untersuchung des Liquors eine standardisierte, ungefährliche und etablierte diagnostische Methode.

Um 400 vor Christus beschrieb Hippokrates das Vorkommen von Flüssigkeitskammern im Gehirn. Quincke führte 1891 erstmals eine transkutane Lumbalpunktion durch und untersuchte die Fliess- und Abflusswege des Liquors, indem er den Farbstoff Zinnober (Quecksilber(II)-Sulfid) in die intrathekalen Räume des Gehirns von Hunden, Katzen und Kaninchen injizierte und die Verteilung im Körper nach Tagen, Wochen oder Monaten und postmortal untersuchte. Diese Experimente gewannen mit mit der Entdeckung des glymphatischen Systems wieder an Bedeutung (Benveniste u. a., 2015). Um 1900 wurden bereits regelmässig diagnostische Lumbalpunktionen in europäischen und amerikanischen Krankenhäusern durchgeführt. Einhergehend mit der Erstbeschreibung der Blut-Liquor-Schranke wurde 1929 auch die Signifikanz einer eingeschränkten Blut-Liquor-Schranke erkannt (Walter, 1929). 1942 wurde eine Gammaglobulin Vermehrung im Liquor cerebrospinalis (Liquor) bei der Multiplen Sklerose und der Neurosyphilis beschrieben (Kabat u. a., 1942).

Die isoelektrische Fokussierung zum Nachweis oligoklonaler Banden im Liquor, d.h. im ZNS produzierter Immunglobuline (OKB), ist erstmals 1965 erwähnt und ist bis heute in verschiedenen Variationen ein grundlegender Bestandteil der Diagnostik (Laterre, 1965).

Neben diesem qualitativen Nachweis einer intrathekalen Immunglobulin-Synthese können Immunglobuline auch quantitativ im Liquor gemessen werden, was zur Entwicklung zahlreicher unterschiedlicher Formeln zur Quantifizierung der lokalen Antikörpersynthese führte (Link, 1987; Gallo u. a., 1988; Luxton u. a., 1990; Blennow u. a., 1994; Reiber, 1980).

1.2. Anatomie

Das Liquorkompartiment bietet durch die räumliche Nähe und durch die nur sehr eingeschränkt vorhandene Barriere zum ZNS die Möglichkeit, Informationen direkt aus dem eigentlichen "Zielorgan" zu erhalten und zu interpretieren ("liquoranalytisches Gehirn").

- Die Liquorräume umfassen die 4 Ventrikel und den Subarachnoidalraum, der aus den inneren und äusseren Liquorräumen gebildet wird.
- 80-90 % des Liquors werden durch die Plexus chorioidei der Seitenventrikel sowie des dritten und vierten Ventrikels gebildet.

Darüber hinaus stellen die Blutgefässe des Gehirns und das Hirnparenchym weniger relevante Quellen dar. Aus der produzierten Liquormenge von ca. 500-600 ml pro 24 Stunden ergibt sich bei einem Gesamtvolumen des Liquorraumes von ca. 150-170 ml ein täglicher drei bis viermaliger Umsatz der Liquorflüssigkeit. Der grösste Teil wird über die Arachnoidalzotten (knötchenartige Wucherungen der Arachnoidea) in die venösen Sinus abgeleitet. Zusätzlich bildet die Dura entlang der austretenden Spinalnervenwurzeln Aussackungen, aus dem der Liquor zu einem kleinen Teil in die Endoneuralflüssigkeit abfliesst.

Das glia-lymphatische (glymphatische) Transportsystem

Die extrazelluläre Ionenkonzentration, der Liquor-Fluss sowie die Entsorgung von Stoffwechselabfällen müssen streng reguliert werden, um optimale Bedingungen für die neuronale Funktion und synaptische Aktivität aufrechtzuerhalten. Die Arterien des ZNS haben um ihre Aussenwand einen zusätzlichen, sehr engen perivaskulären Gefässraum. Das glia-lymphatische (glymphatische) ist ein interstitielles Transportsystem, das die Entsorgung extrazellulärer Abfälle durch dieses Netzwerk von Astrozyten unterstützter perivaskulärer oder perineuraler Kanäle ermöglicht, die in die zervikalen und basalen meningealen Lymphgefässe oder die grossen venösen Blutgefässe, die Dural-Sinus abfliessen. Der glymphatische Fluss wird wohl durch die kardiale Pulsationen der Arterien verursacht. Eine glymphatische Dysfunktion, die mit einer gestörten Aquaporin-4-Expression einhergeht, wurde in Tiermodellen für traumatische Hirnverletzungen, beim M. Alzheimer und auch beim Schlaganfall nachgewiesen. Das glymphatische System ist grundlegend an der Beseitigung von Abfallstoffen aus dem Interstitialraum des Gehirns beteiligt, und man geht heute davon aus, dass es bei der normalen Alterung und Gehirnpathologie, wie z. B. bei traumatischen Hirnverletzungen und dem M. Alzheimer, eine Rolle spielt.

Alzheimer-Patienten haben eine verminderte Clearance von Aβ-Oligomeren, die sich vorwiegend in den Gefässen ablagern (zerebrale Amyloid-Angiopathie). Dies führt zu einer erhöhten arteriellen Steifigkeit und reduziert den arteriellen Puls, der eine primäre Rolle bei der Steuerung des periarteriellen Liquorflusses und dem Flüssigkeitsaustausch zwischen Liquor und interstitiellem Raum spielt. Die Amyloidablagerung kann die perivaskulären Räume entlang der Blutgefässe reduzieren, von denen der glymphatische Fluss abhängt. So könnte die Alzheimer-Krankheit einen Teufelskreis erzeugen, bei dem die Aβ-Akkumulation entlang der Blutgefässe die glymphatische Funktion reduziert und durch eine noch stärkere parenchymale Aβ-Akkumalation den neuronalen Tod fördert. Auch beim idiopathischem Hydrocephalus scheint die verminderte glymphatische Clearance bei der Entwicklung einer Demenz massgeblich zu sein (Benveniste u. a., 2015; Carare u. a., 2014; Ringstad u. a., 2017; Reeves u. a., 2020).

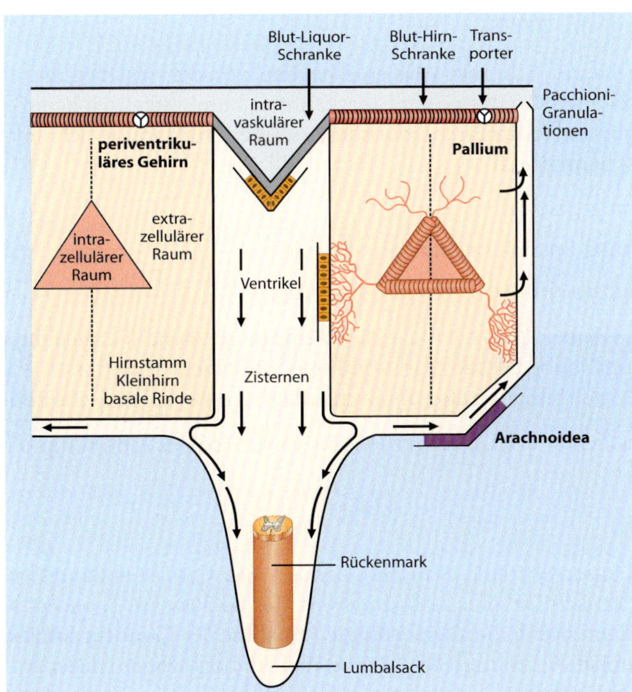

Abb. 1.1: Liquoranalytisches Gehirn. Modif. nach Felgenhauer und Beuche, 1999.

1.3. Die Blut-Liquor-Schranke

Liquor stellt ein Ultrafiltrat des Blutes dar; circa 80 % der Liquorproteine stammen aus dem Blut, wobei Albumin (150-350 mg/l) und IgG (bis 40 mg/l) im Liquor dominieren. Bei etwa 20 % handelt es sich um intrathekal, d.h. im zentralen Nervensystem (ZNS) synthetisierte Proteine (z. B. neuronenspezifische Enolase, S100 Protein oder saures Glia-Faser-Protein) (Thompson, 2005). Im Liquor ist die Proteinkonzentration bei intakter Blut-Liquor-Schranke ca. 200-fach niedriger als im Serum. Kleinere Moleküle diffundieren besser in das Liquorkompartiment als grössere; so beträgt der Quotient für IgG 1 : 500, IgA 1 : 1.000 und IgM 1 : 5.000 (Wurster, 1988; Sindic u. a., 2001; Thompson, 2005). Somit können schon sehr geringe Mengen von IgM im Liquor Zeichen einer intrathekalen Synthese sein.

Der Begriff der Blut-Hirn-Schranke wird als Oberbegriff für die Epithelbarrieren zwischen Blut und Nervengewebe (Blut-ZNS-Schranke, Blut-Liquor-Schranke, Blut-Nerven-Schranke) verwendet, aber er bezeichnet die Grenze zwischen Gefässen und zerebraler Extrazellulärflüssigkeit.

Die spezielle Gestaltung der Blutkapillaren im Gehirn durch mit tight junctions verbundenen Endothelzellen, Perizyten und einen kontinuierlichen Basalmembran, bildet die Grundlage der Blut-Hirn-Schranke und schränkt den Molekültransfer aus dem Blut stark ein. Die zerebrale Extrazellulärflüssigkeit steht dagegen über die Ependymzellen ohne tight junctions in direktem Kontakt zum Liquor (☞ Abb. 1.1). Der Plexus verhindert einen ungestörten Influx der Proteine in den Liquor. Die Konzentrationen der meisten Proteine sind durch die graduelle Zunahme der Blutproteine aufgrund des Influx im lumbalen etwa 2,5 mal höher als im ventrikulären Liquorraum. Die Konzentration der im Gehirn synthetisierten Proteine ist überall im Liquorraum etwa gleich oder nimmt sogar auf ein Drittel ab, z. B. für das Tau-Protein (Reiber, 1994; Djukic u. a., 2016; Reiber, 2021). Fast 20 % der Liquorproteine werden im Plexus choroideus (Transthyretin, Asialotransferrin) und den Meningen (β-*trace protein* = Prostaglandin-D-Synthase, γ-*trace protein* = Cystatin C) produziert. Der Anteil Hirn-spezifischer-Proteine (z. B. der Neuronen spezifischen Enolase, dem S 100 oder dem sauren Glia-Faser-Protein) liegt bei weniger als 1 % aller Liquorproteine (Thompson, 2005).

Die Funktion der Blut-Liquor-Schranke wird entscheidend von der Geschwindigkeit des Liquorfluss beeinflusst. Entsprechend diesem weitestgehend anerkannten, biophysikalisch hergeleiteten und empirisch bestätigten Konzept führt ein reduzierter Liquorfluss zu einer Blut-Liquor-Schranken-Dysfunktion. Der verringerte Liquorfluss kann durch

- eine reduzierte Bildungsgeschwindigkeit
- eine Flussverminderung im Subarachnoidalraum oder
- durch eine Abflussbehinderung der Arachnoidalzotten

hervorgerufen werden (Reiber, 2003). Unklar ist, ob eine (zusätzliche) Permeabilitätssteigerung der Endothelbarriere die Blut-Liquor-Schrankendysfunktion zusätzlich beeinflusst. Wahrscheinlich spielen beide Mechanismen, je nach Situation eine unterschiedlich starke synergistische Rolle (Thompson, 2005).

Da Albumin ausschliesslich in der Leber synthetisiert wird, wird der Albuminquotient

$$Q_{Alb} = \frac{Alb_{CSF}}{Alb_{Serum}}$$

als Mass für die Blut-Liquor-Schrankenfunktion benutzt. Der Q_{Alb} ist abhängig vom Lebensalter. Zum Zeitpunkt der Geburt erreicht er seinen Maximalwert (bis zu 30×10^{-3}), nach 4 Monaten den tiefsten Wert. Der Q_{Alb} steigt dann durch die altersbedingte Abnahme der Liquorproduktion im Plexus choroideus (0,4 ml/min bei Jungen, 0,1 ml/min bei Älteren) im Laufe des Lebens wieder an. Ab 5 Jahren kann der Referenzbereich mit der Formel $Q_{Alb} < (4 + \text{Alter}/15) \times 10^{-3}$ berechnet werden (☞ Reiber 2006, Kap. 1.-3.).

1.4. Neurologische Entzündungsreaktionen

Das zentrale Nervensystem wurde lange als immun-privilegiertes, d.h. als ein nur gering durch das Immunsystem überwachtes Organ betrachtet. In zahlreichen Untersuchungen wurde nachgewiesen, dass trotz der Blut-Liquor-Schranke aktivierte B- und T-Lymphozyten unabhängig von ihrer Spezifität durch das ZNS zirkulieren (Hickey, 1991).

Unter physiologischen Bedingungen löst dies keine Immunreaktion aus. Im Gegensatz dazu können Infektionen, Traumen oder degenerative Veränderungen über Entzündungsreaktionen komplexe immunologische Kaskaden auslösen.

Möglicherweise spielt die Freisetzung von Antigenen in das periphere Immunsystem mit nachfolgender Aktivierung und Proliferation antigenspezifischer Lymphozyten dabei eine wichtige Rolle. Durch das ZNS patrouillierende und ihr Antigen lokal im ZNS wiedererkennende B-Zellen könnten zu Plasmazellen differenzieren und lokal Antikörper sezernieren. Auch das vorübergehende Auftreten einer intrathekalen Immunglobulin-Produktion bei primär nicht entzündlichen Erkrankungen ist hierdurch erklärbar (Infarkte, Subarachnoidalblutungen, Hirnkontusionen Rostrom u. a. 1981). Ob diese Immunglobuline im Hirnparenchym oder im Liquor selbst produziert werden, ist bisher unklar. Die Zahl der Plasmazellen im Liquor ist viel zu gering, um die doch erheblichen Mengen an IgG zu produzieren. Eventuell sind aber ausser den Entmarkungsherden noch germinale Zentren (B-Zell-Follikel) in den Meningen beteiligt. Unter physiologischen Bedingungen mit einer intakten Blut-Liquor-Schranke gelangen immer auch Immunglobuline in geringen Mengen, abhängig von der Grösse des Moleküls, aus dem Serum in den Liquor (IgM < IgA < IgG).

1.5. Die intrathekale Immunglobulin-Synthese

Es lassen sich eine Vielzahl neurologischer Erkrankungen durch eine Liquoranalyse nachweisen.

Liquor gilt nach wie vor als Schlüssel zum Gehirn. Die Basis Untersuchung von Zellzahl/Zellbild, Beurteilung der Blut/Liquor-Schrankenfunktion und einer eventuellen vorhandenen humoralen Immunreaktion ist diagnostisch häufig bereits richtungweisend (☞ Tab. 2.1).

Die isoelektrische Fokussierung (IEF), bei der die Immunglobulin-Banden-Muster zwischen Serum und Liquor eines Patienten verglichen werden, ist die empfindlichste und spezifischste Methode zum Nachweis einer intrathekalen IgG-Produktion. Finden sich IgG-Banden ausschliesslich im Liquor und nicht im Serum, ist eine intrathekale IgG-Synthese nachgewiesen („positive isoelektrische Fokussierung", ☞ Abb. 5.1).

Quantitativ werden die Immunglobuline IgG, IgA, IgM und auch das Albumin in Serum und Liquor gemessen. Im Rahmen von entzündlichen ZNS-Erkrankungen oder demyelinisierenden Erkrankungen werden intrathekal Immunglobuline synthetisiert. Eine erhöhte Liquor-Immunglobulin-Konzentration kann aber auch durch einen vermehrten Übertritt aus dem Blut verursacht werden.

Um eine intrathekale Produktion von einem passiven Übertritt der Immunglobuline unterscheiden zu können, dient Albumin als Bezugsgrösse.

Albumin wird zur Beurteilung der Blut-Liquor-Schranke benutzt, da es nur in der Leber und nicht intrathekal synthetisiert wird (☞ Abb. 1.2).

- Bei geringen Albumin-Konzentrationen im Liquor ist die Funktion der Blut-Liquor-Schranke regelrecht, auch Immunglobuline diffundieren in geringen Mengen in den Liquor.
- Bei höheren Konzentrationen der Immunglobuline handelt es sich meist um eine intrathekale Synthese.

- Bei gestörter Blut-Liquor-Schranke erhöhen sich durch die Beimischung von Serum die Liquor-Immunglobulin-Konzentrationen. Die gemessenen Immunglobuline können nun entweder aus dem Blut stammen oder lokal synthetisiert sein.

Um diese Verhältnisse abzubilden, wurden zahlreiche Formeln entwickelt. Die von Reiber et al. empirisch ermittelte Formel, bei der die normale Blut-Liquor-Schranke einer hyperbolischen Funktion folgt, und die daraus errechnete intrathekale Immunglobulin-Produktion repräsentieren diese Verhältnisse (Reiber und Felgenhauer, 1987; Reiber, Zeman u. a., 2019; Reiber, 2021a).

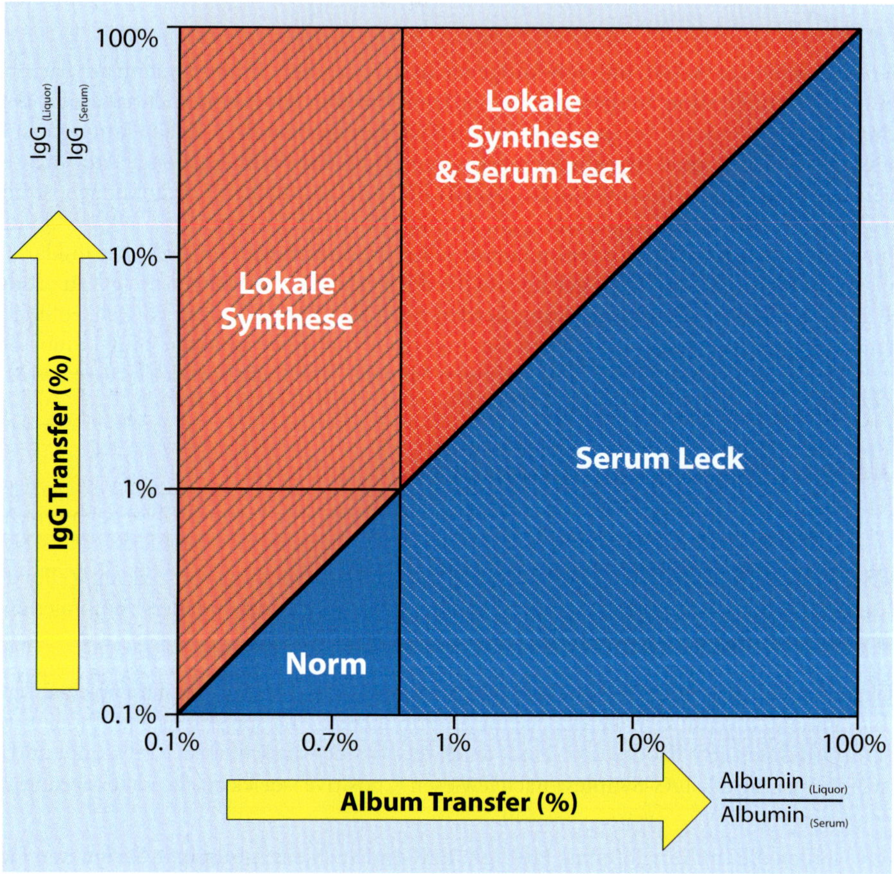

Abb. 1.2: Ursprung der Liquor-Immunglobuline. Modifiziert nach Thompson, 2005.

1.6. Pathobiochemische Einflussgrössen

W.H. Siede, A. Regeniter

Generelles Ziel der CSF-Diagnostik ist es, pathologische Prozesse im ZNS an Hand der Messung von Substanz-Konzentrationen zu erkennen.

Bei Molekülen, die ausschliesslich im ZNS synthetisiert werden ist dies problemlos möglich. Viele der diagnostisch relevanten Substanzen kommen jedoch auch im Serum und dort in wesentlich höheren Konzentrationen vor. Liquor ist primär – auf Grund der Ultrafiltrations- und Diffusionsprozesse – verdünntes, molekülselektiertes Serum.

Dies hat zur Folge, dass sich die Serumkonzentrationen im Liquor widerspiegeln, allerdings mit zeitlicher Verzögerung und in sehr unterschiedlichem Ausmass, abhängig von der Molekülgrösse und Funktion der sog. „Blut-Liquor-Schranke".

Die grosse Herausforderung der Liquor-Analytik besteht in der Quantifizierung und Identifizierung des relativ geringen intrathekal produzierten Anteils bei stark dominierenden und zudem äusserst variablen Konzentrationen, die aus dem Serum stammen.

Im **Modell der pathobiochemischen Einflussgrössen** (☞ Abb. 1.3) sind „Serumkonzentration", „Blut-Liquor-Schranke" und „intrathekale Produktion" symbolhaft dargestellt. Die unterschiedlichen Konzentrationen der Proteine werden durch Kugeln repräsentiert – erhöhte Serum-Immunglobulin-Konzentrationen sind schwarz umrandet und in grau gezeichnet, intrathekal produzierte Immunglobuline rot. Ist nur die Permeabilität gestört (☞ Abb. 1.3: b) oder liegt nur eine intrathekale Synthese vor (☞ Abb. 1.3: c), sind die Verhältnisse einfach. Es ist entweder solitär das Albumin oder das dementsprechende Immunglobulin im Liquor erhöht. Sind jedoch sowohl die Permeabilität gestört und liegt zusätzlich eine intrathekale Produktion vor, muss der intrathekale Anteil berechnet werden (☞ Abb. 1.3: e-g). Dies ist möglich, wenn man den aus dem Serum stammenden Anteil berücksichtigt. Dann kann aus der Serumkonzentration, der Schrankenfunktion Q_{Alb}, der Diffusion und Molekülgrösse eine intrathekale Synthese, meist nach der Hyperbelfunktion von Reiber, berechnet werden.

Die Anzahl der Kugeln in der Grafik dient nur zur Veranschaulichung und entspricht nicht den tatsächlich vorhandenen Konzentrationen. Störungen der Blut-Liquor-Schranke sind als verstärkter Influx (↓↓↓) gekennzeichnet. Dies wird hauptsächlich, und darauf sei noch einmal hingewiesen, wenn nicht gar ausschliesslich durch eine Reduzierung der Liquor-Fliessgeschwindigkeit nach dem Diffusions/Liquorfluss-Modell verursacht (Reiber, 2003; Reiber, 2021a; Reiber, 2021b).

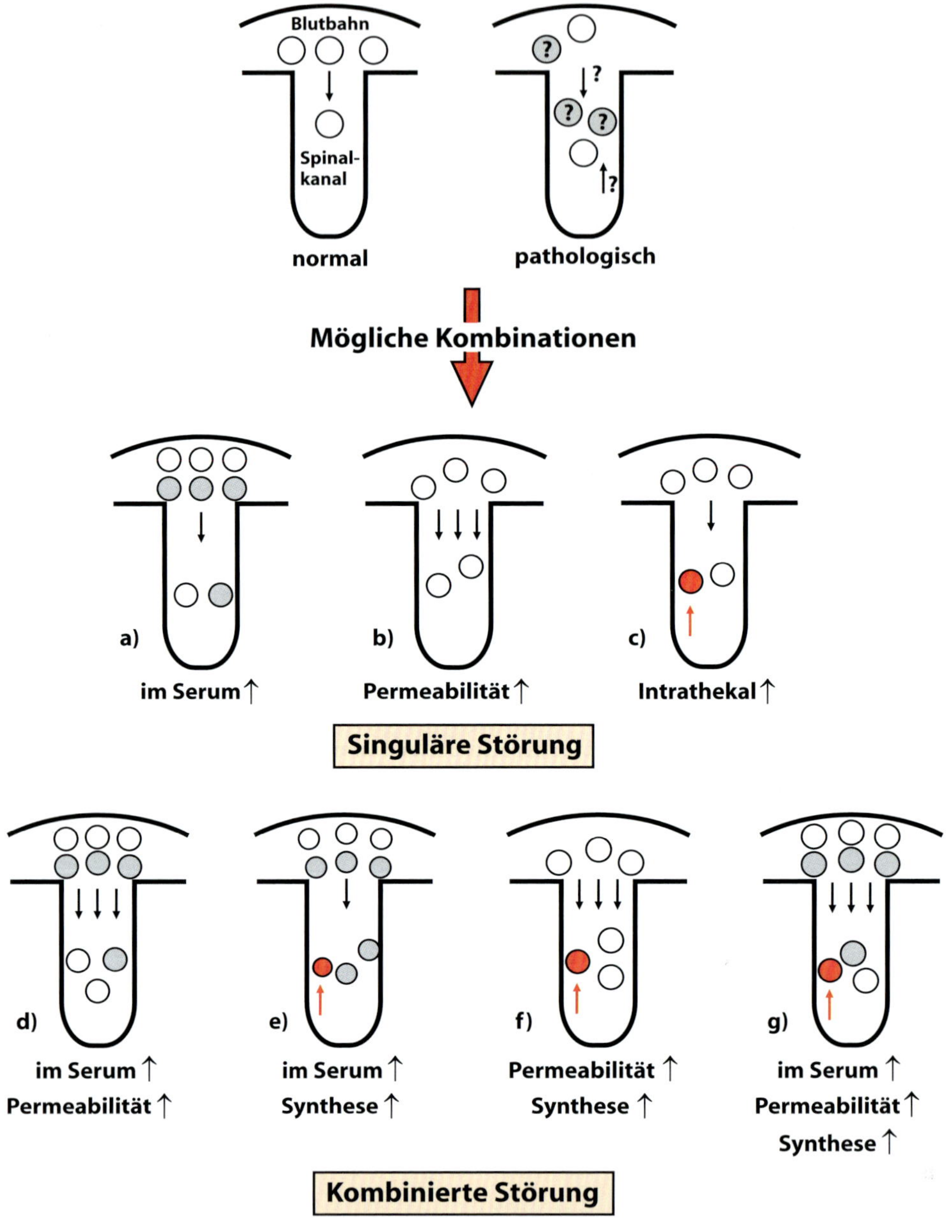

Abb. 1.3: Pathobiochemische Einflüsse der Liquor-Molekül-Konzentration; weitere Erläuterungen ☞ Kap. 1.6.

Literatur

H. Benveniste, P. R. Hof, M. Nedergaard und K. Bechter. „Modern cerebrospinal fluid flow research and Heinrich Quincke's seminal 1872 article on the distribution of cinnabar in freely moving animals." In: *The Journal of comparative neurology* 523 (13 Sep. 2015), S. 2017–2018. ppublish.

K. Blennow, P. Fredman, A. Wallin, C. Gottfries, H. Frey, T. Pirttila, I. Skoog, C. Wikkelso und L. Svennerholm. „Formulas for the quantitation of intrathecal IgG production. Their validity in the presence of blood-brain barrier damage and their utility in multiple sclerosis". In: *J.Neurol.Sci.* 121.1 (Jan. 1994), S. 90–96.

R. O. Carare, C. A. Hawkes und R. O. Weller. „Afferent and efferent immunological pathways of the brain. Anatomy, function and failure." eng. In: *Brain, behavior, and immunity* 36 (Feb. 2014), S. 9–14.

M. Djukic, A. Spreer, P. Lange, S. Bunkowski, J. Wiltfang und R. Nau. „Small cisterno-lumbar gradient of phosphorylated Tau protein in geriatric patients with suspected normal pressure hydrocephalus." In: *Fluids and barriers of the CNS* 13.1 (1 Aug. 2016), S. 15.

K. Felgenhauer und W. Beuche. *Labordiagnostik neurologischer Erkrankungen Liquoranalytik und -zytologie, Diagnose- und Prozessmarker.* Stuttgart: Thieme, 1999.

P. Gallo, F. Bracco und B. Tavolato. „Blood-brain barrier damage restricts the reliability of quantitative formulae and isoelectric focusing in detecting intrathecally synthesized IgG". In: *J.Neurol.Sci.* 84.1 (März 1988), S. 87–93.

W. Hickey. „Migration of hematogenous cells through the blood-brain barrier and the initiation of CNS inflammation". In: *Brain Pathol.* 1.2 (Jan. 1991), S. 97–105.

E. Kabat, D. Moore und H. Landow. „An electrophoretic study of the protein components in cerebrospinal fluid and their relationship to the serum proteins". In: *The Journal of Clinical Incestigation* 21.5 (1942), S. 571–577.

H. Link. „Contribution of CSF studies to diagnosis of multiple sclerosis." In: *Ital. J. Neurol. Sci.* (1987), S. 57–69.

R. Luxton, B. McLean und E. Thompson. „Isoelectric focusing versus quantitative measurements in the detection of intrathecal local synthesis of IgG". In: *Clin.Chim.Acta* 187.3 (März 1990), S. 297–308.

Y. Manuel und E. C. Laterre. „[Proteins of normal cerebrospinal fluid. II. Origin of the proteins of the cerebrospinal fluid]." fre. In: *Pathologie et biologie* 14 (23 Dez. 1966), S. 1145–56.

B. C. Reeves, J. K. Karimy, A. J. Kundishora, H. Mestre, H. M. Cerci, C. Matouk, S. L. Alper, I. Lundgaard, M. Nedergaard und K. T. Kahle. „Glymphatic System Impairment in Alzheimer's Disease and Idiopathic Normal Pressure Hydrocephalus." eng. In: *Trends in molecular medicine* (Jan. 2020).

H. Reiber. „Flow rate of cerebrospinal fluid (CSF)–a concept common to normal blood-CSF barrier function and to dysfunction in neurological diseases [see comments]". In: *J.Neurol.Sci.* 122.2 (Apr. 1994), S. 189–203.

H. Reiber. „Grundlagen". In: *Neurologische Labordiagnostik.* Stuttgart: Thieme, 2006. Kap. 1-3.

H. Reiber. „Proteins in cerebrospinal fluid and blood: barriers, CSF flow rate and source-related dynamics". In: *Restorative neurology and neuroscience* 21.3 (2003), S. 79–96.

H. Reiber. „The discrimination between different blood-CSF barrier dysfunctions and inflammatory reactions of the CNS by a recent evaluation graph for the protein profile of cerebrospinal fluid". In: *J.Neurol.* 224.2 (1980), S. 89–99.

H. Reiber. „Blood-cerebrospinal fluid (CSF) barrier dysfunction means reduced CSF flow not barrier leakage - conclusions from CSF protein data." In: *Arq. Neuropsiquiatr.* 79.1 (2021), S. 56–67.

H. Reiber. „Non-linear ventriculo – Lumbar protein gradients validate the diffusion-flow model for the blood-CSF barrier". In: *Clinica Chimica Acta* 513 (Feb. 2021), S. 64–67.

H. Reiber und K. Felgenhauer. „Protein transfer at the blood cerebrospinal fluid barrier and the quantitation of the humoral immune response within the central nervous system". In: *Clin. Chim. Acta* 163.3 (1987), S. 319–328.

H. Reiber, D. Zeman, P. Kušnierová, E. Mundwiler und L. Bernasconi. „Diagnostic relevance of free light chains in cerebrospinal fluid–The hyperbolic reference range for reliable data interpretation in quotient diagrams". In: *Clinica Chimica Acta* (2019).

G. Ringstad, S. A. S. Vatnehol und P. K. Eide. „Glymphatic MRI in idiopathic normal pressure hydrocephalus." eng. In: *Brain : a journal of neurology* 140 (10 Okt. 2017), S. 2691–2705.

B. Rostrom, H. Link und E. Norrby. „Antibodies in oligoclonal immunoglobulins in CSF from patients with acute cerebrovascular disease". In: *Acta Neurol.Scand.* 64.4 (Okt. 1981), S. 225–240.

C. J. Sindic, M.-P. V. Antwerpen und S. Goffette. „The intrathecal humoral immune response: laboratory analysis and clinical relevance". In: *Clin. Chem. Lab. Med.* 39.4 (2001), S. 333–340.

E. J. Thompson. *Proteins of the Cerebrospinal Fluid: Analysis & Interpretation in the Diagnosis and Treatment of Neurological Disease.* Academic Press, 2005.

F. K. Walter. *Die Blut-Liquorschranke. Eine Physiologische und Klinische Studie.* G. Thieme, Leipzig, 1929.

U. Wurster. „Protein gradients in the cerebrospinal fluid and the calculation of intracerebral IgG synthesis". In: *J. Neuroimmunol.* 20.2 (1988), S. 233–235.

2. Grundlagen der Diagnostik von ZNS-Erkrankungen

A. Regeniter

Methodik	Nachweis
Zellzahl/Zellbild	Virale/bakterielle Infektion
Qualitative isoelektrische Fokussierung	Oligoklonales IgG *(sensitivste Methode)*
Quantitative Nephelometrie	(Q_{alb}), Schrankenfunktion intrathekale IgG-, IgA-, IgM-Synthese *(krankheitsbezogene Antikörper-Muster)*
Enzymimmunoassay	Erregerspezifische Antikörper Antikörper-Index, intrathekale Synthese *(Diagnose)*

Tab. 2.1: Nachweisverfahren in der Liquordiagnostik.

Es lassen sich eine Vielzahl neurologischer Erkrankungen mit Hilfe der Untersuchung des Liquors nachweisen. Liquor gilt nach wie vor als Schlüssel zum Gehirn. Besondere diagnostische Bedeutung hat der Nachweis der Antikörper-vermittelten, humoralen Immunreaktion. Dieser erfolgt mit ganz unterschiedlicher Methodik.

Im ZNS fehlt im Gegensatz zum peripheren Immunsystem der Wechsel der Immunglobulinsynthese von der IgM- zur IgG-Klasse, worauf seine besondere diagnostische Bedeutung beruht. Die intrathekale Immunreaktion ist stark von den individuellen Pathomechanismen der einzelnen Erreger abhängig und ändert sich im longitudinalen Verlauf wenig. Dies bildet die Grundlage der krankheitsbezogenen Antikörper-Muster. Durch die Darstellung der humoralen Immunreaktion und Schrankenfunktion in Quotientendiagrammen können diese Muster im Rahmen eines integrierten Befundberichtes erfasst werden und sinnvoll durch zusätzliche Parameter ergänzt werden (Regeniter u. a., 2003; Reiber u. a., 2001; Reiber, 2021).

ZNS-Prozess	Beispiel
Meningitis	bakterielle
Meningoenzephalitis	virale, mykotische
Enzephalitis	parasitäre Genese
Polyneuritis, Polyneuropathie	Guillain-Barré-Syndrom
Chronisch entzündlich	Multiple Sklerose, Autoimmun, Sarkoidose
Tumoren	Hirntumor, Meningeosis carcinomatosa, Meningeosis lymphomatosa
Demenz	M. Alzheimer
Subarachnoidal-Blutung	Aneurysma (~80 %), Angiomruptur

Tab. 2.2: Erkrankungen des ZNS.

Ursache einer intrathekalen Immunreaktion kann neben einer akuten entzündlichen Erkrankung eine bereits mehrere Jahre zuvor abgelaufene Infektion („Liquornarbe“: z. B. bei Neurosyphilis, Herpes simplex Enzephalitis) oder auch ein chronisch entzündlicher Prozess im Rahmen einer Autoimmunerkrankung (z. B. Multiple Sklerose) sein. Zur weiteren Abgrenzung hinsichtlich Akuität müssen hier neben der Klinik Zellzahl, Differentialzellbild und die Schrankenfunktion (Q_{alb}) beurteilt werden.

So zeigt sich bei Multipler Sklerose (MS) oder Neurosyphilis meist ein typisches Muster der intrathekalen Immunglobulinproduktion mit IgG-Dominanz. Typisch für die Neurotuberkulose, Hirnabszesse oder die Adrenoleukodystrophie ist eine dominante IgA-Synthese. Eine IgM-Dominanz findet sich dagegen bei Neuroborreliose, Mumps-Meningoenzephalitis oder den Non-Hodgkin Lymphomen mit ZNS-Beteiligung. Somit ist eine intrathekale IgM-Synthese durch den fehlenden Immunglobulin-Klassen-Wechsel im Gegensatz zum peripheren Immunsystem keineswegs mit einer akuten Erkrankung gleichzusetzen, sondern ermöglicht gewisse Rückschlüsse auf die Grunderkrankung.

Das Zusammenspiel dieser und weiterer Faktoren kann nur in einem integrierten Befundbericht sinnvoll zusammen gefasst werden. Erst durch diese zusammenfassende Darstellung werden implausible Konstellationen sichtbar und seltene Befundmuster richtig interpretiert.

Parameter		Befundbestandteile
Akutparameter	{	Plausibilitätskontrolle
Proteinanalytik		Pathobiochemische Diagnose
Zytologie		Interpretation
weitere Diagnostik	←	⇓
↓		
Infektions-Serologie		
Mikrobiologie	⇒	Zusammenfassung aller analytischen Daten

Tab. 2.3: Aufgabe des integrierten Befundberichtes.

Literatur

A. Regeniter, J. Steiger, A. Scholer, P. Huber und W. Siede. „Windows to the ward: graphically oriented report forms. Presentation of complex, interrelated laboratory data for electrophoresis/immunofixation, cerebrospinal fluid, and urinary protein profiles“. In: *Clin.Chem.* 49.1 (Jan. 2003), S. 41–50.

H. Reiber, M. Otto, C. Trendelenburg und A. Wormek. „Reporting cerebrospinal fluid data: knowledge base and interpretation software“. In: *Clin Chem Lab Med.* 39.4 (Apr. 2001), S. 324–332.

H. Reiber. „Non-linear ventriculo – Lumbar protein gradients validate the diffusion-flow model for the blood-CSF barrier“. In: *Clinica Chimica Acta* 513 (Feb. 2021), S. 64–67.

3. Liquorgewinnung und Präanalytik

A. Regeniter

3.1. Entnahme des Liquors

Um Liquor zu gewinnen, wird heute meist eine Lumbalpunktion durchgeführt.

Dieses Verfahren ist problemlos und hat bei regelrechter Durchführung eine Komplikationsrate, die in etwa der einer Venenpunktion entspricht (Flaatten u. a., 1998).

Die Suboccipital- und Ventrikel-Punktion sind aufgrund wesentlich höherer Komplikationsraten weitestgehend verlassen worden. Eine Lumbalpunktion kann auch ambulant durchgeführt werden.

Besteht der Verdacht auf einen erhöhten Hirndruck mit Gefahr der Einklemmung bei lumbaler Druckentlastung, so muss dies vor Durchführung der Liquorpunktion mit Hilfe bildgebender Verfahren (CCT oder MRI) ausgeschlossen werden.

Es sollte immer nach einer antikoagulativen Therapie gefragt werden und der Gerinnungsstatus muss bekannt sein (TPZ, Quickwert >50 %, Thrombozytenzahlen unter 50.000/µl sind eine relative, unter 20.000/µl eine absolute Kontraindikation).

Nach erfolgter Aufklärung sollte der Patient nach Möglichkeit zunächst Blase und Darm leeren. Dann wird er in Seitenlage gebracht, macht einen „Katzenbuckel“ und liegt mit dem Rücken gegen den Bettrand. Die Wirbelsäule soll möglichst horizontal liegen, was mit Kissen unter Beinen und Kopf meist gut erreicht wird. Material für eine Rasur, Desinfektion, sterile Tupfer, Handschuhe, und eine Ablagefläche für Kanülen, Spritzen, Steigrohr müssen aseptisch vorbereitet werden. Eine Lokalanästhesie bis an den Duralsack kann, muss aber nicht durchgeführt werden.

Die Lumbalpunktion erfolgt nach Desinfektion unter aseptischer Technik zwischen dem 3. und 4. oder dem 4. und 5. Lendenwirbel (Sladky und Piwinski, 2015). Die ersten Tropfen werden verworfen und anschliessend ein Volumen von 7-10 ml in einem Polypropylen-Röhrchen durch einfaches Sammeln der Tropfen gewonnen. Eine artifizielle Blutbeimengung sollte vermieden werden, denn dadurch können Zellen und Liquor-Proteine erhöht werden. Durch Röhrchen-Wechsel nach dem ersten ml kann mit einem zweiten und dritten Röhrchen eventuell verhindert werden, dass eine artifizielle Blutung die Messresultate verfälscht. Bei einer Erythrozytenzahl die 5.000/mm^3 im Liquor übersteigt, ist die klinische Aussage bereits stark eingeschränkt. Es sollte immer ausreichend Liquor abgenommen werden, was eine Zweitpunktion bei unklaren Krankheitsbildern meist vermeidet. Besonders ein Nachsickern von Liquor nach aussen oder in den Periduralraum führt zu einem Liquor-Unterdruck-Syndrom mit entsprechenden klinischen Komplikationen.

Postpunktionelle Beschwerden können durch ein geeignetes Vorgehen vermieden oder stark gemindert werden. Die Stärke und Intensität möglicher Kopfschmerzen ist abhängig von der Entnahmetechnik (Davis u. a., 2015) und der Verwendung von atraumatischen Nadeln (Sjulstad u. a., 2020). Durch die runde Spitze und den kleineren Durchmesser der Kanülen kommt es zu einem kleineren Liquorleck und dementsprechend zu einem weniger ausgeprägten Liquorunterdrucksyndrom. Die Beschwerden sind bei jüngeren und weiblichen Patienten etwas ausgeprägter (Khlebtovsky u. a., 2015), korrelieren nicht mit der Menge des entnommenen Liquors und nehmen mit zunehmenden Alter ab (Duits u. a., 2016).

Neben der diagnostischen Fragestellung sollte bei der Untersuchung auch der Liquor-Druck bestimmt werden. Nach sterilem Anschluss eines Steigrohres übt man auf beide Jugularvenen für ca. 10 Sekunden einen Druck aus, was den Druck um 3-10 mmHg erhöht (Queckenstedt-Versuch).

Auf dem Untersuchungsauftrag sollten der Entnahmeort und auch das Liquor Entnahmevolumen notiert werden, da diese Angaben bei der späteren Beurteilung benötigt werden.

Gleichzeitig mit dem Liquor muss Serum abgenommen werden, weil nur anhand der Serum-Liquor-Quotienten eine Schrankenstörung oder intrathekale Immunglobulin-Produktion beurteilt werden kann (Wotalla, 2012).

Weitere detaillierte Informationen finden sich in den Leitlinien der *Deutschen Gesellschaft für Neurologie* (http://www.dgn.org/leitlinien).

3.2. Material: Verarbeitung, Versand, Lagerung

Es sind immer Serum und Liquor für die Liquordiagnostik erforderlich. Die Verarbeitung sollte innerhalb der ersten 2 Stunden nach Abnahme für die Bestimmung von Glukose, Laktat, Zellzahl, Zellbild und die mikrobiologischen Untersuchungen erfolgen.

Probleme entstehen bei Patienten mt unklarer Symptomatik durch Abnahme von zu wenig Liquor und der Einsendung ungeeigneter Proben (PCR!)!

Gefässe

Liquor soll in sterile, dicht verschliessbare Röhrchen abtropfen. Polystyrol-Röhrchen als durchsichtig-farblose Gefässe sind gut makroskopisch beurteilbar, Polypropylen-Röhrchen aufgrund der geringen Proteinabsorption (Demenzmarker!) sind eindeutig zu bevorzugen. Polycarbonat- und Glasröhrchen absorbieren IgG und sind obsolet.

Menge

Es werden 3-5, in unklaren Fällen auch mehr Liquor-Röhrchen entnommen. Die Liquormenge korreliert nicht mit Kopfschmerzen nach der Punktion!

- Das erste Röhrchen ist am ehesten Blut kontaminiert und sollte nach Füllung mit etwa 1 ml verworfen werden.
- Das zweite Röhrchen ist am besten für eine Bakterienkultur geeignet und sollte mindestens 1 ml enthalten.

Die nummerierten Röhrchen sind nach Abnahme fest zu verschliessen.

Zwischenlagerung

Für klinisch-chemische und virologische Untersuchungen sollten die Proben im Kühlschrank und für bakteriologische Untersuchungen bei 37°C aufbewahrt werden. Liquorproteine, bei 4°C gelagert, sind mindestens 1 Woche stabil.

Mikroskopie

Diese erfolgt nach Anreicherung in der Zytozentrifuge. 0,5 ml Liquor reichen für einen Objektträger. Die Morphologie von Bakterien und Entzündungszellen bleibt gut erhalten. Eine bakterielle Meningitis kann mittels Gramfärbung diagnostiziert werden. Bei möglichen geringen Keimmengen im Liquor müssen die Präparate sorgfältig durchsucht werden. Bei Verdacht auf Tumorzellen muss reichlich (>15 ml) Liquor entnommen werden.

Mikrobiologie

Es sollten Anaerobier-Transportmedien verwendet oder die Probe unmittelbar nach der Gewinnung verarbeitet werden. Bei längerem Transport den Liquor in Blutkulturflaschen bei 37°C vorinkubieren. Es können auch mit Liquor beimpfte Nährmedien verwendet werden. Im Labor sollte der Liquor für die Bakterienkultur zentrifugiert werden, weil damit die Ausbeute für Mikroskopie und Kultur verbessert wird. Der Überstand wird für chemische und immunologische Untersuchungen; der Bodensatz für das mikroskopische Präparat und die Kultur verwendet (http://www.infektionsnetz.at/TextExtBlutkultur.phtml).

Polymerase-Kettenreaktion (PCR)

Besonders bei RNA-Viren (HCV, HIV, Enteroviren) sind Lagerung und zügiger Transport in gesonderten Probengefässen wichtig, aus denen keine anderen Untersuchungen durchgeführt werden sollten. Dies ist entscheidend für die Validität der Ergebnisse und vermeidet eine Kontamination, was vor allem bei der Diagnostik einer Meningitis/Enzephalitis wichtig ist. Die reine Testdauer für eine automatisierte PCR beträgt mindestens 4 Stunden; bei manuellen Verfahren kann dies bis zu drei Tagen dauern.

Diagnostik	Parameter	Art	Abnahme
Basis-Analytik	Laktat*, Glukose	L*, S	⇒ Fluorid 2,7 ml
	Zellzahl, -bild	L	⇒ Polypropylen 5-10 ml
	Schrankenfunktion	L, S	
	Intrathekale Synthese	L, S	⇒ 5 ml Serum
Serologie	Antikörper-Index	L, S	Basis/zusätzlich 1 ml
Mikrobiologie	Kultur	L	1 ml pro Bestimmung
Erregernachweis	PCR	L	3 ml unzentrifugiert
Neurodegeneration	Demenzmarker	L	⇒ Polypropylen 0,5-1 ml
Tumorzellen	Zellpräparat	L	bis zu 30 ml

Tab. 3.1: Materialien, Röhrchen und Abnahmemengen zur Liquor-Analytik. **L** = Liquor; **S** = Serum; * Laktat nur im Liquor.

Haltbarkeit des Probenmaterials

Die Bestimmung von Zellzahl und Zellbild sowie die Herstellung der Zell-Präparate sollten innerhalb von 2 Stunden erfolgen. Versuche, Zellen über einen längeren Zeitraum zu stabilisieren, waren bis jetzt nicht erfolgreich. Die Proteine sollten bei einer Lagerung bei Raumtemperatur innerhalb von 2-3 Tagen nach Abnahme bestimmt werden und bei einer Lagerung bei 8°C innerhalb einer Woche. Proben, bei –20°C eingefroren sind mindestens 6 Monate, und solche bei –80°C mehrere Jahre stabil (Guder u. a., 2008; Molinuevo u. a., 2014). Damit können auch aus gefrorenen Proben die isoelektrische Fokussierung, die intrathekale Produktion nach Reiber und die Demenzmarker nachträglich bestimmt werden.

Literatur

A. Davis, R. Dobson, S. Kaninia, G. Giovannoni und K. Schmierer. „Atraumatic needles for lumbar puncture: why havent´ neurologists changed?“ eng. In: Pract Neurol (Sep. 2015), practneurol–2014–001055.

F. H. Duits, P. Martinez-Lage, C. Paquet, S. Engelborghs, A. Lleó, L. Hausner, J. L. Molinuevo, E. Stomrud, L. Farotti, I. H. Ramakers u. a. „Performance and complications of lumbar puncture in memory clinics: results of the multicenter lumbar puncture feasibility study“. In: Alzheimers & Dementia 12.2 (2016), S. 154–163.

H. Flaatten, J. Kråkenes und C. Vedeler. „Post-dural puncture related complications after diagnostic lumbar puncture, myelography and spinal anaesthesia“. In: Acta Neurol. Scand. 98.6 (1998), S. 445–451.

W. G. Guder, S. Narayanan, H. Wisser und B. Zawta. Samples: from the patient to the laboratory: the impact of preanalytical variables on the quality of laboratory results. John Wiley & Sons, 2008.

A. Khlebtovsky, S. Weitzen, I. Steiner, A. Kuritzky, R. Djaldetti und S. Yust-Katz. „Risk factors for post lumbar puncture headache“. In: Clin. Neurol. Neurosurg. 131 (2015), S. 78–81.

J. L. Molinuevo, K. Blennow, B. Dubois, S. Engelborghs, P. Lewczuk, A. Perret-Liaudet, C. E. Teunissen und L. Parnetti. „The clinical use of cerebrospinal fluid biomarker testing for Alzheimers disease diagnosis: a consensus paper from the Alzheimers Biomarkers Standardization Initiative.“ eng. In: Alzheimers Dement 10.6 (Nov. 2014), S. 808–817.

A. S. Sjulstad, F. Odeh, F. K. Baloch, D. H. Berg, K. Arntzen und K. B. Alstadhaug. „Occurrence of postdural puncture headache-A randomized controlled trial comparing 22G Sprotte and Quincke.“ eng. In: Brain and behavior 10 (12 Dez. 2020), e01886.

J. H. Sladky und S. E. Piwinski. „Lumbar Puncture Technique and Lumbar Drains.“ eng. In: Atlas Oral Maxillofac. Surg. Clin. North Am. 23.2 (Sep. 2015), S. 169–176.

D. Wotalla. „Leitlinien für Diagnostik und Therapie in der Neurologie. Diagnostische Liquorpunktion, Stand: September 2012“. In: Bd. 3., überarb. Auflage. Stuttgart: Thieme, 2012.

4. Sofortuntersuchungen des Liquors

A. Regeniter

4.1. Visuelle Beurteilung der Liquorprobe

Jede Liquorprobe sollte visuell beurteilt werden. Dabei ist auf Klarheit bzw. Grad einer Trübung, die Farbe, Gerinnsel-Nachweis oder andere Gerinnungszeichen zu achten. Teststreifen zum semi-quantitativen Nachweis von Erythrozyten, Leukozyten (Granulozyten) Hämoglobin und Bilirubin unterstützen die visuelle Beurteilung der Liquorprobe.

Unauffälliger Liquor ist wasserklar und farblos. er färbt sich rosa ab etwa 1.000 Erythrozyten/µl (entspricht 1.000 Mpt/l) und erscheint opal-weiss ab ca. 1.000/µl Leukozyten. Eine gelb-grüne Verfärbung wird relativ selten durch Bakterien verursacht.

Blutiger oder fleischfarbener Liquor sollte mit 3 verschiedenen Röhrchen abgenommen werden (3-Gläser-Probe). Wenn die Blut-Konzentration abnimmt, handelt es sich wahrscheinlich um einen mit Blut kontaminierten Liquor. Blutiger Liquor sollte sofort zellschonend „sanft“ mit 100 × g zentrifugiert werden (Kluge u. a., 2005). Ein klarer Überstand nach Zentrifugation weist ebenfalls auf eine artifizielle Blut-Kontamination hin. Der Überstand ist rot bei hämolytischem Liquor; eine kirschrote Färbung entsteht bei Vorliegen von freiem Oxyhämoglobin. Eine bräunliche Färbung entsteht durch eine gleichzeitige vorliegende Hämolyse und die Bildung von Bilirubin im Verlauf von Blutungen. Mit dem Teststreifen kann Hämoglobin auch in farblosen, zellfreiem Liquor nachgewiesen werden. In artifiziell blutigen Liquorproben wird Hämoglobin *frühestens 2 Stunden nach Entnahme* nachgewiesen. Bei Blutungen in die Liquorräume wird Hämoglobin *frühestens 4 Stunden nach der Blutung* nachgewiesen. In Abhängigkeit vom zeitlichen Abstand zur Blutung kann der Liquor braun-rot bis xanthochrom gefärbt sein. Eine xanthochrome Verfärbung des Liquors kann unterschiedliche Ursachen haben (Hämoglobin, Bilirubin, etc.). Weiss-gelbliche (Fibrin)-Gerinnsel („Spinngewebsgerinnsel“) werden in der Regel nur bei sehr hohen Proteinkonzentrationen (>3.000 mg/l) beobachtet, sie können durch Blutkontamination in abgestufter Form eine Rotfärbung aufweisen. Starke artifizielle Blutkontaminationen zeigen prägnante, massive Gerinnungszeichen.

4.2. Totalprotein

Die Konzentration des Totalproteins steigt vom ventrikulären zum lumbalen Liquorraum an. Das Protein Verhältnis von ventrikulärem zu lumbalem Liquor beträgt 1:2.5 (Gerber u. a., 1998).

Die Bestimmung des Totalprotein wird meist automatisiert mit unterschiedlichen preiswerten chemischen Methoden durchgeführt, die keine exakte Bestimmung ermöglichen. Der Referenzbereich im Liquor (ca. 400-500 mg/l) ist zusätzlich sehr stark von der Serum-Konzentration und der intrathekalen Synthese abhängig. Dies könnte erklären, warum sogar höhere Referenzwerte ermittelt wurden (Hegen, Auer, Zeileis u. a., 2016). Altersabhängige Referenzwerte für Kinder (Kahlmann u. a., 2017) und Erwachsene (Hegen, Auer, Zeileis u. a., 2016) wurden ermittelt, was aber nicht den Blick auf die Mängel der simplen, chemischen Bestimmungsmethode verstellen sollte (Reiber, 2006).

Das Totalprotein gibt – grob orientierend – einen ersten Anhaltspunkt über den Zustand der Schrankenfunktion. Der Liquor/Serum-Albuminquotient (Q_{Alb}) sollte für die Beurteilung einer Blut-Liquor-Schrankenstörung verwendet werden.

Alter	Totalprotein
6 Monate - 2 Jahre	0,25 g/l
2-6 Jahre	0,25 g/l
6-12 Jahre	0,28 g/l
12-18 Jahre	0,34 g/l[1]
Erwachsene	0,45 g/l[2]
18-30 Jahre	0,50 g/l[3]
> 30 Jahre	0,60 g/l[3]

Tab. 4.1: Gesamtprotein: alterabhängige Referenzwerte nach Kahlmann u. a. 2017[1], Deisenhammer u. a. 2006[2], Hegen, Auer, Zeileis u. a. 2016[3].

4.3. Glukose und Laktat

4.3.1. Glukose

Ort	Konzentration
Blut	3,3-5,5 mmol/l
Liquor	2,7-4,2 mmol/l
Liquor/Blut-Ratio	<0,5*

Tab. 4.2: Glukose-Referenzwerte. *kann bei hohen Serum-Glukose-Konzentrationen erniedrigt sein.

Bakterien metabolisieren Glukose, deshalb ist bei einer bakteriellen Infektion des ZNS die Konzentration im Liquor niedrig. Glukose gelangt durch erleichterte Diffusion mit Hilfe des Glukose-Transporter-Systems in den Liquor; die Konzentration im Liquor beträgt etwa 60 % der Blutkonzentration. Der Glukose-Quotient aus Liquor/Serum ist wesentlich aussagekräftiger als die alleinige Messung der Glukose im Liquor. Die Werte variieren mit dem Lebensalter. Bei Diabetikern mit erhöhten Serum Glukose-Konzentrationen kann das normale Liquor/Blut-Glukose-Verhältnis auf unter 0,4 sinken (Leen, Willemsen u. a., 2012; Hegen, Auer und Deisenhammer, 2014).

Glukose ist im Liquor 5 Stunden bei Raumtemperatur und bei 4°C 24 Stunden unabhängig von der Zellzahl stabil. Die Glukosekonzentration in unbehandelten Serumproben nimmt dagegen im Laufe der Zeit ab, was zu einem falsch erhöhten Glukose-Quotienten (Liquor : Blutkonzentration!) führt.

Mit Natriumfluorid entnommene Blutproben bleiben bis zu 3 Tage stabil, während mit Heparin entnommene Proben kontinuierlich abnehmen (Dujmovic und Deisenhammer, 2010).

Wenn die Glukose innerhalb der ersten 5 Stunden bei Raumtemperatur **(bei 4°C: 24 Stunden)** nach Entnahme gemessen wird, muss kein Natriumfluorid-Röhrchen verwendet werden (Chan u. a., 1989).

4.3.2. Laktat

Laktat wird hauptsächlich von Astrozyten produziert und in Neuronen metabolisiert (Walz und Mukerji, 1988). Das Liquor-Laktat wird nicht von der Blut-Konzentration beeinflusst, die Veränderungen sollen früher beginnen und länger anhalten (Leib u. a., 1999).

Erhöhungen unterscheiden zuverlässig bakterielle von aseptischen Meningitiden (Xiao u. a., 2016; Zhang und Natowicz, 2013; Leib u. a., 1999), bei viralen Meningitiden finden sich normale Glukose- und Laktat-Konzentrationen (Tumani und Hegen, 2015). Die Referenzwerte sind abhängig vom Lebensalter (Tumani und Hegen, 2015; Leen, Willemsen u. a., 2012).

Alter (Jahre)	Laktat (mmol/l)
1-15	1,0-2,0
16-50	1,2-2,4
>50	1,3-2,7

Tab. 4.3: Liquor-Laktat: altersabhängige Referenzwerte bei lumbaler Punktion.

Die Laktat-Konzentration im Liquor ist im Gegensatz zur Blut-Konzentration nach Abnahme bis zu 24 Stunden bei Raumtemperatur ohne Zusatz von Natriumfluorid stabil, unabhängig von der Liquor-Leukozytenzahl (Dujmovic und Deisenhammer, 2010).

Beurteilung von Glukose und Laktat

Leicht erhöhte Laktat- und leicht erniedrigte Glukose-Konzentrationen finden sich bei einer hohen Anzahl von Neutrophilen, begleitend bei Tumorzellen, Krampfanfällen, bakteriellen und Pilzinfektionen, tuberkulöser Meningitis/Enzephalitis, zerebraler Ischämie, Neurosarkoidose oder Stoffwechselstörungen.

Obwohl das Laktat nicht mit der Anzahl der neutrophilen Zellen korreliert (Felgenhauer und Beuche, 1999a; Leib u. a., 1999), sind häufig zusätzlich die Leukozytenzahl erhöht und die Blut-Liquor-Schranke gestört (Chow u. a., 2005).

Eine Laktat-Konzentration von 3,9 mmol/l erwies sich in einer Meta-Analyse als optimal, um eine bakterielle Meningitis verlässlich auch postoperativ auszuschliessen (Xiao u. a., 2016; Sakushima u. a., 2011). Eine Vorbehandlung mit Antibiotika oder blutig kontaminiertem Liquor (>1.000 Erythrozyten/µl) erhöhte die Laktat-Konzentration deutlich, war aber immer noch diagnostisch gut verwertbar. In Kombination mit dem Glukose-Quotienten ergab sich die höchste Spezifität (Wang u. a., 2017; Böer u. a., 2010).

Erkrankung	Laktat mmol/l	5-95 % Perzentile	Q_{Alb}	Granulozyten
Pneumokokkenmenigitis	14.2	3.5 - 19.5	91	4260
Meningokokkenmeningitis	13.8	6.0 - 22.1	64	5550
Listerienmeningitis	7.1	2.9 - 11.1	28	600
Tuberkulöse Meningitis	6.4	3.8 - 26.7	114	55
Metastasen	5.5	3.5 - 12.5	52	15
Lymphome, Leukämien	4.9	1.5 - 19.5	57	
Neurosarkoidose	4.0	1.5 - 6.0	27	1
Guillain-Barré-Syndrom	2.7	2.2 - 3.3	26	
Glioblastom	2.3	1.9 - 5.7	13	4
Neuroborreliose	2.5	1.4 - 3.6	21	14
Herpes-simplex-Enzephalitis	2.3	1.3 - 3.4	12	7
Virusmeningitis	2.2	1.5 - 3.2	9.2	24
Zosterganglionitis	2.0	1.4 - 3.0	7.8	
Multiple Sklerose	1.7	1.4 - 2.5	5.5	

Tab. 4.4: Liquor-Laktat, Granulozyten und Q_{Alb} bei Entzündungen und Tumorerkrankungen (Felgenhauer und Beuche, 1999a).

Glukose-Transporter-Typ-1-Defekt

Ein Defekt des Glukose-1-Transporters (GLUT-1) ist eine sehr seltene, aber behandelbare neurometabolische Störung, dessen Ursache in einem gestörten Glukose-Transport über die Blut-Hirn-Schranke liegt. Eine Lumbalpunktion sichert frühzeitig die Diagnose. Die Patienten haben niedrige Liquor-Glukose- und

Laktat-Konzentrationen unterhalb des alterskorrigierten 10. Perzentil und einen Liquor/Blut-Glukose-Quotienten unter dem 25. Perzentil. Diese Konstellation ist ungewöhnlich und findet sich bei weniger als 1 % aller in der Routine durchgeführten Liquorproben (Leen, Wit u. a., 2013).

4.4. Ferritin

Das Liquor-Ferritin-Bestimmung sollte bei unauffälligem CT durchgeführt werden und ist besonders aussagekräftig bei älteren oder kleineren Subarachnoidalblutungen. Die Bestimmung kann in jedem Laboratorium, das Serum-Ferritin bestimmt, durchgeführt werden. Die Werte korrelieren mit dem Ausmass der Entzündung im Subarachnoidalraum und indirekt auch dem klinischen Zustand des Patienten. Liquor-Ferritin scheint auch ein prognostischer Marker bei eitriger, bakterieller Meningoenzephalitis zu sein (Kepa u. a., 2016). Weitere Informationen ☞ Kap. 12.

4.5. Erreger-Schnellnachweis

Latex-Agglutinations-Tests können akute Meningitiden charakterisieren, um früh und gezielt mit einer medikamentösen Therapie beginnen zu können. Ein Erreger-Schnelltest sollte nur durchgeführt werden, wenn ausreichend Liquor vorhanden ist und die Durchführung anderer aussagekräftiger Parameter nicht behindert wird; er ergänzt und ersetzt nicht die normale mikrobiologische Abklärung. Mit den kommerziellen Testkits werden lösliche Antigene der wichtigsten Erreger bakterieller Meningitiden nachgewiesen (*Neisseria meningitidis* A, B; *E. coli* K1, C Y/W 135; *Haemophilus influenzae* Typ b; *Streptococcus pneumoniae*; *Streptococcus* Gruppe B). Die Agglutination mit einem der Latex-Reagenzien zeigt das entsprechende Antigen im Liquor an. Bei Agglutination mit 2 oder mehr Latex-Reagenzien oder mit einem entsprechenden Kontroll-Latex ist das Ergebnis nicht interpretierbar. Klinisch relevante bakterielle und virale Erreger werden heute jedoch zunehmend mittels PCR-Erreger-Direktnachweis aus einer separaten Liquorprobe bestimmt (☞ Kap. 6.3.).

4.6. Liquorzytologie

4.6.1. Liquorzellzahl

Die Zellzahl ist grundsätzlich in jedem Liquor zu bestimmen. Einen besonderen Stellenwert hat die Zellzahl bei der Diagnostik und Verlaufskontrolle entzündlicher Erkrankungen, bei intrazerebralen Blutungen, bei primären und sekundären Tumoren sowie bei Infiltrationen bei hämatologisch-neoplastischen Erkrankungen. Die Zellzahl ist auch hervorragend zur Beurteilung des Krankheitsverlaufs geeignet.

Bewährt hat sich die Leukozyten- und Erythrozytenzählung nach Anfärbung mit Vitalfarbstoffen (z. B. Methylenblau, Toluidinblau) in der Fuchs-Rosenthal-Zählkammer. Die Angabe in Zellen pro µl hat sich international durchgesetzt, vereinzelt findet sich noch die Einheit Mpt/l, Zahlenwert und Beurteilung sind gleich. Auch die automatische Zählung der Liquorzellen ist insbesondere bei hohen Zellzahlen unter Verwendung geeigneter Blutzell-Zählgeräte möglich. Neben der Beurteilung der Gesamtzellzahl sollte mindestens eine Differenzierung in polymorphkernige und monononukleäre Zellen erfolgen. Bei gesteigerter Gesamtzellzahl überwiegen bei viralen Meningitiden die mononukleären Zellen, während bei einer eitrigen Hauben-Meningitis ein stark polymorphkerniges Zellbild vorherrscht. Diese grobe Unterscheidung ersetzt jedoch keinesfalls die konventionelle Herstellung von Liquor-Präparaten und die Zelldifferenzierung. Die automatisierte, differenzierte Zählung mit speziellen „Liquor-Programmen" kann eine Grobdifferenzierung vornehmen. Leukozyten und Erythrozyten können mittlerweile auch im unteren Referenzbereich exakt quantifiziert werden (Fleming u. a., 2016), atypische Zellen werden von den Geräten noch nicht zuverlässig erkannt oder „geflaggt" und normalerweise misklassifiziert. Dies betrifft z.B Tumorzellen (Strik u. a., 2005). Im 24h-Laborroutine-Betrieb und in der Akutdiagnostik sind sie jedoch eine wesentliche Hilfe, bakterielle von viralen Infekten zu unterscheiden, unabhängig vom Ausbildungs- und Ermüdungszustand des Laborpersonals.

4.6.2. Liquorzell-Differenzierung

Spätestens nach 2 Stunden müssen die Zellen gezählt und die zytologischen Präparate erstellt sein. Dem normalerweise proteinarmen Liquor fehlt die Pufferfunktion des Serum-Albumins. Besonders die Autolyse von Granulozyten führt zu Fehlinterpretationen und atypischen Zellen. In jedem Labor, das Liquor analysiert, sollte deshalb ein Atlas der Liquorzytologie vorhanden sein (Kluge u. a., 2005).

Zum Notfallprogramm gehört die Anfertigung mindestens eines zytologischen Präparates. Die Herstellung mehrerer Präparate ist sinnvoll, weil eventuelle Zusatzfärbungen wie die Gram- oder Berliner-Blau-Färbung damit durchgeführt werden können. Nach Anfertigung sind die Präparate haltbar und können dann auch erst am folgenden Tag gefärbt und ausgewertet werden.

Im Labor wird die Liquorprobe zunächst makroskopisch beurteilt hinsichtlich Menge, Farbe, Trübung und Gerinnsel-Nachweis. Etabliert ist heute die Zellpräparation mit der Zytozentrifuge (Hettich oder Shandon). Die Methode von Sayk oder Filtration wird heute kaum noch durchgeführt. Die Zytozentrifugation ist besser standardisierbar, liefert eine höhere Zellausbeute und lässt sich auch schneller durchführen.

Bei den Färbemethoden wird meist die Pappenheimfärbung (May-Grünwald/Giemsa) angewendet. Als Zusatzfärbungen kommen die Gramfärbung, Berliner Blau, Tusche für Kryptokokken und weitere Spezialfärbungen (z. B. für Lymphozytenantigene) zum Einsatz. Auch die Färbung nach Papanicolaou ist verbreitet. Sie zeigt hervorragend die nukleären und zytoplasmatischen Charakteristika und ist für die Diagnose von Hirntumoren, Lymphomen und Karzinommetastasen geeignet (Koss, 2006).

4.6.3. Diagnostische Aussagekraft zellulärer Veränderungen

	Erkrankung	n	%	Zellen $\bar{x}$ pro µl	5-95 % Perzentile	Zellart 1. 2. 3.
Akut	Meningokokken	18	3,2 %	6.450	790 - 28.700	G M L
	Pneumokokken	21	3,7 %	5.070	120 - 32.000	G L M
	Listerien	4	0,7 %	1.000	370 - 1.500	G L M
	Tuberkulös	21	3,7 %	390	70 - 1.700	L G M
	Virale Meningitis	121	21,4 %	152	8 - 550	L G M
	Neuroborreliose	54	9,6 %	235	14 - 870	L M P
	Herpes simplex	16	2,8 %	88	7 - 240	L M
	Zosterganglionitis	87	15,4 %	77	1 - 420	L M
Chronisch	Neurosyphilis	16	2,8 %	27	2 - 170	L M
	Neurosarkoidose	6	1,1 %	46	1 - 160	L M P
	Multiple Sklerose	155	27,4 %	16	3 - 36	L M P
	Chronisch HIV	13	2,3 %	8	1 - 20	L M P
	Opport. Infektionen	25	1,4 %	8	1 - 80	L M P
	SSPE	8	1,4 %	4	1 - 8	L M B

Tab. 4.5: Zellbefunde neurologischer Erkrankungen (Felgenhauer und Beuche, 1999b). $\bar{x}$ = Mittelwert, L = Lymphozyten, G = Granulozyten, M = Monozyten, P= Plasmazellen, B = aktivierte B-Zellen, **rot** = Häufigkeit grösser 80 %.

Aus den zellulären Veränderungen können bereits Rückschlüsse auf eine mögliche Erkrankung gezogen werden. Die Ermittlung einer normalen Zellzahl erfordert besonders sorgfältiges und genaues Arbeiten, da eine Zellzahl zwischen 5-10 pro µl der einzige Hinweis auf eine entzündliche Erkrankung des Gehirns sein kann. Eine Zellzahl von 30 Leukozyten kann grob zur Differenzierung zwischen akuten und chronischen Infektionen verwendet werden. Die Zellzahl kann bei einer Enzephalitis aber auch normal sein. Bei einer apurulenten bakteriellen Meningitis kann auch bei hoher Bakteriendichte nur eine geringe Zellzahlerhöhung vorliegen. Diese Konstellation hat eine schlechte Prognose.

4.7. Liquorrhoe (β-2-Transferrin, β-trace-Protein)

Konzentration	Beurteilung	
<0,7 mg/l	unwahrscheinlich	
0,7-1,29 mg/l	Graubereich	Sekret/Serum-Ratio:
		<2 = negativ
		>2 = positiv
>1,3 mg/l	positiv	

Tab. 4.6: Liquorrhoe: Beurteilung des β-trace-Proteins (Henkel u. a., 2017).

Bei einer Liquorrhoe gelangt Liquor durch einen Riss der Hirnhaut in die äussere Umgebung. Die Ursache ist meist ein Schädel-Hirn-Trauma. Der Liquor fliesst aus der Nase bei Schädelbasisfrakturen (Rhinoliquorrhoe) oder aus dem Ohr bei Felsenbeinfrakturen (Otoliquorrhoe). Aber auch neurochirurgische Eingriffe am Schädel können zur Ausbildung von Liquorfisteln und Liquorrhoe führen. Wenn die Flüssigkeit tropft, kann sie mit einem sterilen Röhrchen ohne Zusatz aufgefangen werden. Bei geringen/nicht sichtbaren Ausflüssen empfiehlt sich die Tamponade mittels Watte oder Schwämmen (z. B. Salivette®, Sarstedt), die eingelegt werden können. Durch Zentrifugation wird im Labor die Flüssigkeit für die Analyse extrahiert.

Der früher im präklinischen verbreitete Nachweis mittels Glukoseteststreifen ist nicht aussagekräftig. (Steedman und Gordon, 1987). Als aussagekräftige Methoden haben sich im Labor die Bestimmung des β-2-Transferrins und in letzter Zeit zunehmend häufig auch das β-trace-Protein (Prostaglandin-D-Synthase) etabliert, die eine identische Aussagekraft haben (Mantur u. a., 2011).

Das β-2-Transferrin ist die Asialo-Isoform des Transferrins, die im Liquor sowie in Amnion- und Synovialflüssigkeit vorkommt. Durch die gleichzeitige Abnahme eines Serum-Röhrchens lassen sich systemische β-2-Transferrin-Erhöhungen ausschliessen, die bei Zirrhose alkoholischer, aber auch nicht alkoholischer Ursache vorkommen und auch genetisch bedingt sein können (Warnecke u. a., 2004; Wengen u. a., 2000).

Das β-trace-Protein liegt im Liquor in einer etwa 35-fach höheren Konzentrationen als im Blut vor. Es ist das Protein mit der zweithöchsten Konzentration im Liquor nach Albumin. Bei Patienten mit eingeschränkter Nierenfunktion wurden im Serum und Nasensekret erhöhte β-trace-Protein-Konzentrationen beobachtet. Ebenso sind in der akuten Phase einer bakteriellen Meningitis im Liquor deutlich niedrigere β-trace-Protein-Konzentrationen vorhanden. Dadurch kann die Differenz zwischen der β-trace-Protein-Konzentration in Liquor bzw. Sekret und Serum vermindert sein und die Bestimmung nur eingeschränkt oder nicht mehr verwertbar. Dann ist aber noch eine Aussage anhand des Serum/Sekret-Quotienten möglich (Bernasconi u. a., 2017).

Zur Diagnostik sollten grundsätzlich Sekret und ein Serum-Röhrchen eingeschickt werden, da Patienten mit unklarer Symptomatik sonst nicht eindeutig beurteilt werden können.

4.8. Akutdiagnostik: Meningitis, Enzephalitis und Meningoenzephalitis

Verfahren	Zeitpunkt	Sensitivität	Spezifität
Zellzahl, Morphologie	früh	hoch	variabel*
Stark differierende Pleozytosen			
Viral: granulozytär, dann lymphozytär			
Direkter Kulturnachweis		hoch	hoch
Nachweis einer bakterieller Infektion			
Hoher analytischer Zeitaufwand			
(nicht bei Viren und Borrelien)			
Oligoklonale Banden	verzögert	gering	gering
Infektionen, akut		hoch	gering
Infektionen, chronisch		hoch	gering
Auch bei nicht infektiöser Genese			
Intrathekale Ig-Synthese	verzögert	gering	gering
Krankheitstypische Muster mitunter wegweisend			
Antikörperindex	verzögert	hoch	hoch
	>7-10 Tage	90-100 %	90-100 %**
PCR			
Viren	nur wenige Tage	80-95 %	hoch
Borrelien		10-30 %	90-100 %

Tab. 4.7: Relevanz der Nachweismethoden bei Erreger bedingten akuten ZNS-Infektionen.
*je nach Fragestellung. **Ausnahme: immunologische Mitreaktion.

Akute Infektionen des zentralen Nervensystems (ZNS) sind klinisch nicht einfach zu diagnostizieren, da sie häufig nur unspezifische Symptome zeigen. Handelt es dabei um eine Infektion der Hirnhäute und des Liquorraums, spricht man von einer Meningitis, bei einer Infektion des Hirnparenchyms von einer Enzephalitis (☞ Abb. 7.1). Die Meningitis ist klinisch durch die Trias Fieber, Kopfschmerzen und Nackensteifigkeit (Meningismus) gekennzeichnet. Eine Enzephalitis ist eine Schädigung des Hirnparenchyms, die sich klinisch mit Verhaltensänderungen, fokalen neurologischen Ausfällen oder mit epileptischen Anfällen äussert und meist von Fieber begleitet wird. Die Symptome überlappen häufig. Bei einer Meningoenzephalitis sind sowohl die Hirnhäute, der Liquorraum wie auch das Hirnparenchym betroffen. Eine adäquate Notfall-Analytik erfordert neben einem CT/MRI die Untersuchung von Liquor.

		Meningitis		Neuro-	Krypto-
	bakteriell	viral	tuberkulös	borreliose	kokken
Aussehen	trüb	klar	variabel	meist klar	variabel
Zellzahl	1.000-10.000	50-100	50-1.000	50-500	HIV pos.: 20-200 HIV neg.: 0 - 50
Zellbild	Poly	Mono	Mono	Mono	Mono
Glukose-Quot.	<0,4	<0,6	<0,5	<0,5	<0,5
Laktat mmol/l	>3,5	<3,5	>3,5	<3,5	variabel
Protein mg/l	>1.000	<1.000	>1.000	>1.000	>1.000
Schrankenstörung	↑↑↑	(↑)	↑↑↑	↑↑↑	↑↑↑
Ig-Synthese	IgA, IgG	IgG, IgM	IgA	IgM	IgG, IgA, IgM

Tab. 4.8: Liquorbefunde bei Meningitis.
(modif. n. Arx, Leib und Sturzenegger, 2017; Felgenhauer und Beuche, 1999a).

Eine erste Untersuchung sollte beinhalten:

- die Beurteilung von Farbe und Trübung des Liquors
- die Abgrenzung einer Subarachnoidalblutung von artifiziellen Blutbeimengungen
- die Bestimmung von Liquor-Totalprotein und Laktat
- die Zellzählung in der Fuchs-Rosenthal-Zählkammer
- die Differenzierung poly-/mononukleärer Zellen
- einen Methylenblau und Gram gefärbten Ausstrich bei trübem oder eitrigem Liquor
- ein May-Grünwald gefärbtes Zytozentrifugen-Zellpräparat
- den Versuch einer Bakterien-Identifikation mit Ölimmersion
- evtl. einen Latex-Schnelltest zum Nachweis von Bakterien-Antigenen (z. B. *Cryptococcus, Streptococcus pneumoniae, Neisseria meningitides* Gruppe A,B,C, *Haemophilus influenzae*)

Damit ist differentialdiagnostisch meist eine erste Einteilung der Erkrankung möglich. Grosse Teile kortikaler Hirnregionen („Pallium") können zudem liquoranalytisch nicht beurteilt werden (☞ Abb. 1.1). So kann eine lebensbedrohliche Frontalhirnphlegmone mit unauffälligen Liquorbefunden einhergehen. Liquorbefunde sind weiterhin abhängig von der Krankheitsphase (☞ Abb. 7.2). Eine zu späte Diagnose und Therapie kann zu einem bleibenden Defekt führen. Dies kann bei Meningitiden und Enzephalitiden vorkommen, die nur eine gering ausgeprägte oder gar fehlende Pleozytose haben, etwa bei:

- sehr früher, präneutrophiler Phase einer Bakteriensepsis (z. B. Meningokokkensepsis)
- Postsplenektomie-Syndrom, einer lebensbedrohlichen Sepsis
- einer zu spät punktierten eitrigen Meningitis mit einer Aufbrauch-Neutropenie
- einer kortexnahen Hirnphlegmone vor der eitrigen Einschmelzung
- einem Hirninfarkt durch einen infizierten Embolus bei florider Endokarditis
- der Frühphase einer Herpesenzephalitis
- bei antibiotischer Vorbehandlung

4.8.1. Meningitis

Bei Verdacht auf eine bakterielle Meningitis sollte mit der antibiotischen Therapie unverzüglich begonnen werden; die Indikation für deren Fortführung ist abhängig vom nachgewiesenen oder vermuteten Erreger. Die Unterscheidung zwischen einer bakteriellen und einer viralen Meningitis ist wesentlich. Dies erlaubt bereits die Basisuntersuchung des Liquors (☞ Tab. 4.8). Dennoch können insbesondere die Anzahl und Zusammensetzung der Leukozyten im Liquor grosse Überschneidungen zwischen beiden Gruppen aufweisen.

Beispielsweise kann in der Frühphase einer viralen Meningitis durch die akute Inflammation der Anteil der neutrophilen Granulozyten höher sein als jener der Lymphozyten. Im Verlauf kommt es dann zu einer Konversion. Bei einer bereits länger anbehandelten bakteriellen Meningitis kann ein vorwiegend lymphozytäres Bild vorliegen. Das Liquor-Laktat ist ein sensitiver Parameter für das Vorliegen einer bakteriellen Infektion, sofern keine Antibiotika vor der Lumbalpunktion gegeben wurden („cutoff" bei 3,5 mmol/l). Völlig normale Resultate im Liquor kommen bei einer bakteriellen Meningitis sehr selten vor, dann meist sehr früh im Krankheitsverlauf, bei schwerer Immunsuppression oder bei aplastischen Patienten.

Bakterielle Meningitis

Eine bakterielle Meningitis ist mit einer Letalität von 10-30 % ein (seltener) medizinischer Notfall, bei dem eine unverzügliche antibiotische Therapie entscheidend ist. Ein perakuter Beginn, ein wieder reduzierter oder sich rasch verschlechternder Allgemeinzustand können klinische Anzeichen einer bakteriellen Meningitis sein. Neben der Blutkultur sollte eine Lumbalpunktion durchgeführt werden. Ein weiteres Liquor-Röhrchen sollte mit einer Blutprobe und, wenn möglich, mit Rachen-, Ohr- oder Wundabstrichen zum Anlegen von Kulturen schnellstmöglich mit der Verdachtsdiagnose in die Mikrobiologie geschickt werden. Bei längeren Transportzeiten muss der Liquor in ein Blutkulturfläschchen gefüllt und warm gehalten werden. Gelingt der mikroskopische Nachweis von Bakterien nicht, ist oft noch der Nachweis von Bakterienantigenen mit einem Latexagglutinations-Test möglich (Mohammadi u. a., 2013). Bei Erwachsenen überwiegen *Streptococcus pneumoniae* (50 % aller Fälle) gefolgt von *Neisseria meningitidis* (25 %), *Haemophilus influenzae* und *Listeria monocytogenes* (3-5 %).

Mycobacterium tuberculosis kann eine Meningitis, eine Enzephalitis oder eine Meningoenzephalitis verursachen. Eine Infektion tritt meist bei immunsupprimierten, älteren Personen oder Patienten aus Endemiegebieten auf. Eine Infektion kann aber auch jüngere immunkompetente Menschen betreffen. Seltener ist eine Kryptokokken-Infektion, die bei Personen mit Immunschwäche auftreten kann.

Virale Meningitis

Viren bilden die grösste Gruppe der auftretenden Infektionen, wobei je nach Ort und Jahreszeit die häufigsten Erreger variieren. Neben den auch in anderen Ländern verbreiteten Enteroviren ist im süddeutschen Raum, der Schweiz und Österreich vor allem die durch Zecken übertragene Frühsommer-Meningoenzephalitis (FSME) verbreitet. Herpes-simplex-Virus 2 und Varizella-zoster-Virus (VZV, assoziiert mit Vaskulitis und Schlaganfall) können ebenfalls eine virale Meningitis verursachen. Viele der viralen Erreger müssen mangels spezifischer Therapie und angesichts eines meist günstigen Spontanverlaufs nicht gesucht werden. Auch eine HIV-Infektion kann als aseptische Meningitis verlaufen.

Material	Analyse	Indikation/Verdacht
Blut	Blutkulturen	Obligat, v.a bei Verdacht auf bakterielle Meningitis
Serum	HIV-Test	Empfohlen
	FSME-Serologie	
	Borrelien	
	Cryptococcus-Antigen (nur im Liquor)	
	Lues-Serologie	
Liquor	Druckmessung	Obligat
	Zellzahl/Zellbild	Obligat
	Glukose, Protein, Laktat, Grampräparat, Pneumokokken Antigen, Pilzkultur	Obligat, v.a bei Verdacht auf bakterielle Meningitis
	Mykobakterien Kultur (evtl. Auramin-Färbung)	Verdacht auf Tuberkulose
	Cryptococcus-Antigen	Immunsuppression
	L/S Antikörper-Index	Borrelien/Lues
	PCR für Virennachweis (HSV-1/-2, VZV, EBV, Enteroviren)	HSV empfohlen, andere Viren nach Klinik
	Zytologie	Je nach Grunderkrankung

Tab. 4.9: Blut- und Liquordiagnostik bei Meningitis/Meningoenzephalitis (Arx, Leib und Sturzenegger, 2017).

Erregernachweis

Der Erregernachweis mit Gramfärbung im Liquor ist sehr spezifisch, aber wenig sensitiv. Eine Bakterienkultur von Blut und Liquor ist bei fast jeder Meningitis sinnvoll. Ohne Nachweis der typischen Verursacher einer bakteriellen Meningitis sollte nach Borrelien (Serologie mit Bestimmung des Liquor/Serum-AI) und Lues (serologischer Nachweis) gesucht werden. Auch HSV-2, VZV, Enteroviren (PCR im Liquor) oder FSME (Serologie) können eine Meningitis verursachen. Bei der FSME sind die Impfanamnese und der Titerverlauf zur Interpretation der Serologieresultate obligat. Eine Reiseanamnese (Toscana-Virus) sollte erhoben werden. Bei einer unklaren Meningitis mit sich verschlechterndem Zustand des Patienten sollte die Lumbalpunktion wiederholt werden. Weiterhin sollten Kryptokokken (Antigen im Liquor), Tuberkulose (Direktpräparat, PCR und Kultur im Liquor) sowie eine Meningeosis neoplastica (Liquorzytologie) abgeklärt werden.

Bleiben die Kulturen ohne Wachstum, was besonders nach Gabe von Antibiotika vor der Probenentnahme der Fall ist, sind molekularbiologische Methoden sinnvoll. Sie identifizieren Keime schneller als die klassische Kultur, die aber aufgrund der Resistenztestung immer noch der diagnostische Goldstandard ist. Ein Nachweis des Erregers im Liquor mittels Multiplex-PCR ermöglicht es, wesentlich schneller auf eine gezielte Therapie zu wechseln. Bei gezielter Anforderung kann dies die Zeit zur Diagnose und die Aufenthaltsdauer im Krankenhaus besonders bei Kindern signifikant verbessern (Hagen u. a., 2020; Leli u. a., 2019; Eichinger u. a., 2019).

4.8.2. Enzephalitis

Enzephalitiden werden am häufigsten durch Viren verursacht. Die Ätiologie bleibt in bis zu 60 % der Fälle ungeklärt.

Ein weltweit häufiger Erreger der Enzephalitis ist das Herpes-simplex-Virus (HSV). Bei immunkompetenten Erwachsenen findet man meist HSV Typ 1, bei Neugeborenen oder Personen mit Immunsuppression auch HSV Typ 2. Eine Enzephalitis kann sowohl durch eine Erstinfektion wie auch durch eine Reaktivierung des Virus verursacht werden. Unbehandelt liegt die Letalität bei 70 %.

Das Varizella-zoster-Virus (VZV) kann bei einer Reaktivierung zu einer Enzephalitis führen. Der zeitliche Zusammenhang zwischen einem ischämischen Hirnschlag und kutanem Zoster ist noch nicht ganz klar. Eine vaskulitische Komponente ist wahrscheinlich. Die klinisch relevante Zoster-Enzephalitis ist eine Klein- oder Gross-Gefässvaskulitis. Beide haben oft eine ungünstige Prognose. Davon zu unterscheiden ist eine aseptische Meningitis bei Zoster-Reaktivierung. Hier gelingt der VZV-Nachweis mittels PCR im Liquor in ca. 50 % der Fälle; bei guter Prognose.

Enteroviren verursachen typischerweise eine Meningitis, können selten aber auch eine Enzephalitis verursachen. Einige virale Enzephalitiserreger kommen nur in bestimmten Regionen vor. Dazu gehören die durch Arthropoden übertragenen Arboviren (Japan-Enzephalitis in Südostasien, West-Nil-Virus in Afrika, Asien und den USA). In Mittel-Europa ist das durch Zecken übertragen FSME-Virus („tick-borne encephalitis") häufig. Die Inkubationszeit beträgt 7 bis 14 Tage. Sowohl der Zeckenstich wie auch die Infektion können asymptomatisch verlaufen und sporadisch auch im Winter auftreten („Weihnachtsbaum Borreliose"). Weiterhin kommen neben obligat neurotropen Viren wie dem Tollwut- (Rabies-)Virus auch solche in Frage, die nur selten das ZNS befallen, wie Masern- oder Influenza-Viren. Es werden auch immer wieder Enzephalitisfälle durch bislang nicht mit diesem Krankheitsbild assoziierte Erreger beschrieben, wie zum Beispiel durch das Zika-Virus.

Bakterien

Diese kann durch *Listeria monocytogenes* besonders bei älteren und immunsupprimierten Personen verursacht werden. Eine isolierte Borrelien-Enzephalitis ist sehr selten. Andere bakterielle Erreger verursachen eher eine Meningitis oder Hirnabszesse.

Protozoen/Parasiten

Verschiedene Amöbenarten, z. B. Naegleria fowleri, können eine schwer behandelbare und meist letale Enzephalitis verursachen. Eine durch Protozoen verursachten Enzephalitis ist die durch *Trypanosoma brucei* verursachte „Schlafkrankheit", die in Afrika südlich der Sahara durch Mücken übertragen wird. Eine zerebrale Malaria ist eine behandelbare schwere Komplikation der Infektion mit *Plasmodium falciparum.*

Parainfektiöse Ursachen

Im Rahmen diverser Infektionskrankheiten kann es zu einer immunologisch getriggerten Enzephalitis kommen. Es entsteht das Bild einer monophasischen demyelinisierenden „akuten disseminierten Enzephalomyelitis" (ADEM) mit Bewusstseinsstörung und multifokalen neurologischen Defiziten. Die ADEM wird vor allem bei jüngeren Personen beobachtet, oft hervorgerufen durch Influenzaviren und Mykoplasmen (☞ auch Kap. 9.1.).

Differentialdiagnose

Die üblichen Laboruntersuchungen zeigen oft keine Auffälligkeiten. Je nach Erreger sind bei einer auf das ZNS begrenzten Entzündung ohne Beteiligung der Meningen entsprechende Serumanalysen unauffällig; das CRP ist bei 75 % der Fälle einer HSV-Enzephalitis im Referenzbereich. Die Liquorbefunde ähneln einer viralen Meningitis mit einer vorwiegend lymphozytären Pleozytose (☞ Tab. 4.9). Sie können aber auch unauffällig sein, z. B. in der Frühphase einer HSV-Enzephalitis. Eine HSV-Enzephalitis sollte deshalb nicht nur aufgrund einer fehlenden Pleozytose ausgeschlossen werden. Auch bei Autoimmun-Enzephalitiden können Liquorbefunde unauffällig sein.

Bei Verdacht auf eine Enzephalitis werden zunächst, wie bei einer akuten Meningitis, die häufigsten infektiösen Erreger gesucht. Ebenfalls sollte eine bakteriologische Diagnostik mit Abnahme von Blut- und Liquor-Kulturen durchgeführt werden. Ein HIV-Test ist obligatorisch, da bei dieser Grundkrankheit das Spektrum möglicher Erreger zunimmt.

Die HSV- (Typ 1 und 2) und VZV-PCR hat eine sehr gute Sensitivität und Spezifität von jeweils über 95 %. In den ersten Tagen der Erkrankung kann die PCR allerdings falsch negativ ausfallen und sollte bei weiter bestehendem Verdacht auf eine HSV-Enzephalitis nach etwa drei Tagen wiederholt werden. Bis zu diesem Zeitpunkt sollte die empirische antivirale Therapie weitergeführt werden. Manchmal kann auch noch nach 10-14 Tagen nach Krankheitsbeginn die PCR negativ ausfallen. Häufig lässt sich dann allerdings eine intrathekale Antikörperproduktion (AI) nachweisen. Diese kann auch nach erfolgreicher Behandlung für Jahre persistieren, was die Beurteilung erschwert. Die alleinige Serologie im Blut ist nicht hilfreich, da rund 80 % der Bevölkerung HSV-1/-2 seropositiv sind. Bei einer Varizellen-Enzephalitis ist ebenfalls die Liquordiagnostik wegweisend. Auch hier kann die PCR negativ ausfallen und die Diagnose mit Hilfe der intrathekalen Antikörperproduktion gestellt werden.

Bei einer FSME findet sich in der Liquor-Basisdiagnostik ein moderat erhöhtes Totalprotein, normale Glukose- und Laktatkonzentrationen und eine mononukleäre Pleozytose (6-1200 Zellen/µl). FSME-IgM- wie auch FSME-IgG-Antikörper sind bei Auftretens einer Meningoenzephalitis im Blut nachweisbar (Kaiser, 2016; Taba u. a., 2017; Stupica u. a., 2014). Der PCR-Erregernachweis in Blut und Liquor ist dann häufig noch negativ (Arx, Leib, Sturzenegger und Sendi, 2017; Veje u. a., 2018). Eine vorangehende Impfung kann die Interpretation erschweren. Zur Diagnostik eines Impfversagers werden die Kinetik des Titeranstieges im Verlauf wie auch der Nachweis der intrathekalen Antikörperproduktion benutzt. Häufig findet sich bei akuten Infektionen nur ein positiver IgG-Antikörper-Index.

Der wiederholte Versuch eines Erregernachweises mit PCR im Serum ist sinnvoll (Übersicht: ☞ Tabelle 4.9). Bei fehlendem Erregernachweis und persistierender Klinik sollte nach antikörpervermittelten Enzephalitiden in Blut und Liquor gesucht werden, z. B. nach onkoneuronalen Antikörpern, NMDA-Rezeptor-, LGI1- und CASPR2-Antikörpern (☞ Kap. 9.3.). Antikörper gegen Thyroidperoxidase (TPO) oder Thyreoglobulin können Anzeichen einer immunvermittelten steroidresponsiven Autoimmunenzephalitis sein (Hashimoto Enzephalopathie (Arx, Leib, Sturzenegger und Sendi, 2017)).

Literatur

S. von Arx, S. L. Leib, M. Sturzenegger und P. Sendi. „Enzephalitis beim Erwachsenen - Infektionen des zentralen Nervensystems Teil 2". In: Schweiz Med Forum 17.23 (2017), S. 492–498.

S. von Arx, S. L. Leib und M. Sturzenegger. „Meningitis bei Erwachsenen - Infektionen des zentralen Nervensystems Teil 1". In: Schweiz Med Forum 17.21–22 (2017), S. 464–470.

L. Bernasconi, T. Pötzl, C. Steuer, A. Dellweg, F. Metternich und A. R. Huber. „Retrospective validation of a ?-trace protein interpretation algorithm for the diagnosis of cerebrospinal fluid leakage.“ In: Clinical chemistry and laboratory medicine 55 (4 März 2017), S. 554–560.

K. Böer, W. Pfister und M. Kiehntopf. „Lactic acid is of low predictive value for the diagnosis of bacterial infection in ventricular cerebrospinal fluid samples containing residual blood“. In: Clin. Chem. Lab. Med. 48.12 (2010), S. 1777–1780.

A. Chan, R. Swaminathan und C. Cockram. „Effectiveness of sodium fluoride as a preservative of glucose in blood.“ In: Clin. Chem. 35.2 (1989), S. 315–317.

S. Chow, Z. Rooney, M. Cleary, P. Clayton und J. Leonard. „The significance of elevated CSF lactate“. In: Archives of disease in childhood 90.11 (2005), S. 1188–1189.

F. Deisenhammer, A. Bartos, R. Egg, N. E. Gilhus, G. Giovannoni, S. Rauer, F. Sellebjerg und E. T. Force. „Guidelines on routine cerebrospinal fluid analysis. Report from an EFNS task force.“ In: Eur. J. Neurol. 13 (9 Sep. 2006), S. 913–922.

I. Dujmovic und F. Deisenhammer. „Stability of cerebrospinal fluid/serum glucose ratio and cerebrospinal fluid lactate concentrations over 24 h: analysis of repeated measurements“. In: Clin. Chem. Lab. Med. 48.2 (2010), S. 209–212.

A. Eichinger, A. Hagen, M. Meyer-Buhn und J. Huebner. „Clinical benefits of introducing real-time multiplex PCR for cerebrospinal fluid as routine diagnostic at a tertiary care pediatric center.“ eng. In: Infection 47 (1 Feb. 2019), S. 51–58.

K. Felgenhauer und W. Beuche. „Labordiagnostik neurologischer Erkrankungen:“ In: Labordiagnostik neurologischer Erkrankungen: Liquoranalytik und-zytologie, Diagnose-und Prozessmarker. Thieme, 1999. Kap. 2.

C. Fleming, H. Russcher, R. Brouwer, J. Lindemans und R. de Jonge. „Evaluation of Sysmex XN-1000 High-Sensitive Analysis (hsA) Research Mode for Counting and Differentiating Cells in Cerebrospinal Fluid.“ In: Am. J. Clin. Pathol. 145.3 (3 März 2016), S. 299–307.

J. Gerber, H. Tumani, H. Kolenda und R. Nau. „Lumbar and ventricular CSF protein, leukocytes, and lactate in suspected bacterial CNS infections“. In: Neurology 51.6 (Dez. 1998), S. 1710–1714.

A. Hagen, A. Eichinger, M. Meyer-Buehn, T. Schober und J. Huebner. „Comparison of antibiotic and acyclovir usage before and after the implementation of an on-site FilmArray meningitis/encephalitis panel in an academic tertiary pediatric hospital: a retrospective observational study.“ eng. In: BMC pediatrics 20 (1 Feb. 2020), S. 56.

H. Hegen, M. Auer und F. Deisenhammer. „Serum glucose adjusted cut-off values for normal cerebrospinal fluid/serum glucose ratio: implications for clinical practice“. In: Clinical Chemistry and Laboratory Medicine (CCLM) 52.9 (2014), S. 1335–1340.

H. Hegen, M. Auer, A. Zeileis und F. Deisenhammer. „Upper reference limits for cerebrospinal fluid total protein and albumin quotient based on a large cohort of control patients: implications for increased clinical specificity.“ In: Clin. Chem. Lab. Med. 54 (2 Feb. 2016), S. 285–292.

K. Henkel, P. Lange, H. Eiffert, R. Nau und A. Spreer. „Infections in the differential diagnosis of Bells palsy: a plea for performing CSF analysis.“ In: Infection 45.2 (2 Apr. 2017), S. 147–155.

V. Kahlmann, J. Roodbol, N. van Leeuwen, C. Ramakers, D. van Pelt, R. Neuteboom, C. Catsman-Berrevoets, M. de Wit und B. Jacobs. „Validated age-specific reference values for CSF total protein levels in children“. In: Eur. J. Paediatr. Neurol. (2017).

R. Kaiser. „[Tick-borne encephalitis].“ ger. In: Der Nervenarzt 87 (6 Juni 2016), S. 667–80.

L. Kepa, B. Oczko-Grzesik, W. Stolarz und A. Boro?-Kaczmarska. „Cerebrospinal fluid ferritin concentration in patients with purulent, bacterial meningitis–own observations“. In: Przegl. Epidemiol. 70.4 (2016), S. 593.

H. Kluge. Atlas der praktischen Liquorzytologie. StuttgartNew York: Thieme, 2005.

L. G. Koss. Koss ́diagnostic cytology and its histopathologic bases. Bd. 5 ed. Philadelphia: Lippincott Williams & Wilkins, Aug. 2006.

W. G. Leen, C. J. de Wit, R. A. Wevers, B. G. van Engelen, E.-J. Kamsteeg, J. Klepper, M. M. Verbeek und M. A. Willemsen. „Child neurology: differential diagnosis of a low CSF glucose in children and young adults“. In: Neurology 81.24 (2013), e178–e181.

W. G. Leen, M. A. Willemsen, R. A. Wevers und M. M. Verbeek. „Cerebrospinal Fluid Glucose and Lactate: Age-Specific Reference Values and Implications for Clinical Practice". In: PLoS One 7.8 (Aug. 2012). Hrsg. von J. E. Mendelson, e42745.

S. L. Leib, R. Boscacci, O. Gratzl und W. Zimmerli. „Predictive value of cerebrospinal fluid (CSF) lactate level versus CSF/blood glucose ratio for the diagnosis of bacterial meningitis following neurosurgery". In: Clin. Infect. Dis. 29.1 (1999), S. 69–74.

C. Leli u. a. „Diagnostic accuracy of a commercial multiplex PCR for the diagnosis of meningitis and encephalitis in an Italian general hospital." eng. In: Le infezioni in medicina 27 (2 Juni 2019), S. 141–148.

M. Mantur, M. Lukaszewicz-Zajac, B. Mroczko, A. Kulakowska, O. Ganslandt, H. Kemona, M. Szmitkowski, W. Drozdowski, R. Zimmermann, J. Kornhuber u. a. „Cerebrospinal fluid leakage—Reliable diagnostic methods". In: Clinica Chimica Acta 412.11 (2011), S. 837–840.

S. F. Mohammadi, A. B. Patil, S. D. Nadagir, N. Nandihal und S. A. Lakshminarayana. „Diagnostic value of latex agglutination test in diagnosis of acute bacterial meningitis." In: Annals of Indian Academy of Neurology 16 (4 Okt. 2013), S. 645–649.

H. Reiber. „Grundlagen". In: Neurologische Labordiagnostik. Stuttgart: Thieme, 2006. Kap. 1-3.

K. Sakushima, Y. Hayashino, T. Kawaguchi, J. L. Jackson und S. Fukuhara. „Diagnostic accuracy of cerebrospinal fluid lactate for differentiating bacterial meningitis from aseptic meningitis: a meta-analysis." In: The Journal of infection 62 (4 Apr. 2011), S. 255–262.

D. Steedman und M. Gordon. „CSF rhinorrhoea: significance of the glucose oxidase strip test". In: Injury 18.5 (1987), S. 327–328.

H. Strik, H. Luthe, I. Nagel, B. Ehrlich und M. Bahr. „Automated cerebrospinal fluid cytology: limitations and reasonable applications". In: Anal. Quant. Cytol. Histol. 27.3 (Juni 2005), S. 167–173.

D. Stupica, F. Strle, T. Avsic-Zupanc, M. Logar, B. Pecavar und F. F. Bajrovic. „Tick borne encephalitis without cerebrospinal fluid pleocytosis." eng. In: BMC infectious diseases 14 (Nov. 2014), S. 614.

P. Taba, E. Schmutzhard, P. Forsberg, I. Lutsar, U. Ljostad, A. Mygland, I. Levchenko, F. Strle und I. Steiner. „EAN consensus review on prevention, diagnosis and management of tick-borne encephalitis." eng. In: European journal of neurology 24 (10 Okt. 2017), 1214–e61.

H. Tumani und H. Hegen. „Glucose and Lactate". In: F. Deisenhammer, F. Sellebjerg und C. E. Teunissen. Deisenhammer, F. and Sellebjerg, Finn and Teunissen, Charlotte E. Springer-Verlag GmbH, 2015. Kap. 7.

M. Veje, M. Studahl, M. Johansson, P. Johansson, P. Nolskog und T. Bergström. „Diagnosing tick-borne encephalitis: a re-evaluation of notified cases." In: European journal of clinical microbiology & infectious diseases : official publication of the European Society of Clinical Microbiology 37 (2 Feb. 2018), S. 339–344.

W. Walz und S. Mukerji. „Lactate release from cultured astrocytes and neurons: a comparison". In: Glia 1.6 (1988), S. 366–370.

Y. Wang, L. Wang, J. Li, L. Shi, M. Yao, X. Guan und B. Ouyang. „Predictive value of cerebrospinal fluid lactate for the diagnosis of bacterial meningitis in patients post-neurosurgical operation with blood-contaminated cerebrospinal fluid". In: Zhonghua wei zhong bing ji jiu yi xue 29.5 (2017), S. 425.

A. Warnecke, T. Averbeck, U. Wurster, M. Harmening, T. Lenarz und T. Stöver. „Diagnostic relevance of beta2-transferrin for the detection of cerebrospinal fluid fistulas." eng. In: Archives of otolaryngology–head & neck surgery 130 (10 Okt. 2004), S. 1178–84.

D. Wengen, A. Huber, A. Regeniter, S. Wetztel, A. Haldemann und T. Minderman. „Diagnostik der Liquorrhoe bei Schädelbasisläsionen". In: Schweizerische Medizinische Wochenschrift 130 (2000), S. 1715–1725.

X. Xiao, Y. Zhang, L. Zhang, P. Kang und N. Ji. „The diagnostic value of cerebrospinal fluid lactate for post-neurosurgical bacterial meningitis: a meta-analysis". In: BMC Infect. Dis. 16.1 (2016), S. 483.

W.-M. Zhang und M. R. Natowicz. „Cerebrospinal fluid lactate and pyruvate concentrations and their ratio". In: Clin. Biochem. 46.7 (2013), S. 694–697.

5. Die Bestimmung der Liquorproteine

A. Regeniter

5.1. Basisdiagnostik

Analytik	Begründung
Zellzahl/Zellbild	Akuter Prozess?
Albuminquotient	Schrankenstörung, Reiber-Formel
Isoelektrische Fokussierung	Empfindlichste Methode (IgG)
IgG, IgA, IgM (nach Reiber)	Ausschluss weiterer Erkrankungen

Tab. 5.1: Basisanalytik des Liquors.

Liquor wird entnommen, um die Akuität eines Prozesses sowie die Funktion der Blut-Liquor-Schranke zu beurteilen. Ist der direkte Erregernachweis nicht möglich, kann häufig noch eine intrathekale Immunglobulinsynthese nachgewiesen werden. Dazu muss neben Liquor immer auch gleichzeitig Serum entnommen werden. Aus beiden Materialien werden neben dem Albumin die Immunglobuline IgG, IgA und IgM bestimmt und deren Liquor/Serum-Quotienten gebildet („Q“, ☞ Abb. 5.2). Die Bestimmung dieser Parameter sollte in gleicher Serie erfolgen. Weiterhin wird eine isoelektrische Fokussierung des Liquor/Serum-Paars durchgeführt (☞ Abb. 5.1). Zu einer vollständigen Basisdiagnostik des Liquors sollte die Beurteilung der Liquor-Blut-Schranke sowie der Nachweis einer intrathekalen Produktion in der isoelektrischen Fokussierung und nach der Reiber-Formel erfolgen.

5.2. Schrankenfunktion und Albuminquotient

Analog der Kreatinin-Clearance kann die Schrankenfunktion beurteilt werden, wenn man die Konzentration eines geeigneten Parameters vor (Serum) und nach (Liquor) der Schranke misst. Albumin wird nur in der Leber, nicht im ZNS synthetisiert und gelangt nur passiv in den Liquor. Es ist damit das wichtigste Bezugsprotein in der Liquordiagnostik und die Bezugsgrösse für alle weiteren Berechnungen.

Die Bestimmung der Proteine in Liquor und Serum muss im gleichen Analysenansatz erfolgen. Die alleinige Analyse von Liquor ohne Serum ist wenig aussagekräftig, ebenso wie ein singulär bestimmtes Liquor-Totalprotein. Das Totalprotein hat heute noch neben Zellzahl, Zellbild, Liquor-Laktat und Glukose seine Berechtigung, da es schnell und ohne grossen Aufwand bestimmt werden kann, z. B. bei postoperativen Fragestellungen. Es dient in der fachgerechten Routineanalytik des Liquors, deren Ziel die Beurteilung von Schrankenfunktion und intrathekaler Immunglobulinsynthese ist, nur noch zur Plausibilitätskontrolle, da das Liquor-Albumin etwa 50-60 % des Totalproteins entspricht.

Die aus dem Verhältnis des Albuminquotienten (Liquor zu Serum; Q_{Alb}) berechnete Schrankenfunktion ist vom Patientenalter abhängig. Die Grenzwerte können mit einer einfachen Formel berechnet werden ((Alter/15) +4) und sind im Reiber-Schema durch Altersgrenzlinien gekennzeichnet. Definitive, exakt definierte Grenzlinien sind erst ab einem Alter von 6 Jahren verfügbar. Bei Neugeborenen und Kindern unter 2 Jahren sollten die Ergebnisse mit dem Einsender besprochen werden.

Neben einer Schrankenstörung führt eine Behinderung des Liquorflusses ebenfalls zu einer Erhöhung des Albuminquotienten (z. B. bei Diskushernien, Meningialkarzinosen, Arachnoiditiden usw.). Die Behinderung des Liquorflusses ist der entscheidende Faktor für einen erhöhten Albuminquotienten.

5.3. Qualitative Synthese: IgG-Banden in der isoelektrischen Fokussierung

Die isoelektrische Fokussierung ist die sensitivste und spezifischste Methode zum Nachweis einer intrathekalen IgG-Produktion, da nur individuelle Unterschiede zwischen Serum und Liquor verglichen werden. Die Beurteilung des Reiber-Schemas basiert dagegen auf statistisch ermittelten Daten einer Referenzpopulation.

Bei Patienten, die an multipler Sklerose erkrankt sind, können oligoklonale Banden im Liquor, je nach Literaturstelle, in 95-100 % der Fälle nachgewiesen werden. Bei der isoelektrischen Fokussierung handelt es sich um eine Hochspannungs-Elektrophorese mit selektiver Darstellung der IgG-Region. Ein gleichzeitig entnommenes Liquor- und Serum-Paar wird nebeneinander aufgetragen und die Anzahl der Banden miteinander verglichen (☞ Kap. 16.). Selektive Banden im Liquor entsprechen einer intrathekalen Immunglobulinsynthese. Die Methode sollte auf dem Befundbericht angegeben werden, weil die Anzahl der Banden und die Beurteilung zwischen den Verfahren variiert. Im Einsatz sind z. B. die SDS-Gel-Elektrophorese mit Silberfärbung, die Agarose-Gel-Elektrophorese kombiniert mit Immunoblotting oder Immunfixation, Reine Elektrophorese-Verfahren sind obsolet. Werden bei der isoelektrischen Fokussierung mehrere IgG-Banden gefunden, die ausschliesslich im Liquor, aber nicht im Serum vorkommen, ist eine intrathekale IgG-Synthese nachgewiesen (Nachweis oligoklonaler Banden, „positive isoelektrische Fokussierung").

Wird eine grosse Bandenzahl im Liquor nachgewiesen, spricht dies für einen „Liquor-nahen" Prozess, aber nicht für eine stärker ausgeprägte Grunderkrankung. Aufgrund der Anzahl der Banden im Bereich der Immunglobuline ist es auch deshalb nicht möglich, auf die Zahl der Plasmazellklone zu schliessen, da mit aktuellen Techniken, je nach Leistungsfähigkeit, auch monoklonales IgG in mehrere Banden aufgetrennt wird (Andersson u. a., 1994; Freedman u. a., 2005; Wurster, 2005). Alle Methoden unterscheiden fünf Muster der oligoklonalen IgG-Banden, die nach internationalem Konsens beurteilt werden (☞ Abb. 5.1). Dabei entsprechen Typ 2 und 3 einer intrathekalen Immunglobulinsynthese. Typ 4 und 5 spiegeln in der Peripherie ablaufende Immunantworten wieder, d.h. die erhaltenen Muster erlauben Rückschlüsse auf primär systemische Ursachen eines intrathekalen Immunglobulin-Synthese. Für den qualitativen Nachweis von oligoklonalen IgA oder IgM mittels isoelektrischer Fokussierung stehen momentan keine validierten kommerziellen Methoden zur Verfügung.

Quantitative Berechnungen beruhen auf der gleichzeitigen Messung von Albumin und Immunglobulinen in Serum und Liquor und weisen ebenfalls eine intrathekale Immunglobulinproduktion nach. Der quantitative IgG-Nachweis ist aber weit weniger sensitiv als die isoelektrische Fokussierung.

Die Liquor/Serum-Quotienten von Albumin, IgG, IgA und IgM bilden die Grundlage für die Berechnung der Reiber-Formel. Der Quotient von Albumin im Liquor zu Albumin im Serum gilt als Mass der Schrankenfunktion und Grundlage zur Beurteilung einer intrathekalen Synthese (☞ Abb. 1.2).

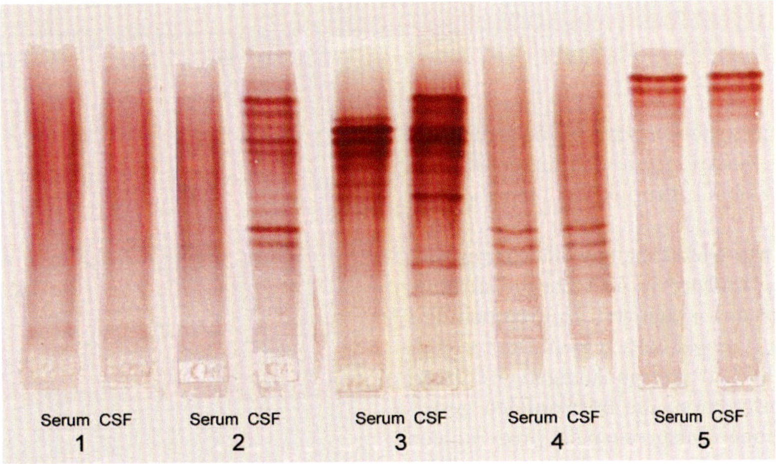

Abb. 5.1: Bandenmuster in der isoelektrischen Fokussierung.
Typ 1: keine OB → keine intrathekale IgG-Synthese.
Typ 2: OB nur im CSF → intrathekale IgG-Synthese.
Typ 3: OB im CSF und zusätzliche identische oligoklonale CSF/S-Banden → intrathekale IgG-Synthese bei systemischer Immunreaktion.
Typ 4: Identische OB→ passive IgG-Filtration aus dem Blut in den Liquor aufgrund eines systemischen Immungeschehens (Spiegelbild) ohne intrathekale IgG-Synthese.
Typ 5: Paraproteine (monoklonale Gammopathie)→ Aufspaltung in mehrere eng benachbarte Banden. Keine intrathekale IgG-Synthese.
Methodik: Isoelektrische Fokussierung von Liquor (**CSF**) und Serum auf Agarosegel mit anschliessendem Immunoblot, Helena-Methodik. **S** = Serum-Bande; **C** = Liquor-Bande; **OB** = oligoklonale Banden. Nach Andersson et al., 1994.

Neben den von Reiber erarbeiteten Formeln, die sich als Standardberechnungen etabliert haben (Hyperbel-Funktion in doppelt logarithmischen Darstellungen getrennt für IgG, IgM und IgA; Andersson u. a. 1994; Freedman u. a. 2005; Reiber und Felgenhauer 1987), sind der IgG-Index nach Link (Q_{IgG}/Q_{Alb}) (Link und Tibbling, 1977) und die IgG-Synthese-Rate nach Tourtellotte (Tourtellotte, 1970) sowie weitere mathematische Berechnungsmodelle verwendet worden. Während bei normaler Schrankenfunktion und einem Albuminquotienten, der im Referenzbereich liegt, nur geringfügige Unterschiede festzustellen sind, finden sich bei diesen Verfahren bei gestörter Schrankenfunktion und hohen Albuminquotienten häufig falsch-positive Werte. Bei sehr niedrigen Albuminkonzentrationen (z. B. im Ventrikelliquor, bei Kindern) finden sich im IgG-Index darüber hinaus auch häufig falsch-negative Resultate (Link und Tibbling, 1977; Lefvert und Link, 1985; Ohman u. a., 1992). Zwar ist die analytische Sensitivität im Vergleich zur isoelektrischen Fokussierung geringer, aber erst durch die quantitative Bestimmung können krankheitstypische Muster durch die charakteristische Verteilung der einzelnen Immunglobulin-Subklassen (IgG, IgA, IgM) erkannt werden (☞ Abb. 5.2 + 5.3). Eine Korrelation zwischen der Anzahl der Banden im Liquor in der isoelektrischen Fokussierung und der quantitativen Höhe der IgG-Bestimmung konnte nachgewiesen werden (☞ Abb. 16.3; Wurster, 1998).

5.4. Quantitative Immunglobulin-Synthese: Das Reiber-Schema

Reiber et al. ermittelten empirisch eine verbesserte hyperbolische Funktion, die Schrankenfunktion und Immunglobulin-Produktion repräsentiert (Reiber und Peter, 2001). Im Reiber-Schema wird auf der X-Achse altersabhängig die Schrankenfunktion (Q_{Alb}) und auf der Y-Achse die intrathekale Synthese des jeweiligen Immunglobulins (Q_{Alb}, Q_{IgG}, Q_{IgA}, Q_{IgM}) eingetragen. Die vertikale Linie entspricht dem altersabhängigen Grenzwert der Schrankenfunktion, die horizontalen gestrichelten Grenzlinien entsprechen der prozentualen Syntheserate. Eine reine Schrankenstörung führt zu einem Q_{Alb}, das rechts im schraffierten Bereich liegt, eine zusätzliche Ig-Synthese zu einer zusätzlichen Erhöhung oberhalb der Grenzlinien (Q_{IgM}, untere Abb. 5.2).

Im Diagramm können 5 Bereiche identifiziert werden: Normalbereich (Bereich 1), Schrankenfunktionsstörung (Bereich 2), Ig-Synthese mit (Bereich 3) und ohne Schrankenfunktionsstörung (Bereich 4). Invalide Messungen produzieren Werte unterhalb der unteren Begrenzungslinie des Referenzbereiches (Bereich 5, ☞ obere Grafik der Abb. 5.2).

Die Toleranz der Formel beträgt 10 %, da die grundlegenden Daten an einem Patientenkollektiv ermittelt wurden. Erst oberhalb dieses Grenzwerts gilt eine intrathekale humorale Synthese nach Reiber als gesichert. Die Höhe der Werte korreliert aber nicht mit einer stärker ausgeprägten Grunderkrankung, sondern kennzeichnet die räumliche Nähe der Veränderungen zum Liquor-Kompartiment.

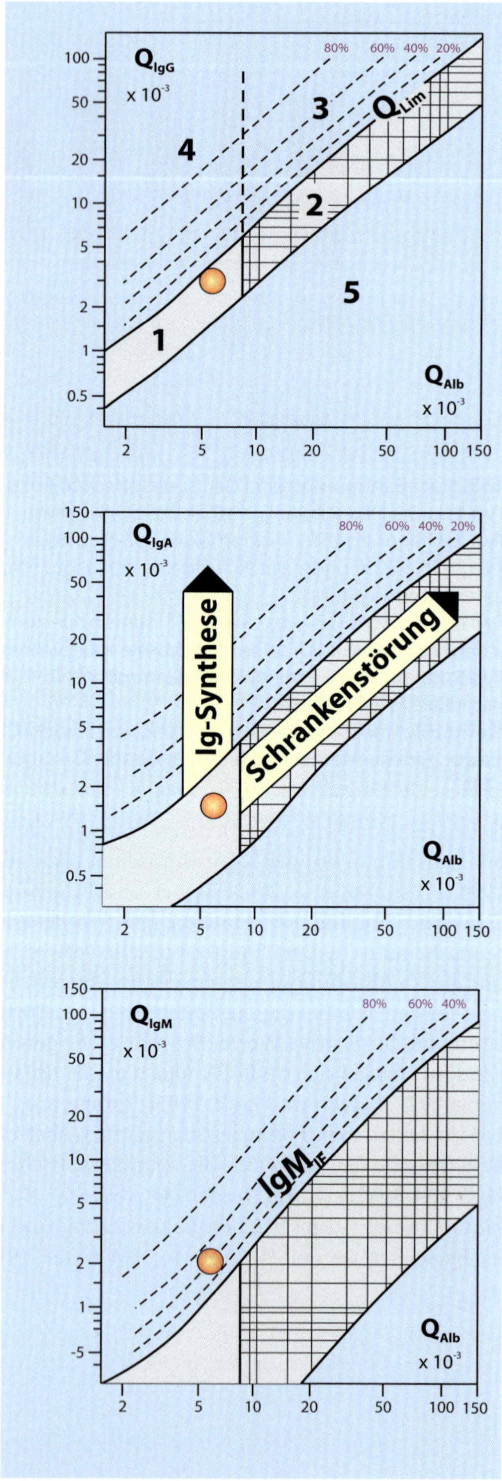

Abb. 5.2: Das Reiber-Schema.

Beurteilung

Zunächst wird die Schrankenfunktion mit Hilfe von Q_{Alb} beurteilt; dann die intrathekale Immunglobulinsynthese mit Hilfe von Q_{IgG}, Q_{IgA} und Q_{IgM}. Zusätzlich muss die isoelektrische Fokussierung als empfindlichster Nachweis einer intrathekalen IgG-Produktion berücksichtigt werden. Bei einer Multiplen Sklerose (MS) sind oligoklonale Banden, je nach Literaturstelle, in 95 % zu 100 % nachweisbar, während die quantitative Immunglobulin-Produktion nach Reiber nur in etwa 75 % nachweisbar ist. Eine Methode zur isoelektrischen Fokussierung von IgA und IgM ist momentan nicht routinemässig erhältlich.

Im ZNS fehlt im Gegensatz zum peripheren Immunsystem der Wechsel der Immunglobulin-Synthese von der IgM- zur IgG-Antikörper-Klasse. Die intrathekale Immunreaktion ist eher von den individuellen Pathomechanismen der einzelnen Erreger abhängig und ändert sich im longitudinalen Verlauf wenig; es bilden sich krankheitsbezogene Antikörper-Muster. Die Akuität einer Erkrankung wird deshalb nicht anhand des Musters, sondern aufgrund der Veränderungen der Zellzahl und gestörten Schrankenfunktion beurteilt. Ursache einer intrathekalen Immunreaktion kann neben einer akuten entzündlichen Erkrankung eine bereits mehrere Jahre zuvor abgelaufenen Infektion („Liquornarbe“, z. B. nach Neurosyphilis, Herpes simplex Enzephalitis) oder auch ein chronisch entzündlicher Prozess im Rahmen einer Autoimmunerkrankung (z. B. einer Multiplen Sklerose) sein.

Zur weiteren Abgrenzung vor allem im Hinblick auf Akuität müssen neben der Klinik die Zellzahl, das Differentialzellbild (aktivierte B-Zellen, Plasmazellen) und die Schrankenfunktion (Q_{Alb}) beurteilt werden. Dies bildet auch die Grundlage für die weiterführenden Berechnungen (Q_{Spez}) und die Antikörper-spezifischen Indices.

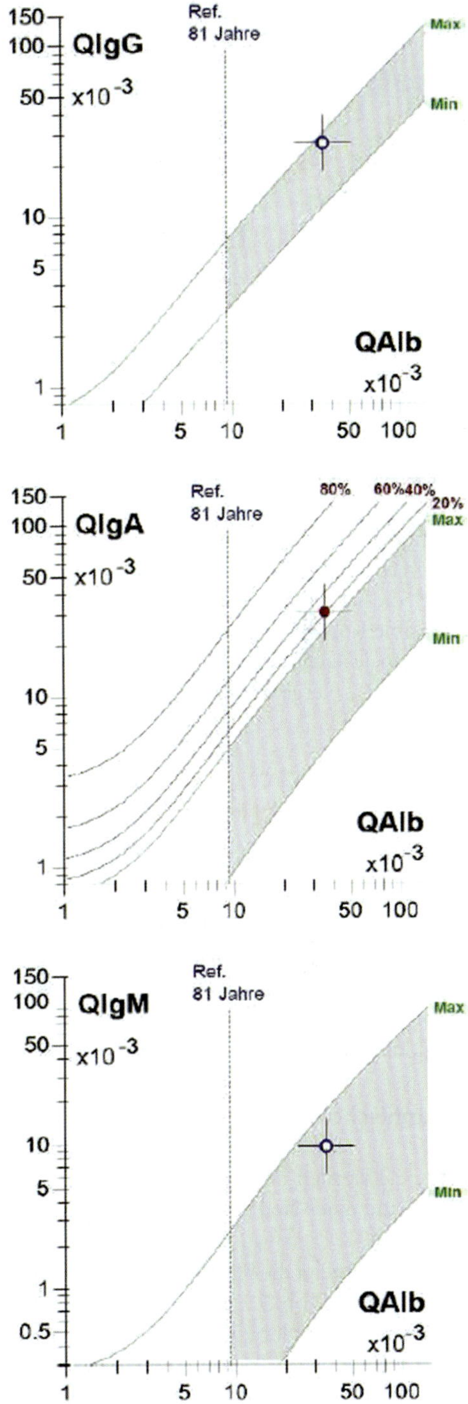

Abb. 5.3: Modernisiertes Reiber-Schema: IgA-Synthese.

5.5. Der integrierte Befundbericht

Diagnostik	Parameter	Resultat
Basis-Analytik	Laktat, Glukose	Virale/bakterielle Infektion
	Zellzahl, -bild	Akuität
	Q_{Alb}	Schranke, Reiber-Formel
	Isoelektrische Fokussierung	empfindlichste Methode (IgG)
	Q_{IgG}, Q_{IgA}, Q_{IgM}	Reiber-Befundmuster
Erreger-Nachweis	Serologie	
	Kultur	Identifikation
	PCR	
Neurodegeneration	Markerproteine	Demenz
Tumorzellen	Zellpräparat	Meningiosis carcinomatosa

Tab. 5.2: Übersicht: Ablauf und Parameter der Liquordiagnostik.

Die zahlreichen Messwerte in Serum und Liquor erfordern die Zusammenfassung und Darstellung der Werte in einem integrierten Befundbericht. Der Befund sollte die Parameter der Akuität (Zellzahl, Zellbild, ...), die Schrankenfunktion und die humorale Immunreaktion sinnvoll zusammenfassen. So können unplausible Konstellationen wie auch typische Befundmuster schnell erkannt und interpretiert werden. Dann kann, je nach Konstellation, die Analytik sinnvoll durch weitere Parameter (MRZ, spezifischer Erregernachweis, ...) ergänzt werden (Regeniter u. a., 2003; Reiber, Otto u. a., 2001).

5.6. Darstellung der Ergebnisse

Durch die zusammenfassende graphische Darstellung aller gemessenen Parameter werden häufig typische Konstellationen erkennbar. Die Liquorzellzahl und die Schrankenfunktion kennzeichnen die Akuität der Erkrankung. Die isoelektrische Fokussierung ist die analytisch sensitivste Methode zum Nachweis einer IgG-Synthese. Das Muster der Immunglobulin-Synthese in Kombination mit der Schrankenfunktion lässt Rückschlüsse auf die Grunderkrankung zu, da im ZNS der Wechsel von der IgM- zur IgG-Antikörper-Synthese fehlt bzw. nur sehr unvollständig stattfindet und die erhaltenen Muster jahrelang erhalten bleiben.

Graphische Zusammenfassung der Basis-Liquoranalytik

In Abb. 5.4 werden die Ergebnisse der Basisdiagnostik und die typische Konstellation einer Multiplen Sklerose und einer Neuroborreliose dargestellt.

Der rechte Teil zeigt die klassische Darstellung der Liquor/Serum-Reiber-Quotientendiagramme für IgG, IgA und IgM (☞ Abb. 5.2), die durch farbige Balkendiagramme von Zellbild, Schrankenfunktion und intrathekaler Immunglobulinsynthese ergänzt werden. Die ermittelten Werte werden durch Ihren Referenzwert geteilt. Sind die erhaltenen Werte im Normalbereich, werden die Balken blau und bei pathologischen Werten rot dargestellt. Häufig werden typische Muster erhalten, die Rückschlüsse auf die Grunderkrankung erlauben (Blickdiagnose).

Das Bandenmuster der isoelektrischen Fokussierung ist zentraler Bestandteil des Befundes. Die schematische Darstellung folgt in der Beurteilung internationalem Konsens (☞ Abb. 5.1).

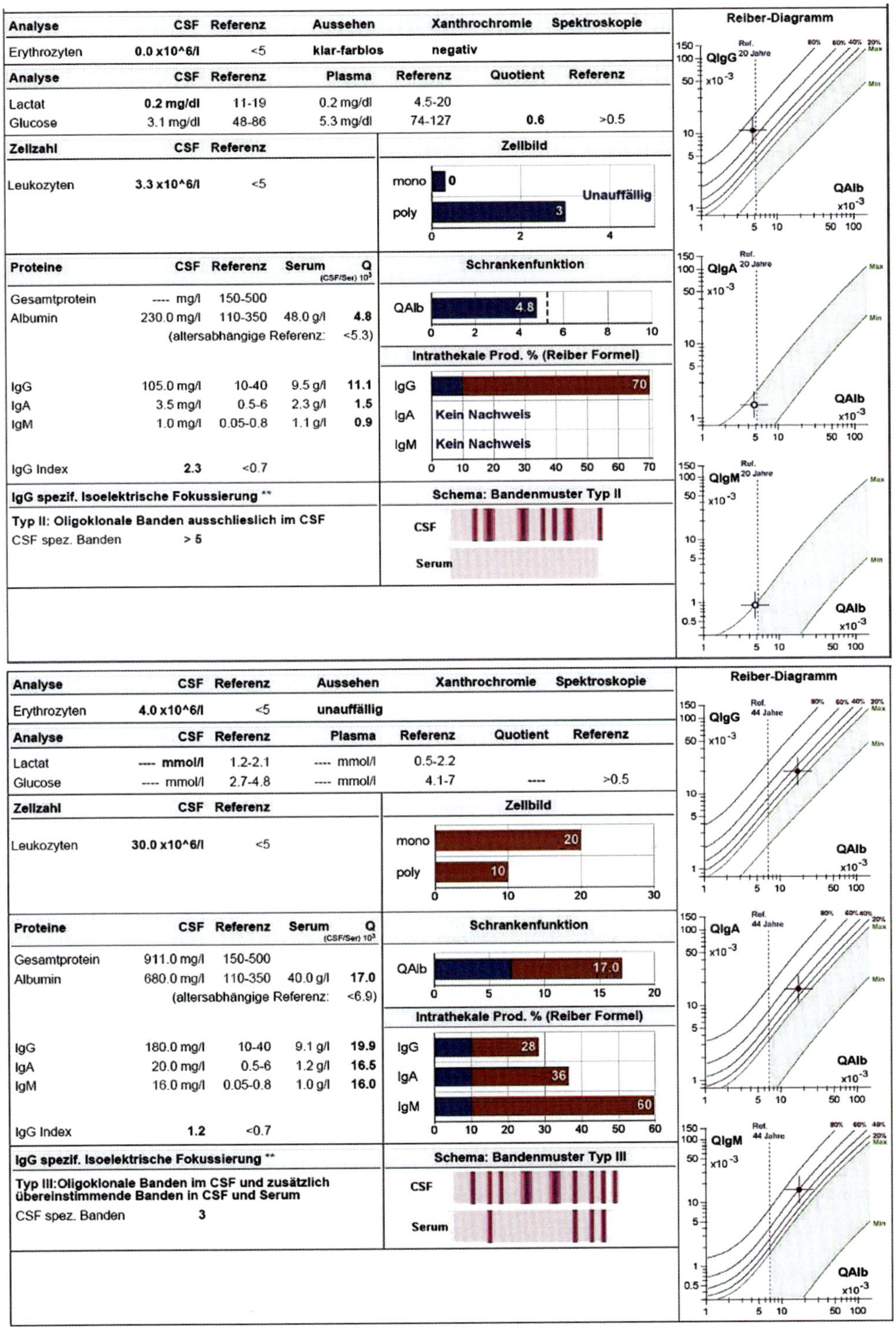

Abb. 5.4: Visualisierter Liquorbefund. **Oben**: Multiple Sklerose. **Unten**: Neuroborreliose.

Eine qualifizierte Befundung des Liquors berücksichtigt:

- die Liquorbeschaffenheit (klar, trüb, blutig,...)
- die Zytologie: Zellzahl und Differenzierung
- das Liquor-Totalprotein und Laktat:
  ⇒ bakterieller oder viraler Infekt?
- die isoelektrische Fokussierung und
- die Proteine: Albumin, IgG, IgA, IgM in Liquor und Serum
  ⇒ Nachweis von oligoklonalem IgG, intrathekale Ig-Produktion nach Reiber
- die Erreger-spezifischen Antikörper in Serum und Liquor und
- Fallgerecht weitere Parameter:
  ⇒ Antikörper-Index, Tumorzytologie, Demenz-Marker, etc.
- Die Darstellung erfolgt im integrierten Befundbericht

Tab. 5.3: Wesentliche Bestandteile zur Beurteilung der Liquor-Basisanalytik.

Literatur

M. Andersson u. a. „Cerebrospinal fluid in the diagnosis of multiple sclerosis: a consensus report". In: *J.Neurol.Neurosurg.Psychiatry* 57.8 (Aug. 1994), S. 897–902.

M. S. Freedman u. a. „Recommended Standard of Cerebrospinal Fluid Analysis in the Diagnosis of Multiple Sclerosis: A Consensus Statement. Mc". In: *Arch. Neurol.* 62.6 (Juni 2005), S. 865–870.

A. Lefvert und H. Link. „IgG production within the central nervous system: a critical review of proposed formulae". In: *Ann.Neurol.* 17.1 (Jan. 1985), S. 13–20.

H. Link und G. Tibbling. „Principles of albumin and IgG analyses in neurological disorders. III. Evaluation of IgG synthesis within the central nervous system in multiple sclerosis". In: *Scand.J.Clin.Lab Invest* 37.5 (Sep. 1977), S. 397–401.

J. Mares, R. Herzig, K. Urbanek, V. Sladkova, J. Sklenarova, V. Bekarek, P. Schneiderka, J. Zapletalova und P. Kanovsky. „Correlation of the IgG index and oligoclonal bands in the cerebrospinal fluid of patients with multiple sclerosis." eng. In: *Biomedical papers of the Medical Faculty of the University Palacky, Olomouc, Czechoslovakia* 152 (2 Dez. 2008), S. 247–9.

S. Ohman, J. Ernerudh, P. Forsberg, A. Henriksson, S. H. von und M. Vrethem. „Comparison of seven formulae and isoelectrofocusing for determination of intrathecally produced IgG in neurological diseases". In: *Ann.Clin.Biochem.* 29 (Pt 4) (Juli 1992), S. 405–410.

H. Petereit, E. Sindern und M. Wick. *Liquordiagnostik: Leitlinien und Methodenkatalog der Deutschen Gesellschaft für Liquordiagnostik und Klinische Neurochemie.* Springer, 2007.

A. Regeniter, J. Steiger, A. Scholer, P. Huber und W. Siede. „Windows to the ward: graphically oriented report forms. Presentation of complex, interrelated laboratory data for electrophoresis/immunofixation, cerebrospinal fluid, and urinary protein profiles". In: *Clin.Chem.* 49.1 (Jan. 2003), S. 41–50.

H. Reiber, M. Otto, C. Trendelenburg und A. Wormek. „Reporting cerebrospinal fluid data: knowledge base and interpretation software". In: *Clin Chem Lab Med.* 39.4 (Apr. 2001), S. 324–332.

H. Reiber und J. Peter. „Cerebrospinal fluid analysis: disease-related data patterns and evaluation programs". In: *J.Neurol.Sci.* 184.2 (März 2001), S. 101–122.

H. Reiber und K. Felgenhauer. „Protein transfer at the blood cerebrospinal fluid barrier and the quantitation of the humoral immune response within the central nervous system". In: *Clin. Chim. Acta* 163.3 (1987), S. 319–328.

W. Tourtellotte. „On cerebrospinal fluid immunoglobulin-G (IgG) quotients in multiple sclerosis and other diseases. A review and a new formula to estimate the amount of IgG synthesized per day by the central nervous system". In: *J.Neurol.Sci.* 10.3 (März 1970), S. 279–304.

U. Wurster. „Elektrophoreseverfahren - Nachweis und Bedeutung von oligoklonalen Banden". In: *Klinische Liquordiagnostik.* de Gruyter, 2005. Kap. 3.3, S. 208–238.

U. Wurster. „Liquordiagnostik". In: *Diagnostik in der Neurologie.* Hrsg. von C. Hopf und H. Schliack. Stuttgart New York: Thieme, 1988, S. 228.

6. Spezielle Methoden zum Nachweis akuter und chronischer Prozesse

A. Regeniter, H. Möller, W.H. Siede

6.1. Im Liquor nachweisbare ZNS-Erkrankungen

Eine Liquorpunktion wird in der Regel bei Verdacht auf akute und chronisch entzündliche ZNS-Erkrankungen, Tumoren, dementielle Erkrankungen sowie bei Subarachnoidalblutungen durchgeführt, die mit einer qualifizierten Labordiagnostik gut nachgewiesen werden können (☞ Tab. 2.2).

Art	n	%
Virale Infektionen	272	47,3 %
Multiple Sklerose	155	27,0 %
Bakterielle Infektionen	64	11,1 %
Neuroborreliose	54	9,4 %
Andere Diagnosen	30	5,2 %

Tab. 6.1: Häufigkeit neurologischer Erkrankungen (Felgenhauer und Beuche, 1999).

Die Liquor-Diagnostik hat eine hohe diagnostische Aussagekraft, weil ZNS-Erkrankungen häufig typische, diagnostisch verwertbare Muster in der Immunglobulinsynthese zeigen. Der Immunklassen-Wechsel von der IgM- zur IgG-Antikörper-Synthese fehlt im Gegensatz zum peripheren Immunsystem.

So zeigt sich zum Zeitpunkt der ersten diagnostischen Lumbalpunktion bei Multipler Sklerose (MS) oder Neurosyphilis meist ein typisches Muster der intrathekalen Immunglobulin-Produktion (Ein- bis Drei-Klassenreaktion) mit IgG-Dominanz ohne Erhöhung der Zellzahl und normaler Schrankenfunktion. Typisch für die Neurotuberkulose, Hirnabszesse oder die Adrenoleukodystrophie ist eine dominante IgA-Synthese. Eine IgM-Dominanz findet sich dagegen typischerweise bei Neuroborreliose, Mumps-Meningoenzephalitis oder Non-Hodgkin-Lymphomen mit ZNS-Beteiligung. Das Muster bei der akuten Neuroborreliose mit erhöhter Zellzahl, einer dominanten IgM-Klassenreaktion, Blut-Liquor-Schrankenfunktionsstörung und normalem Laktat hat eine klinische Sensitivität von 70 % und Spezifität von 96 % und ist schon vor dem Nachweis einer intrathekalen Borrelien-Antikörper-Synthese vorhanden, während der molekularbiologische Nachweis mit Hilfe der PCR nur eine Sensitivität von 30-40 % erreicht (Tumani u. a., 1995).

Das Erkennen dieser typischen Muster wird durch eine graphische Darstellung wesentlich vereinfacht (☞ Abb. 6.1).

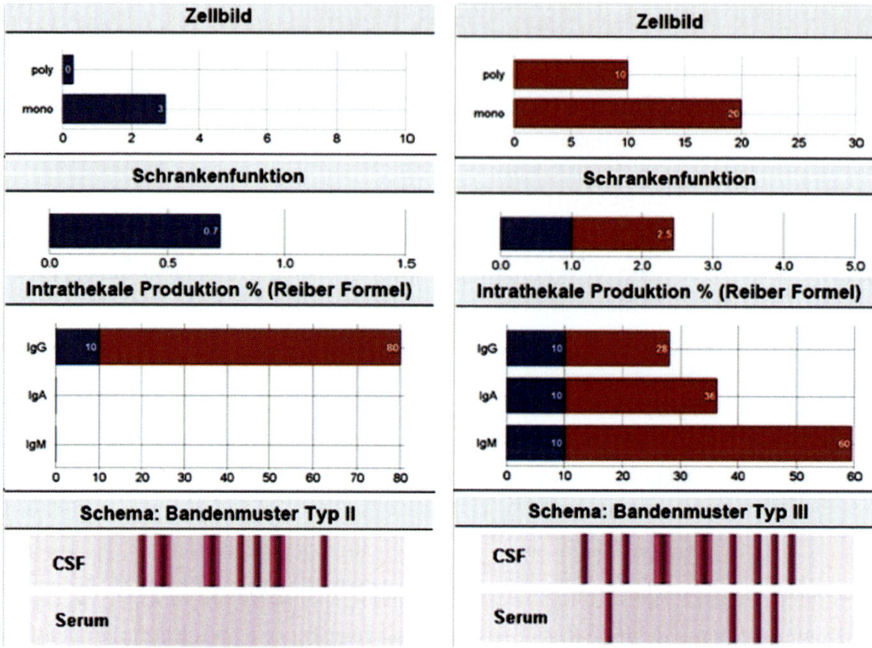

Abb. 6.1: Befundmuster bei Multipler Sklerose (**links**) und Neuroborreliose (**rechts**).

Die Sicherung der Diagnose gelingt durch den direkten (PCR) oder indirekten Erregernachweis (Antikörper-Spezifitäts-Index). Der zeitliche Ablauf der Immunreaktion muss beachtet werden, da eine Antikörperbildung erst 4-10 Tage nach Infektion nachweisbar wird.

Der mikrobiologische Direktnachweis durch Grampräparat und Erregeranzucht wird in diesem Buch nicht näher besprochen.

		PCR		Antikörper-spezifischer Index	
Nachweiszeitpunkt		**direkt**		**verzögert**	
		häufig nur wenige Tage		Wochen bis Jahre	
Sensitivität	Viren	hoch	80-95 %	hoch	80-95 %
	Borrelien	gering	10-30 %	hoch	90-100 %
Spezifität		hoch	90-100 %	hoch	90-100 %

Tab. 6.2: Nachweiszeitpunkt und Relevanz von PCR und Antikörper-Index.

6.2. Erregerspezifischer Antikörper-Index (AI)

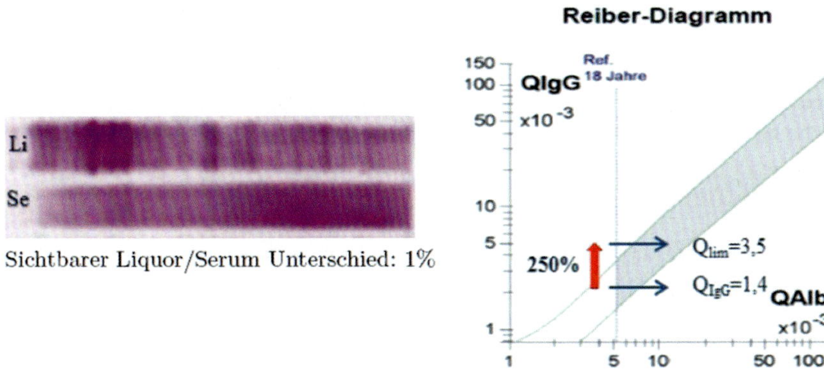

CSF/Serum-IgG-Antikörperindex	Wert	Referenz	Diagramm
AI Herpes (IgG)	3,4	<1,5	3.4
AI Varizella (IgG)	1,1	<1,5	1.1
AI Röteln (IgG)	1,1	<1,5	1.1
AI Masern (IgG)	1,0	<1,5	1.0

Abb. 6.2: Erforderlicher IgG-Anstieg zum Nachweis einer intrathekalen Produktion. Dieser ist am höchsten bei der quantitativen Messung und Berechnung nach Reiber (bezogen auf eine Referenzpopulation); beträgt beim individuellen Vergleich von Serum und Liquor in der isoelektrischen Fokussierung etwa 1 Prozent und beim individuellen Vergleich des AI nur wenige Promille des Gesamt-IgG-Anstiegs.

Eine quantitative Antikörpersynthese im ZNS wird mittels des Antikörper-Spezifitäts-Index (AI oder auch ASI: „erregerspezifischer Antikörperindex“) nachgewiesen. Hiermit können zahlreiche Erkrankungen ohne direkten Erregernachweis identifiziert werden. Es handelt sich z. B. um Herpes-Virus- oder Varizella-zoster-Erkrankungen, opportunistische Infektionen, Borrelien, aber auch chronisch-entzündliche ZNS-Prozesse wie die Multiple Sklerose, die Opticus-Neuritis oder Autoimmunerkrankungen mit ZNS-Beteiligung.

Für den Nachweis ist die Menge der gebildeten Immunglobuline entscheidend. Die isoelektrische Fokussierung hat eine hohe analytische Sensitivität, weil bereits geringe im Liquor gebildete Mengen nachweisbar sind. Für eine korrekte Diagnostik ist diese manuell aufwendige Methode dringend erforderlich, da hier individuell der Nachweis zusätzlicher Banden zwischen Serum und Liquor visuell ermittelt wird. Wird die Angabe der Nachweisgrenze prozentual auf die schrankengängige Fraktion aus dem Blut bezogen, beträgt bei der isoelektrischen Fokussierung der Anstieg der lokalen IgG-Menge bis zum Nachweis oligoklonaler Banden etwa 1 %. Bei der nephelometrischen IgG-Messung und Berechnung der intrathekalen Produktion nach Reiber muss die Zunahme der IgG-Konzentration dagegen bei bis zu 250 % liegen, weil die Referenzwerte an einem Patienten-Kollektiv ermittelt worden sind. Beim Antikörper-Spezifitäts-Index, der den individuellen Anstieg der spezifischen IgG-Konzentrationen in Serum und Liquor vergleicht, muss die intrathekal produzierte IgG-Konzentration sogar nur um wenige Promille ansteigen (☞ Abb. 6.2). Der Antikörper-Spezifitäts-Index ist deshalb bei analytisch korrekter Durchführung ein sehr sensitiver Parameter zum Nachweis einer intrathekalen spezifischen Antikörpersynthese (☞ Abb. 7.4).

Die Diagnose erfolgt indirekt durch den Nachweis der spezifischen intrathekalen Ig-Synthese. Die verwendete Messmethode muss eine hohe analytische Sensitivität aufweisen, weil der geringe, spezifische Anteil der Gesamt-Immunglobulin-Konzentration nachgewiesen wird.

Erfolgt der Nachweis mit ELISA, werden die Liquor- und Serumprobe des Patienten gleichzeitig auf derselben Platte in entsprechender Verdünnung (zunächst für Liquor 1:2, Serum 1:400) und auf die Standard-Verdünnungsreihe bezogen. Liegen die Messwerte unter der analytischen Nachweisgrenze, kann die Bestimmung wiederholt werden mit Platten, die über Nacht inkubiert wurden. Nur so erhält man die erforderlichen numerischen Zahlenwerte zur AI-Berechnung. Die willkürlichen Konzentrationseinheiten werden als spezifische Liquor/Serum-Quotienten, die auf Q_{IgG} oder auf den oberen Grenzwert Q_{Lim} des Referenzbereiches bezogen werden (AI oder ASI, „Antikörper-spezifischer Index"), ausgewertet. Bei Verdacht auf eine Neuroborreliose oder Frühsommer-Meningoenzephalitis ist wegen der besseren Sensitivität die zusätzliche Bestimmung des IgM-Antikörper-Spezifitäts-Index sinnvoll.

6.2.1. Technische Durchführung

Die quantitative Messung spezifischer Antikörperkonzentrationen verschiedener Erreger in Liquor und Serum erfolgt mittels Immunoassay unter identischen Testbedingungen.
Dabei ist zu beachten:

- Falsch positive Ig-Synthese bei blutigem Liquor (Ec über 7.000 Zellen pro µl)
- Probenvolumen von mindestens 5 µl vermeidet Verdünnungsfehler
- Liquor nie unverdünnt benutzen, um Matrixeffekte zu vermeiden
- Liquor/Serum sollten ähnliche Ig-Konzentrationen haben (Verhältnis 1:200)
- Liquor und Serum im gleichen, doppelten Testansatz analysieren
- Bei jedem Testansatz pro Erreger eine Standardkurve mitführen/beziehen
- Optical density (OD) Werte: zwischen zweitem und drittem Standard verwenden
- Antigenexcess ausschliessen
- Berechnung des AI erforderlich, eine reine Quotientenbildung ist unzulässig!

Die Vorschriften der Hersteller enthalten weitere detaillierte Informationen.

6.2.2. Berechnung des Antikörper-spezifischen Index

Der Antikörper-spezifische Index (AI) charakterisiert das Verhältnis des Erreger-spezifischen Antikörper-Quotienten zum Gesamt-Immunglobulin-Quotienten:

$$Q_{IgG\,Spez} = \frac{spez.IgG - Konzentration\ im\ Liquor}{spez.IgG - Konzentration\ im\ Serum}$$

Die Berechnung orientiert sich entweder an der Gesamt-IgG-Konzentration oder am Limes der Funktion. Ist Q_{IgG} kleiner als der Grenzwert, wird auf das Gesamt-IgG bezogen; ist Q_{IgG} grösser als der Grenzwert, auf den Limes:

$$Q_{IgG} < QLim \quad AI = Q_{IgGSpez} = \frac{Q_{IgG\,Spez}}{Q_{IgG\,Gesamt}}$$

$$Q_{IgG} > QLim \quad AI = Q_{IgG\,Spez} = \frac{Q_{IgG\,Spez}}{Q_{IgG\,Lim}}$$

Dieses Vorgehen führt auch bei unterschiedlichen Immunglobulin-Konzentrationen zu einer korrekten Berechnung. Ohne Bezug auf den Q_{Lim} bei niedrigen Werten im unteren Teil der Reiber-Hyperbel-Funktion (☞ Abb. 6.3: Lage der Punkte, Grenzlinie und Wertetabelle) würden sich falsch negative Resultate trotz bereits erhöhtem Liquor-IgG ergeben. Dann würden bei etwa 40 % der Patienten mit Multipler Sklerose die Masern-, Röteln-, Zoster-AI falsch-negativ berechnet (Quentin und Reiber, 2004).

Erreger	$Q_{IgG\ Spez}$ $*10^{-3}$	AI Grenzwert Q_{IgG}	AI Grenzwert $QLim$
Masern	**15.0**	**2.3**	**9.4**
Röteln	2.9	0.4	**1.8**
VZV	4.8	0.7	**3.0**
HSV	2.3	0.4	**1.5**
		⇓ nur Masern erhöht	⇓ poly-spezifisch

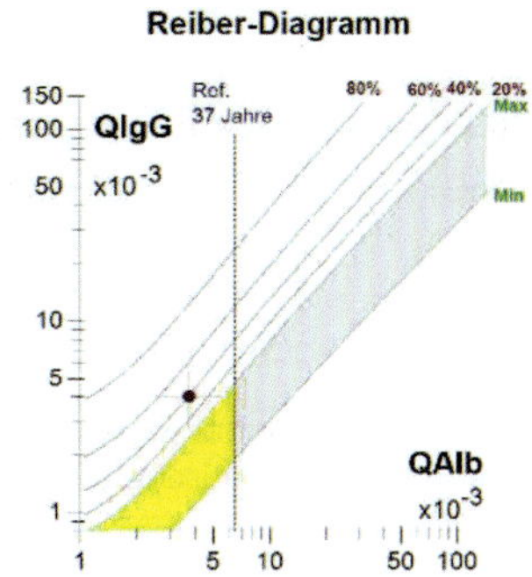

Abb. 6.3: Antikörper-spezifischer Index: Vergleich von Q_{IgG} mit Q_{Lim}. Nur der Bezug auf Q_{Lim} statt Q_{IgG} im unteren Bereich des Diagramms führt zu einer korrekten Interpretation.

6.2.3. Interpretation

AI-Werte zwischen 0,7 bis 1,3 sind als normal und AI-Werte, die 1,5 überschreiten, sind in der Regel als pathologisch zu bewerten. Werte unter 0,6 sind theoretisch nicht zu erwarten, kommen aber in der Routine gelegentlich vor. Sie haben keine pathologische Bedeutung. In diesen Fällen ist eine Fehlbestimmung auszuschliessen. Der AI-Wert sollte für verschiedene Liquor/Serum-Verdünnungen annähernd gleich bleiben und dieselben AI-Werte im unteren und oberen Bereichen der Standardkurve gefunden werden (Verdünnungsechtheit). Eine numerische Angabe des AI ist erforderlich. Liegen alle AI-Werte etwa gleich in der Nähe der Bezugsgrösse 1, ist die korrekte Bestimmung sichtbar. Liegt einer der Werte deutlich höher, aber noch im Normalbereich, liegt eine intrathekale Synthese bereits vor (☞ Abb. 6.4).

Ist eine Bestimmung des AI nicht möglich, zum Beispiel weil die Antikörper-Konzentrationen im Liquor unterhalb der analytischen Nachweisgrenze liegen, sollte zusätzlich zum Liquor-Ergebnis der AI als wichtige Bezugsgrösse auf dem Befundbericht erscheinen und eindeutig gekennzeichnet werden:

⇒ Antikörper-spezifischer Index: „nicht nachweisbar"

Unklare Formulierungen wie etwa: „*VZV ELISA im Liquor negativ?*" verhindern die korrekte Interpretation. Die Angabe des AI dokumentiert dem Kliniker die korrekte Durchführung einer Diagnostik aus Liquor und Serum und vermeidet Rückfragen.

Die Antikörperbildung erfolgt bei akut entzündlichen ZNS-Erkrankung durchschnittlich 4 bis 10 Tage nach Krankheitsbeginn. Damit ist der Zeitpunkt zwischen Krankheitsbeginn und Punktion entscheidend für eine mögliche Diagnose mittels intrathekaler erregerspezifischer AK-Synthese (☞ Abb. 7.2).

Die klinische Aussage von lokal synthetisierten IgG im Liquor ist sehr unterschiedlich: Eine humorale intrathekale Immunreaktion kann einem akut entzündlichen Prozess entsprechen; es kann sich aber auch um eine chronisch entzündliche Veränderung oder eine Liquornarbe (Antikörperpersistenz) handeln. Entscheidend zur korrekten Beurteilung sind die Marker der Akuität. Eine Beurteilung der AI ohne Kenntnis der Basisdiagnostik ist wenig sinnvoll. Erst der zusätzliche Einbezug von Zellzahl/Zellbild und der Funktion der Blut-Liquor-Schranke erlaubt die Unterscheidung zwischen akuten und chronischem Prozess. Auch IgM-Konzentrationsveränderungen im Blut können Hinweise auf den Krankheitsverlauf geben (Reaktivierung, Reinfektion).

Ein erhöhter Antikörper-Spezifitäts-Index ist grundsätzlich beweisend für eine intrathekale Synthese. Eine Kreuzreaktivität ist jedoch dabei nicht ausgeschlossen, so dass z. B. eine gemessene intrathekale Borrelien-Antikörpersynthese auch zu einem niedrigeren, sekundär erhöhten TP-AI-Wert führen kann. Die Bestimmung einzelner, aus dem Zusammenhang genommener AI ist deshalb zu vermeiden.

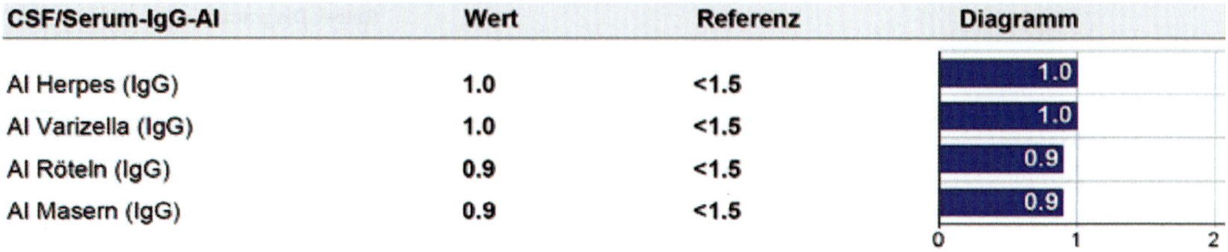

CSF/Serum-IgG-AI	Wert	Referenz	Diagramm
AI Herpes (IgG)	1.0	<1.5	
AI Varizella (IgG)	1.0	<1.5	
AI Röteln (IgG)	0.9	<1.5	
AI Masern (IgG)	0.9	<1.5	

Abb. 6.4a: **Referenzbereich: Antikörper-Index 0,7 bis 1,3.** Die AI-Werte liegen bei analytisch optimalen Bedingungen alle nahe dem theoretischen AI-Wert von 1,0.

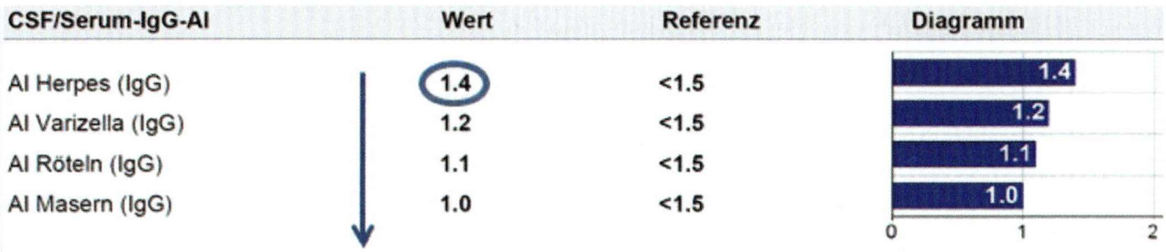

CSF/Serum-IgG-AI	Wert	Referenz	Diagramm
AI Herpes (IgG)	1.4	<1.5	
AI Varizella (IgG)	1.2	<1.5	
AI Röteln (IgG)	1.1	<1.5	
AI Masern (IgG)	1.0	<1.5	

Abb. 6.4b: **Keine intrathekale Synthese**. Homogene Konstellation, AI im oberen Normalbereich.

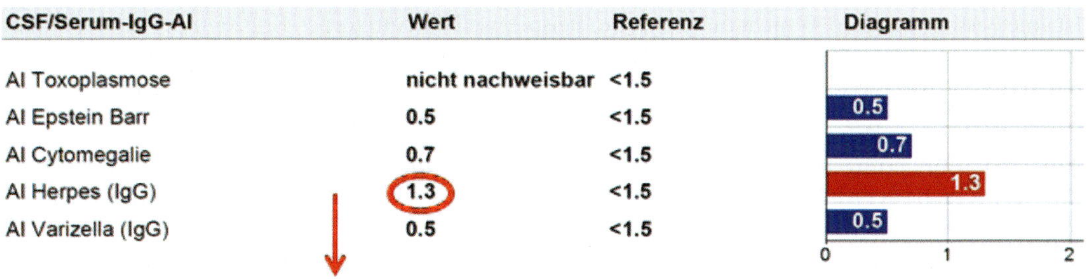

CSF/Serum-IgG-AI	Wert	Referenz	Diagramm
AI Toxoplasmose	nicht nachweisbar	<1.5	
AI Epstein Barr	0.5	<1.5	
AI Cytomegalie	0.7	<1.5	
AI Herpes (IgG)	1.3	<1.5	
AI Varizella (IgG)	0.5	<1.5	

Abb. 6.4c: **Intrathekale Synthese.** Ein einzelner, deutlich höherer AI im Referenzbereich ist bereits pathologisch. Daraus folgt, dass ein singulärer AI-Wert im Referenzbereich nicht eindeutig interpretierbar ist.

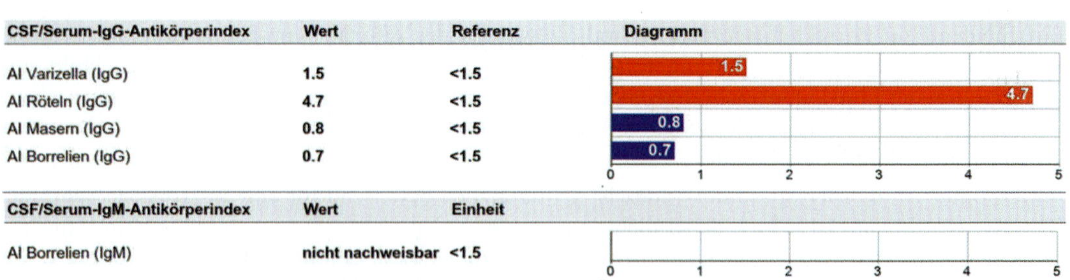

CSF/Serum-IgG-Antikörperindex	Wert	Referenz	Diagramm
AI Varizella (IgG)	1.5	<1.5	
AI Röteln (IgG)	4.7	<1.5	
AI Masern (IgG)	0.8	<1.5	
AI Borrelien (IgG)	0.7	<1.5	

CSF/Serum-IgM-Antikörperindex	Wert	Einheit
AI Borrelien (IgM)	nicht nachweisbar	<1.5

Abb. 6.4d: **Differentialdiagnose.** Klinisch Verdacht auf eine chronische Neuroborreliose. Leicht erhöhte Akuitätsmarker (7 mononukleäre Zellen, Q_{ALB} leicht erhöht). Die teilpositive MRZ-Reaktion führte zur Diagnose einer chronisch entzündlichen Autoimmunerkrankung.

- Akut entzündliche Immunreaktion:
  - monospezifisch
  - Punktionszeitpunkt entscheidend:
    $\Rightarrow$ Antikörper-Bildung erfolgt etwa 4-10 Tage nach Infektion $\Leftarrow$
- Chronisch entzündliche Immunreaktion:
  - polyspezifisch
  - Leitviren: Masern, Röteln, VZV, MRZ-Reaktion
- Liquor-Narbe eines früheren Prozesses:
  - Antikörperpersistenz ohne aktuelle Relevanz
- Differenzierung:
  - Zellzahl
  - Funktion der Blut-Liquorschranke
  - IgM-Konzentrationsveränderungen im Blut (Reaktivierung, Reinfektion?)

Tab. 6.3: Ursachen einer humoralen intrathekalen Immunreaktion.

Die polyspezifische intrathekale Immunreaktion

Felgenhauer und Reiber beschrieben 1992 erstmals die polyspezifische (gleichzeitige) intrathekale Immunantwort gegen die drei häufigsten Antigene Masern- (M), Röteln- (R) und Varizella-zoster-Virus (Z) als hochspezifischen Nachweis für eine Multiple Sklerose (MS) (Felgenhauer und Reiber, 1992). Wenn als positive Reaktion (AI ≥ 1:5) der Nachweis von mindestens einem der Antigene definiert wird, fanden sie bei mehr als 80 % der MS-Patienten auch eine MRZ-Reaktion (Felgenhauer und Reiber, 1992; Reiber u. a., 1998). Dabei handelt es sich höchstwahrscheinlich um eine polyspezifische B-Zell-Aktivierung innerhalb des ZNS, weil keine virale DNA mittels PCR bei diesen Patienten nachgewiesen werden konnte (Godec u. a., 1992). Diese polyspezifische B-Zell-Aktivierung lässt sich im AI auch für weitere Antigene nachweisen, mit denen die betroffenen Patienten bereits früher im Rahmen einer Erkrankung Kontakt hatten, z. B. gegen Herpes zoster als MRZH-Reaktion oder gegen Epstein-Barr-Virus.

Die MRZ-Reaktion wurde zunächst mit einer Fallstudie zu systemischen Autoimmunerkrankungen mit ZNS-Beteiligung einschliesslich eines Patienten mit Neurosarkoidose (NS), drei Patienten mit systemischem Lupus erythematosus und jeweils einem Patienten mit M. Wegener (Granulomatose mit Polyangiitis) und Sjögren-Syndrom untersucht (Graef u. a., 1994). Später wurden Patienten mit Neuromyelitis optica (Jarius, Franciotta u. a., 2008) und paraneoplastischen neurologischen Erkrankungen (Jarius, Eichhorn u. a., 2009) untersucht. Jarius analysierte die Spezifität und fand eine positive MRZH-Reaktion auch bei einigen Patienten mit ZNS-Vaskulitiden (Jarius, Eichhorn u. a., 2009). Auch bei Autoimmun-Erkrankungen mit ZNS-Beteiligung ist die MRZR-Reaktion nachweisbar, aber mit wesentlich geringerer Häufigkeit. In einem Kollektiv, das Patienten mit Multipler Sklerose mit Neurosarkoidose, akuter disseminierter Enzephalomyelitis und autoimmuner Enzephalitis verglich und bei der als positive MRZ-Reaktion der Nachweis von mindestens 2 Antigenen gefordert wurde, betrug die Spezifität bei Multipler Sklerose 92 % (Hottenrott u. a., 2015). Damit ist die MRZ-Reaktion derzeit der spezifischste verfügbar Marker einer Multiplen Sklerose (Differentialdiagnose ☞ Kap. 8.1.).

6.2.4. Differentialdiagnose mittels AI: Tumor oder Neuroborreliose

Neuroborreliosen zeigen im Zellbild häufig zahlreiche grosse Plasmazellen und werden daher immer wieder aufgrund des ähnlichen Zellbildes mit Lymphomen verwechselt. Aufgrund der fehlenden Albumin-Pufferfunktion kommt es zusätzlich zu rapiden morphologischen Zellveränderungen, so dass die Präparate innerhalb von 2 Stunden nach Liquorentnahme beurteilt bzw. gefärbt sein sollten (☞ Tab. 7.11). Deshalb sollte in jedem Labor ein zytologischer Zellatlas zur fundierten Liquorzell-Interpretation vorhanden sein (Kluge, 2005).

6.2.5. Differentialdiagnose mittels AI: VZV-Ganglionitis

Eine VZV-Ganglionitis kann bis auf einen erhöhten Antikörper-Spezifitäts-Index mit einer unauffälligen Liquorbasis-Diagnostik einhergehen. Die Diagnose kann manchmal aber auch nur aufgrund eines deutlich über den anderen Werten liegenden AI, der aber selbst noch im Referenzbereich liegt, gestellt werden (☞ Abb. 6.5 + 7.5).

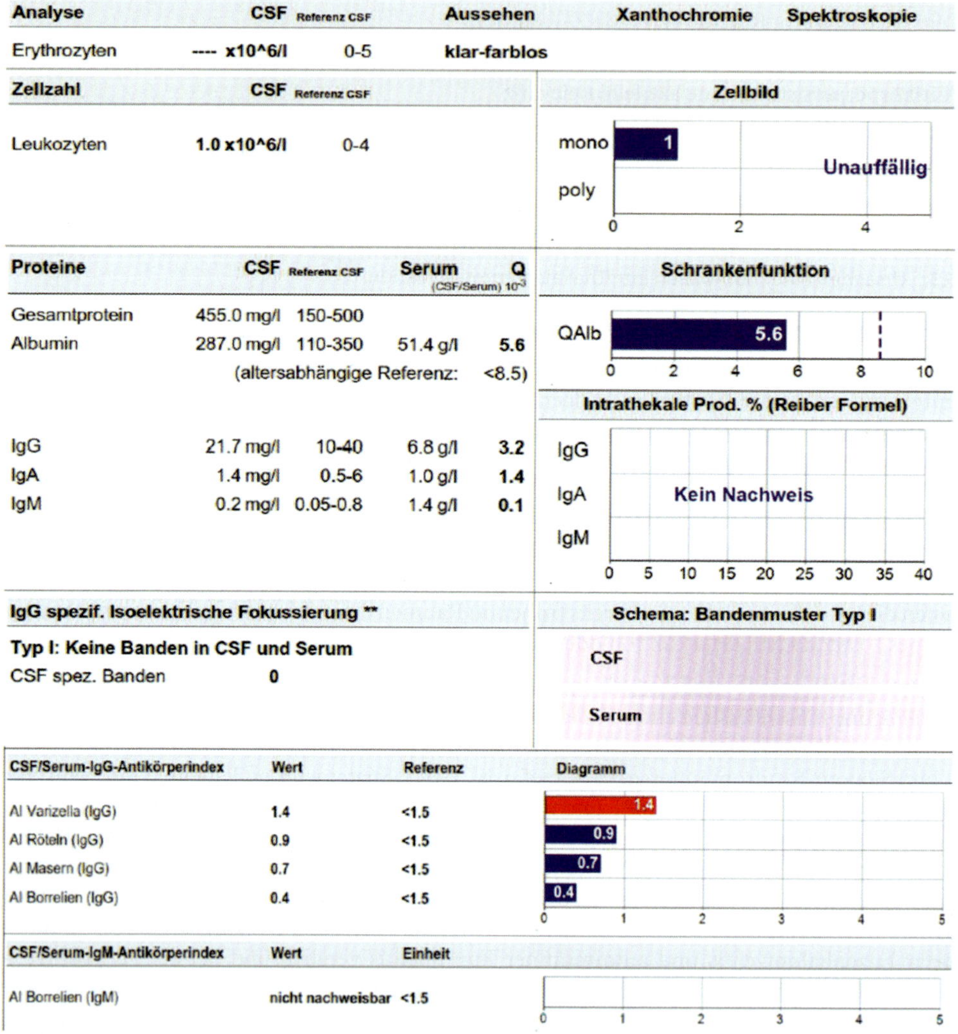

Analyse	CSF	Referenz CSF	Aussehen	Xanthochromie	Spektroskopie
Erythrozyten	---- x10^6/l	0-5	klar-farblos		

Zellzahl	CSF	Referenz CSF
Leukozyten	1.0 x10^6/l	0-4

Proteine	CSF	Referenz CSF	Serum	Q (CSF/Serum) 10^{-3}
Gesamtprotein	455.0 mg/l	150-500		
Albumin	287.0 mg/l	110-350	51.4 g/l	5.6
		(altersabhängige Referenz:		<8.5)
IgG	21.7 mg/l	10-40	6.8 g/l	3.2
IgA	1.4 mg/l	0.5-6	1.0 g/l	1.4
IgM	0.2 mg/l	0.05-0.8	1.4 g/l	0.1

IgG spezif. Isoelektrische Fokussierung **

Typ I: Keine Banden in CSF und Serum

CSF spez. Banden **0**

CSF/Serum-IgG-Antikörperindex	Wert	Referenz
AI Varizella (IgG)	1.4	<1.5
AI Röteln (IgG)	0.9	<1.5
AI Masern (IgG)	0.7	<1.5
AI Borrelien (IgG)	0.4	<1.5

CSF/Serum-IgM-Antikörperindex	Wert	Einheit
AI Borrelien (IgM)	nicht nachweisbar	<1.5

Abb. 6.5: Nachweis einer VZV-Ganglionitis bei einem nur grenzwertigen AI.

6.2.6. Antikörperpersistenz

Ein pathologischer Antikörper-Index ist in Verbindung mit Zeichen der Akuität (Zellzahl, Schrankenfunktion) hinweisend auf eine akut-entzündliche ZNS-Erkrankung. Er wird auch erhöht als Antikörperpersistenz nach länger zurückliegender Infektion beobachtet. Der Antikörper-Index ist damit zur Verlaufskontrolle akuter ZNS-Erkrankungen nicht geeignet.

Parameter	Ergebnis
Leukozyten	2/µl
Gesamtprotein	33 mg/dl
Q_{Alb}	4,1
IgG-Synthese	**nicht nachweisbar**
IgA-Synthese	nicht durchgeführt
IgM-Synthese	**27 %**
Oligoklonale Banden	Typ 2 (nur im Liquor)
Masern-AI	0,8
Röteln-AI	0,8
VZV-AI	0,8
HSV-AI	n.n.
Borrelien-IgG-AI	**11,8**
Borrelien-IgM-AI	**3,8**

Tab. 6.4: Antikörperpersistenz nach Neuroborreliose.

6.3. Nachweis erregerspezifischer Nukleinsäuren

Erkankung	Erreger	Sensitivität	Leitlinien
Enzephalitis	HSV-1	≥95 %	>95 %
Meningitis	Enterovirus	90 %	keine Angabe
	Epstein-Barr-Virus, Varizella zoster	75-90 %	80-90 %
	HIV-1	?	?
Mollaret-Meningitis	HSV-2	~85 %	keine Angabe
Primär zerebrale Non-Hodgkin-Lymphome, AIDS-assoziiert		75-90 %	80-90 %
Zytomegalie-Enzephalitis	CMV	80-90 %	80-90 %
Progressive multifokale Leuko-enzephalopathie	JC-Virus	75-90 %	70-90 %

Tab. 6.5: Gesicherte diagnostische Aussagekraft der PCR (Petereit et al., 2007).

In einer sehr frühen Phase der Infektion ist der Nachweis klinisch relevanter viraler Erreger mittels PCR, am besten aus einer separaten Liquorprobe möglich. Eine PCR-Analytik ist sinnvoll bei Verdacht auf eine akute virale oder bakterielle Infektion. Die Aussagekraft ist je nach Erreger unterschiedlich (☞ Tab. 6.5 + 6.6).

Es sind 1-2 ml nativer Liquor, für die Tuberkulose-Analytik 3-5 ml erforderlich; bei langen Transportzeiten muss die Probe gekühlt (4°C) transportiert werden. Der Nachweis Erreger-spezifischer Nukleinsäuresequenzen belegt in der Regel eine floride Infektion des Nervensystems. Voraussetzung für eine korrekte Interpretation der PCR-Ergebnisse sind wegen der hohen Kontaminationsanfälligkeit der Methode das Mitführen adäquater Positiv- und Negativkontrollen sowie zur Bestätigung der Spezifität des amplifizierten Materials die Hybridisierung des PCR-Produktes an einer DNA-Sonde mit Spezifität für die gesuchte mikrobielle Nukleinsäuresequenz oder die Nukleotidsequenz-Analyse der Amplifikate. Die Sensitivität der PCR-Testmethoden kann von Labor zu Labor variieren (Auszug aus dem Methodenkatalog der DGLN, Wick u. a. 2016).

Erkankung	Erreger	Sensitivität	Leitlinien
Tuberkulöse Meningitis	*M. tuberculosis*	65-83 %	30 %
Bakterielle Meningitis unter Antibiotika	verschiedene	85-95 %	keine Angabe
Neuroborreliose	*Borrelia burgdorferi*	<50-85 %	20-50 %
Morbus Whipple	*Tropheryma whippelii*	70-80 %	
Toxoplasmose	*Toxoplasma gondii*		50 %

Tab. 6.6: Ergänzende diagnostische Aussagekraft der PCR.

Literatur

K. Felgenhauer und H. Reiber. „The diagnostic significance of antibody specificity indices in multiple sclerosis and herpes virus induced diseases of the nervous system“. In: *Clin.Investig.* 70.1 (Jan. 1992), S. 28–37.

K. Felgenhauer und W. Beuche. „Labordiagnostik neurologischer Erkrankungen: L“. In: *Labordiagnostik neurologischer Erkrankungen: Liquoranalytik und-zytologie, Diagnose-und Prozessmarker.* Thieme, 1999. Kap. 2.

M. S. Godec, D. M. Asher, R. S. Murray, M. L. Shin, L. W. Greenham, C. Gibbs Jr und D. C. Gajdusek. „Absence of measles, mumps, and rubella viral genomic sequences from multiple sclerosis brain tissue by polymerase chain reaction.“ eng. In: *Ann. Neurol.* 32.3 (Sep. 1992), S. 401–404.

I. T. Graef, T. Henze und H. Reiber. „[Polyspecific immune reaction in the central nervous system in autoimmune diseases with CNS involvement].“ ger. In: *Z. Arztl. Fortbild. (Jena)* 88.7-8 (Aug. 1994), S. 587–591.

T. Hottenrott, R. Dersch, B. Berger, S. Rauer, M. Eckenweiler, D. Huzly und O. Stich. „The intrathecal, polyspecific antiviral immune response in neurosarcoidosis, acute disseminated encephalomyelitis and autoimmune encephalitis compared to multiple sclerosis in a tertiary hospital cohort.“ eng. In: *Fluids Barriers CNS* 12.1 (2015), S. 27.

S. Jarius, D. Franciotta, R. Bergamaschi, S. Rauer, K. Wandinger, H. Petereit, M. Maurer, H. Tumani, A. Vincent, P. Eichhorn u. a. „Polyspecific, antiviral immune response distinguishes multiple sclerosis and neuromyelitis optica“. In: *Journal of Neurology, Neurosurgery & Psychiatry* 79.10 (2008), S. 1134–1136.

S. Jarius, P. Eichhorn, C. Jacobi, B. Wildemann, M. Wick und R. Voltz. „The intrathecal, polyspecific antiviral immune response: Specific for MS or a general marker of CNS autoimmunity?“ In: *J. Neurol. Sci.* 280.1 (2009), S. 98–100.

H. Kluge. *Atlas der praktischen Liquorzytologie.* Stuttgart New York: Thieme, 2005.

H. Petereit, E. Sindern und M. Wick. *Liquordiagnostik: Leitlinien und Methodenkatalog der Deutschen Gesellschaft für Liquordiagnostik und Klinische Neurochemie.* Springer, 2007.

C. D. Quentin und H. Reiber. „Fuchs heterochromic cyclitis: rubella virus antibodies and genome in aqueous humor.“ In: *American journal of ophthalmology* 138 (1 Juli 2004), S. 46–54.

H. Reiber, S. Ungefehr und C. Jacobi. „The intrathecal, polyspecific and oligoclonal immune response in multiple sclerosis“. In: *Mult.Scler.* 4.3 (Juni 1998), S. 111–117.

H. Tumani, G. Nolker und H. Reiber. „Relevance of cerebrospinal fluid variables for early diagnosis of neuroborreliosis“. In: *Neurology* 45.9 (1995), S. 1663–1670.

M. Wick, C. C. Gross, S. Isenmann und H. Strik. „Liquorzytologie: Standards, Stellenwert und moderne Methoden. [Cytology of cerebrospinal fluid : Standards, importance and modern methods]“. ger. In: *Der Nervenarzt* 87 (12 Dez. 2016), S. 1276–1281.

7. Akut entzündliche Prozesse

A. Regeniter

Eine **Meningitis** (Hirnhautentzündung) ist eine meist erregerbedingte Entzündung aller drei Schichten der Hirn- und Rückenmarkshäute und verursacht eine Erhöhung der Zellzahl im Liquor. In westlichen Ländern kommen etwa 3 Fälle einer bakteriellen Meningitis auf 100.000 Einwohner pro Jahr. Virale Meningitiden sind mit 11 Fällen pro 100.000 Einwohner pro Jahr wesentlich häufiger, mit einem Erkrankungsgipfel im Sommer. Die generalisierte Entzündung, die bei einer Meningitis im Subarachnoidalraum auftritt, wird nicht durch den Erreger, sondern durch die komplexe Immunreaktion des ZNS verursacht. Die häufigsten Symptome einer Meningitis sind Kopfschmerzen und Nackensteifigkeit, verbunden mit Fieber, Verwirrtheit oder Bewusstseinsminderung und Übelkeit. In bis zu 90 % verursachen Enteroviren virale Meningitiden bei Erwachsenen, bei Kindern sind sie für etwa die Hälfte der Fälle verantwortlich. Sie treten meist im Sommer oder im Herbst auf.

Bei einer **aseptischen Meningitis** liegen akute Meningismus-Symptome kombiniert mit Fieber und Pleozytose vor, ohne dass ein (bakterieller) Erreger nachgewiesen werden kann. Der Begriff wird nicht einheitlich verwendet, auch eine virale Meningitis wird als aseptische Meningitis bezeichnet. Bei bereits behandelten bakteriellen Meningitiden kann ebenfalls häufig kein Erreger nachgewiesen werden und auch bestimmte Medikamente können eine abakterielle Meningitis verursachen.

Eine **bakterielle Meningitis** wird am häufigsten durch Streptokokokken oder Neisserien verursacht, verläuft unbehandelt fast immer tödlich und muss sofort behandelt werden. Eine virale Meningitis neigt dagegen zur Spontanheilung und verläuft nur selten tödlich. Deshalb wird sie meist nur unterstützend behandelt, da es für die meisten auslösenden Viren kein wirksames Therapeutikum gibt. Infektionen mit Herpes-simplex-Viren und Varizella-zoster-Virus können auf Virostatika wie Aciclovir ansprechen. Milde Verläufe einer viralen Meningitis können auch ambulant mit konservativen Massnahmen (Bettruhe, Schmerzmittel und ausreichend Flüssigkeit) behandelt werden. Bei Kindern werden Folgeschäden einer Meningitis (Schwerhörigkeit, Epilepsie, Lernbehinderung, Verhaltensauffälligkeiten, Intelligenzminderung) bei bis zu 35 % beobachtet, während sie bei Erwachsenen in 2/3 der Fälle folgenlos ausheilen (Beek u. a., 2016).

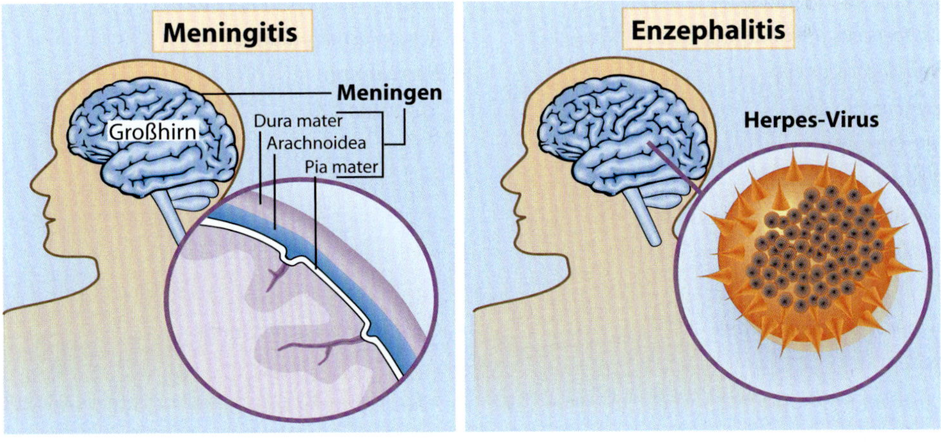

Abb. 7.1: Meningitis vs. Enzephalitis.

Bei einer **Enzephalitis** handelt es sich eine Entzündung des Hirnparenchyms, die frühzeitig quantitative und qualitative Bewusstseinsstörungen und fokale oder diffuse neurologische Defizite verursachen kann. Die Häufigkeit beträgt 0,7-13,8 Fälle pro 100.000 Einwohner. Die Ätiologie bleibt auch heute in bis zu

60 % der Fälle ungeklärt (Arx u. a., 2017). Das Herpes-simplex-Virus (HSV) ist in 65 % der Studien der häufigste Erreger, gefolgt vom Varizella-zoster-Virus (VZV). Enteroviren sind ebenfalls häufig beteiligt.

Bei den Bakterien waren *Mycobacterium tuberculosis* und *Listeria monocytogenes* die häufigsten bakteriellen Erreger (Mailles und Stahl, 2009). Bei den durch Arthropoden verursachten Enzephalitiden gibt es bedeutende regionale Unterschiede (Boucher u. a., 2017). Eine Enzephalitis kann auch als Autoimmunerkrankung auftreten (z. B. Multiple Sklerose).

Bei einer **Meningoenzephalitis** handelt es sich um die kombinierte Entzündung des Gehirns (Enzephalitis) und der Hirnhäute (Meningitis), bei zusätzlichen Beteiligung des Rückenmarks spricht man von einer **Enzephalomyelitis.** Das FSME-Virus verursacht die Frühsommer-Meningoenzephalitis.

Bei den bakteriellen Erreger kommen z. B. Listerien, *Salmonella typhi*, *Treponema pallidum* oder Borrelien in Betracht.

Meningitis	Enzephalitis/Meningoenzephalitis
Viral („aseptische Meningitis")	
• Enterovirus • FSME und weitere Arboviren • Mumps-Virus • Herpes-Virus • HIV • Influenza-Virus • Parainfluenza-Virus • Masern-Virus • Rotavirus • Lymphozytisches Choriomeningitis-Virus	• Herpes-simplex-Virus • Varizella-zoster-Virus • Epstein-Barr Virus • Mumps-Virus • Masern-Virus • Enterovirus • West-Nil-Virus • FSME • Arbo-Viren • HIV • Tollwut
Bakteriell („septische Meningitis)"	
• *Heamophilus influenzae* • *Neisseria meningitides* • *Streptococcus pneumoniae* • *Staphylococccus* spp • *Streptococcus* spp • *Leptospira* spp • *Treponema pallidum* • *Mycobacterium tuberculosis* • *Borrelia* spp	• *Listeria monocytogenes* • *Mycobacterium tuberculosis* • *Mycoplasma pneumoniae* • *Borrelia* spp • *Rickettsia* spp
Pilze	
• *Cryptococcus neoformans*	• *Cryptococcus neoformans*
Parasiten	
• *Acanthamoeba* spp • *Toxolasma gondii*	• *Acanthamoeba* spp • *Naegleria* spp

Tab. 7.1: Die häufigsten Erreger von ZNS-Infektionen (Donoso Mantke u. a., 2008).

7.1. Liquor-Akutdiagnostik

Die Diagnose einer akuten Infektion des Nervensystems sollte so schnell wie möglich erfolgen. Eine zu späte Therapie kann zu einem bleibenden Defekt führen, besonders wenn bei Meningitiden und Enzephalitiden die Pleozytose gering ausgeprägt ist oder fehlt.

Dies kann bei antibiotischer Vorbehandlung oder in der Frühphase einer Herpesenzephalitis vorkommen. Andere, seltenere Ursachen sind die sehr frühe, präneutrophile Phase einer Bakteriensepsis (z. B. Meningokokkensepsis), das OPSI-Syndrom (*"overwhelming postsplenectomy infection"*), eine Pneumokokken-Sepsis nach Milzentfernung, eine spät punktierte eitrige Meningitis mit Aufbrauch-Neutropenie, ein kortexnahes Hirnphlegmon vor der eitrigen Einschmelzung oder ein Hirninfarkt durch einen infizierten Embolus bei florider Endokarditis. Auch können grosse Teile kortikaler Hirnregionen liquoranalytisch nicht beurteilt werden. So kann eine lebensbedrohliche Frontalhirnphlegmone unauffällige Liquorbefunde haben (☞ Abb. 1.1).

Zur Diagnostik akut entzündlicher Infektionen gehört die Beurteilung von Farbe und Trübung des Liquors, die Abgrenzung einer Subarachnoidalblutung von einer punktionsbedingten Blutbeimengung (Ferritin), die erste Beurteilung der Schrankenfunktion anhand des Liquor-Totalproteins und die Unterscheidung bakterieller von viralen Infektionen durch die Bestimmung des Laktats und der Zellzählung/Differenzierung in der Fuchs-Rosenthal-Zählkammer. Weiterhin ist die Beurteilung eines gefärbten Ausstrichs bei trübem oder eitrigem Liquor sowie die Herstellung von Zellpräparaten mittels Zytozentrifuge erforderlich.

Bei Punktion unter Meningitisverdacht ist ein gesondertes Röhrchen zu entnehmen, das zusammen mit einer Blutprobe und, wenn möglich, mit Rachen-, Ohr- oder Wundabstrichen zum Anlegen von Kulturen umgehend in das mikrobiologische Laboratorium muss (Verdachtsdiagnose mitteilen!). Bei langem Transportweg sollte der Liquor in ein Blutkulturfläschchen gefüllt werden und warm gehalten werden. Ist der mikroskopische Nachweis von Bakterien nicht möglich, gelingt oft noch der Nachweis von Bakterienantigenen mit Latexagglutination. Die Abnahme von reichlich Liquor ist zu empfehlen. Dies ist besonders wichtig, wenn die Anzucht nicht gelingt oder bei Patienten, die bereits mit Antibiotika behandelt wurden.

Schliesslich können Erreger durch den PCR-Direktnachweis mit hoher Sensitivität und Spezifität identifiziert werden. Es stehen Panels zur Verfügung, mit denen häufige Erreger eine bakteriellen und viralen Meningitis innerhalb weniger Stunden kostengünstig und verlässlich identifiziert werden können (Houlihan u. a., 2019; Wagner u. a., 2018; Leli u. a., 2019):

Ein momentan gebräuchliches PCR-Panel identifiziert 6 bakterielle (*N. meningitidis, L. monocytogenes, Mycoplasma pneumoniae, S. agalactiae, S. pneumoniae, E.coli*) und 10 virale (HSV-1/2, VZV, EBV, CMV, HHV-6/7, Adeno-, Parvo-B19-, Mumps-, Entero-, Parechovirus) Erreger.

Bei der Beurteilung der Ergebnisse der Liquor-Akutdiagnostik müssen der Nachweiszeitpunkt sowie die unterschiedliche Sensitivität und Spezifität der Nachweisverfahren berücksichtigt werden (☞ Tab. 7.2 + 7.7; Wick u. a., 2016). Die humorale Immunreaktion im ZNS benötigt Zeit, um sich zu entwickeln, so dass der Antikörperindex nach 4-7 Tagen nachweisbar wird (Fomsgaard u. a., 1998).

Verfahren	Zeitpunkt	Sensitivität	Spezifität
Zellzahl, Morphologie	früh	hoch	gering
stark differierende Pleozytosen			
viral: granulozytär, dann lymphozytär			
Oligoklonale Banden	verzögert		
Infektionen: - akut			
- chronisch		hoch	gering
(auch bei nicht entzündlicher Genese)		hoch	gering
Intrathekale Ig-Synthese	verzögert	gering	gering
(Krankheitstypische Muster mitunter wegweisend)			
Direkter Kulturnachweis	früh	hoch	hoch
Nachweis bakterielle Infektion, hoher analytischer Zeitaufwand, nicht bei Viren und Borrelien			
PCR			
Viren	<10 Tage	80-95 %	hoch
Borrelien		10-30 %	90-100 %
Antikörper-Index	ab 4, 7-10 Tage	90-100 %	90-100 %*

Tab. 7.2: Nachweismethodik: Relevanz bei erregerbedingten akuten ZNS-Infektionen.
* Ausnahme: immunologische Mitreaktion.

7.2. Virale Infektionen

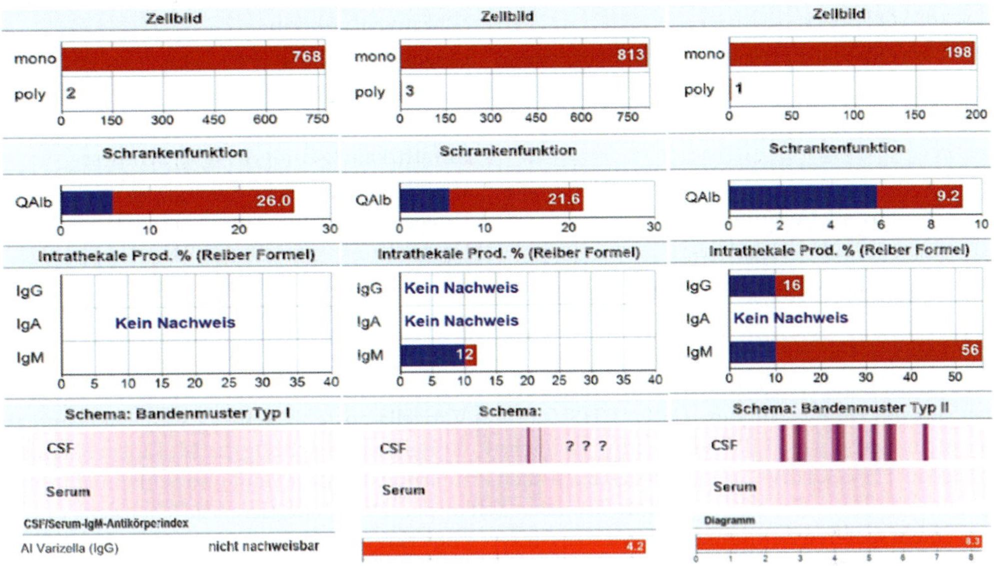

Abb. 7.2: Entwicklung der humoralen Reaktion bei VZV-Meningitis: bei Erstpunktion, nach einem Tag und nach einem Monat.

Eine abakterielle, nicht purulente (=eitrige) Meningitis wird meist durch Viren verursacht, aber auch Pilze und Bakterien (z. B. *Cryptococcus neoformans*, *Listeria monocytogenes*) oder Strahlenschäden kommen als Auslöser in Frage.

Bei einer akuten viralen Infektion sind zunächst die Marker der Akuität erhöht. Die mononukleäre Pleozytose liegt häufig bei mehreren hundert Zellen und übersteigt nur selten 1000 Zellen pro µl. Das Liquor-Zellbild kann auch einmal mit einer neutrophilen Reaktion beginnen und ist je nach Krankheitsstadium und Krankheitserreger variabel. Eine leichte bis mittlere Schrankenstörung ($Q_{Alb} <20 \times 10^{-3}$) liegt häufig vor, das Liquorlaktat ist unter 3,5 mmol/l.

Die humorale Antikörperproduktion benötigt dagegen einige Zeit, bis sie nachweisbar wird. Häufig finden sich die ersten Veränderungen in der isoelektrischen Fokussierung, und erst nach etwa 1 bis 2 Wochen kommt es zu dem für eine Infektion typischen Befundmuster. Dieses enthält dann aber über den Zeitraum von Jahren noch diagnostisch relevante Informationen, weil der Wechsel von IgM- zur IgG-Synthese im ZNS fehlt oder nur unvollständig stattfindet.

Der spezifische Erreger-Nachweis einer viralen Meningitis erfolgt in der Regel durch den PCR-Direktnachweis des Erregers oder den Antikörper-Spezifitäts-Index (☞ Tab. 7.7; Denne u. a., 2007). Die analytische Sensitivität ist abhängig von der Menge des gebildeten Immunglobulins. Die isoelektrische Fokussierung hat eine hohe analytische Sensitivität, weil bereits wenig im Liquor gebildetes IgG nachweisbar ist. Wird die Angabe der Nachweisgrenze prozentual auf die schrankengängige Fraktion aus dem Blut bezogen, liegt bei der isoelektrischen Fokussierung der Anstieg der lokalen IgG-Menge bis zum Nachweis oligoklonaler Banden bei etwa 1 %, bei der nephelometrischen IgG-Messung muss die Zunahme um bis zu 250 % und beim Antikörperindex nur wenige Promille betragen (☞ Abb. 6.2). Damit ist die PCR bei akuter und der Antikörperindex etwa 4 bis 10 Tage nach Infektion der empfindlichste Parameter zum Nachweis einer intrathekalen Infektion (☞ Abb. 7.4). Auch bei fehlendem PCR-Erreger-Direktnachweis schliesst der Antikörperindex eine diagnostische Lücke, da er bereits 4 Tage nach Symptombeginn nachweisbar sein kann (Aurelius u. a., 1991; Fomsgaard u. a., 1998).

Methodik	Nachweis
Zellzahl/Zellbild	Virale/bakterielle Infektion
Q_{Alb}	Schrankenfunktion
Qualitative isoelektrische Fokussierung	Oligoklonales IgG (*sensitivste Methode*)
Quantitative Nephelometrie	(Q_{Alb}), Schrankenfunktion intrathekale IgG-, IgA-, IgM-Synthese (*krankheitsbezogene Antikörper-Muster*)
Enzym-Immunoassay	Erregerspezifischer Antikörper (AI) (*spezieller Erregernachweis, Diagnose*)

Tab. 7.3: Nachweismethoden bei akuten Infektionskrankheiten.

7.2.1. Herpes-Enzephalitiden

Bei den für die Liquordiagnostik hauptsächlich relevanten humanen neurotropen Alphaherpesviren handelt es sich um Herpes-simplex- (HSV-1/HSV-2) und Varizella-zoster-Viren (VZV). Dem Gammaherpes-Epstein-Barr-Virus (EBV) wird eine ursächliche Rolle bei der Entstehung der Multiplen Sklerose zugeschrieben. HSV-1, HSV-2 und VZV gelangen nach Primärinfektion der Haut und Schleimhäute mit typischem vesikulärem Exanthem in die neuronalen Zellkörper. Dort persistieren sie lebenslang und können zu einem späteren Zeitpunkt reaktivieren. Die typische Erkrankung ist der Herpes labialis bei HSV-1-Infektion, bei HSV-2 der Herpes genitalis. Etwa 67 % aller mit dem Virus infizierten Personen unter 50 Jahren sind weltweit mit HSV-1 infiziert. HSV-2 ist weniger verbreitet (11 %).

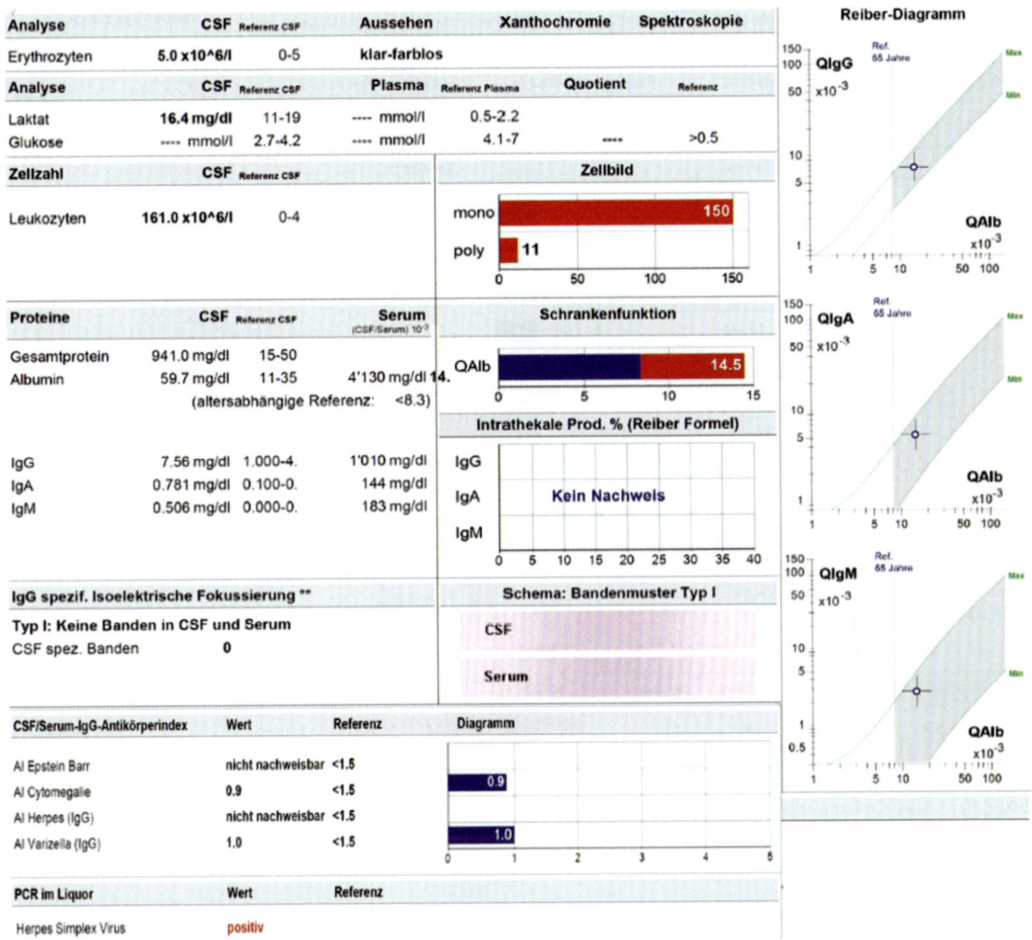

Abb. 7.3: Liquorbefund einer akuten Herpes-simplex-Virus-Infektion (PCR-Direktnachweis).

Das Herpes-simplex-Virus (HSV) ist weltweit die häufigste Ursache einer akuten viralen Enzephalitis. HSV-2 verursacht bei Neugeborenen eine prognostisch ungünstige Enzephalitis, ist bei Erwachsenen weniger aggressiv und kann aseptische Meningitis-Symptome hervorrufen. Die Bedeutung von HSV-1 bei der idiopathischen Fazialisparese wird kontrovers diskutiert. Während die **Herpes-simplex-Virus-Enzephalitis** ein lebensbedrohlicher Notfall ist, der antiviral behandelt werden muss, ist die **Herpes-simplex-Virus-Meningitis** bei Patienten mit normaler Immunität eine selbstlimitierende Erkrankung.

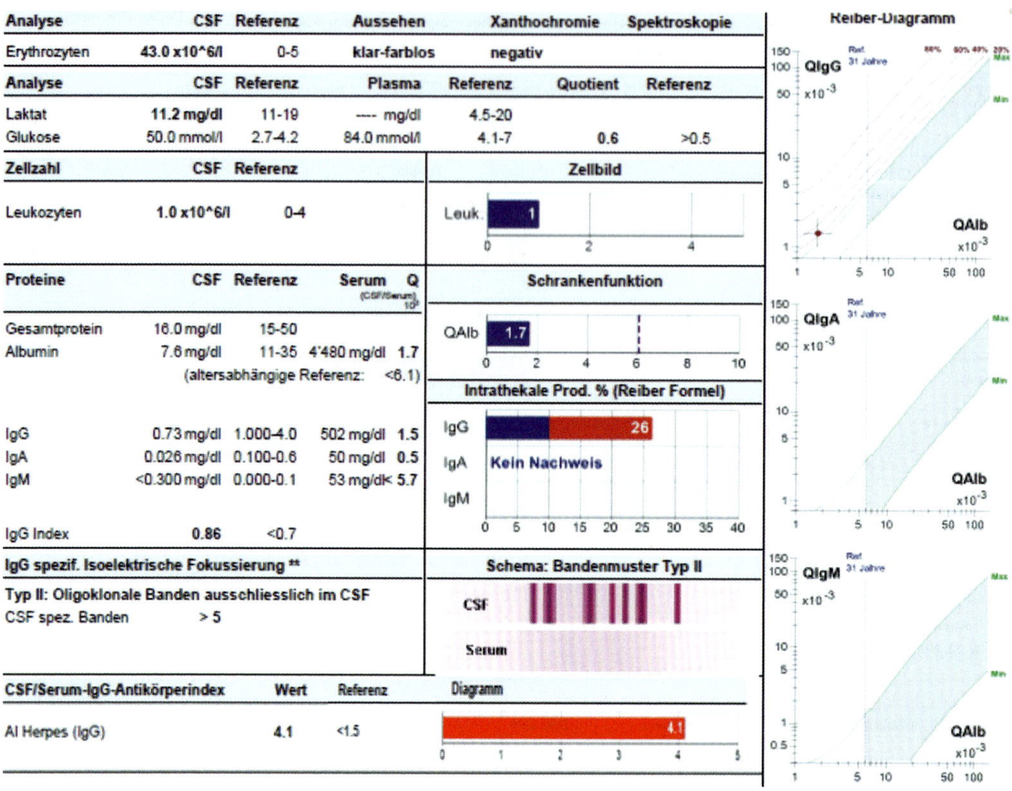

Abb. 7.4: Liquorbefund einer subakuten Herpes-simplex-Virus-Infektion. Der gleiche Patient wie in Abb. 7.3, 20 Tage nach Erstpunktion. Nachweis der Infektion nur noch über den Antikörper-Spezifitäts-Index (AI), PCR-Direktnachweis negativ.

Herpes-simplex-Virus Typ 1

Eine Herpes-simplex-Enzephalitis ist mit 2-4 Fällen pro einer Million Einwohner die häufigste Ursache einer sporadischen Enzephalitis in Westeuropa und tritt meist bei immuninkompetenten Personen auf. Das Herpes-simplex-Virus Typ 1 (HSV-1) verursacht 95 % der Fälle und führt zu einer hämorrhagischen nekrotisierenden Enzephalitis der basalen Anteile des Temporal- und Frontallappens. Die Erkrankung verläuft unbehandelt bei 80 % der Erkrankten letal, da sich bei sehr schweren Verläufen schnell ausgedehnte Nekrosen und eine vital bedrohliche Hirnschwellung entwickeln können. Bei rechtzeitiger Diagnose und sofortiger antiviraler Therapie bereits vor den Befunden der Bildgebung und des Liquors kann die Letalität auf 20 % gesenkt werden (Boucher u. a., 2017). Residuale Symptome bleiben häufig bestehen. Eine Herpes-simplex-Enzephalitis beginnt klinisch meist grippeähnlich, gefolgt von Symptomen einer Meningoenzephalitis (Kopfschmerzen, Fieber, Nackensteife, Anfälle, Vigilanzstörung).

Fokale Symptome (Aphasie, Hemiparese, Gesichtsfeldstörungen, psychotische Symptome) weisen auf einen temporal lokalisierten Entzündungsprozess hin. Die Diagnose erfolgt durch kraniale Kernspintomografie (Nachweis früh vorhandener temporo- und frontobasaler Veränderungen) und die Liquordiagnostik.

Der Liquor zeigt häufig eine gemischtzellige lymphozytäre Pleozytose, die aber auch fehlen kann (Saraya u. a., 2016) und eine Blut-Liquorschrankenfunktionsstörung. Der PCR-Direktnachweis hat in den ersten beiden Tagen der klinischen Symptome eine Sensitivität von 95 % und eine Spezifität von 100 % und ist bis zu vier Tage nach Beginn einer antiviralen Therapie noch möglich, kann bei subakuten Infektionen aber bereits wieder negativ sein. Der Antikörperindex erweitert in diesen Fällen die Diagnostik. Er erreicht im perakuten Stadium etwa 10 Tage nach Symptombeginn eine Sensitivität von 97 % bei einer Spezifität von 73-100 %.

Herpes-simplex-Virus Typ 2

Eine Infektion mit Herpes-simplex-Virus Typ 2 (HSV-2) kann eine neonatale Enzephalitis, eine aseptische Meninigitis, eine Mollaret-Meningitis oder auch eine aufsteigende Myelitis (Elsberg-Syndrom) auslösen. HSV-2 wird bei Erwachsenen sexuell übertragen und erzeugt in den sakralen sensorischen Ganglienzellen eine latente Infektion. Bis zu 35 % der Personen mit einem HSV-2-induzierten Herpes genitalis entwickeln eine aseptische Meninigitis, die etwa zeitgleich mit dem Auftreten der genitalen Effloreszenzen entsteht und selbstlimitierend verläuft. HSV-2-induzierte Erkrankungen sind bei Erwachsenen insgesamt nur für 2-7 % aller Fälle verantwortlich. HSV-2 befällt meist den Hirnstamm und die Stammganglien. Eine HSV-2-Enzephalitis betrifft meist immunsupprimierte Patienten.

Eine neonatale HSV-2-Enzephalitis hat eine ausgesprochen ungünstige Prognose und wird in 80 % durch HSV-2 erzeugt. Diagnostisch wegweisend ist neben der lymphozytären Pleozytose mit bis zu 1.000 Zellen/µl der PCR-Direktnachweis von HSV-2-Genomen im Liquor. Zusätzlich charakteristisch für eine HSV-2-Meningitis ist der Nachweis von Eosinophilen in der Liquorzytologie.

- Frühphase: PCR-Direktnachweis des Erregers
  - ungefähr erste 9 Tage nach Symptombeginn
  - Sensitivität 75-98 %, Spezifität 100 %
- Spätphase: HSV-Antikörper-Index
  - ab 4 Tage nach Symptombeginn
  - Sensitivität 97 %, Spezifität 73-100 %
- Zellzahl: 5-500/µl
  - Frühphase: auch gemischtzellige lymphozytäre Pleozytose möglich
  - in 5 % normale Zellzahl

Tab. 7.4: Diagnostik von Herpes-simplex-Viren (HSV).

7.2.2. Varizella zoster

Das Varizella-zoster-Virus verursacht Windpocken und Gürtelrose (Herpes zoster). Bei Reaktivierung kommt es zu einer erneute Vermehrung des latent persistierenden Virus in den Nervenganglien. Dies ist eine der häufigsten neurologischen Infektionskrankheiten und das zweithäufigste Virus, das eine Enzephalitis oder Meningitis verursacht. Das Risiko, einen Herpes zoster im Laufe des Lebens auszubilden, liegt bei 10-20 % jenseits des 60. Lebensjahres. Immunsupprimierte Patienten haben ein sechs- bis achtfach höheres Risiko, an einer Gürtelrose zu erkranken. Aber auch bei Kindern ist eine VZV-Enzephalitis häufig (Boucher u. a., 2017). Eine Impfung gegen VZV ist erhältlich.

Die Klinik variiert von leichten, selbstlimitierenden monosegmentalen kutanen Affektionen bis zu schweren Enzephalitiden mit einer Mortalität von 12-15 %. Typisch sind Hautausschlag und Ganglionitis, bei fast jedem zweiten Patienten fehlen allgemeine Anzeichen einer Infektion wie Fieber oder erhöhtes CRP; die Bildgebung (MRT) zeigt in 80 % altersgerechte Befunde. Deshalb ist eine frühzeitig durchgeführte Liquorpunktion zum Virus-Direktnachweis mittels PCR und/oder Nachweis einer Virus-spezifischen intrathekalen VZV-IgG-Antikörper-Synthese erforderlich. Differentialdiagnostisch können aufgrund der engen anatomischen Beziehung zwischen Ganglion und ZNS bei einer Ganglionitis auch nur geringfügige entzündliche Liquorveränderungen vorliegen, die bei VZV-Patienten mit ZNS-Beteiligung deutlich häufiger gefunden werden. Eine Pleozytose wird nur bei sehr wenigen Patienten mit isoliertem/segmentalem Herpes zoster mit Zellzahlen unter 10/µl gefunden. Meist treten die neurologischen Komplikationen in Verbindung mit einer Zosterganglionitis auf. Etwa 4 Tage nach der Infektion sind Virus-spezifische Antikörper im Liquor nachweisbar, während dann der PCR-Direktnachweis bereits wieder negativ sein kann.

Der Antikörper-Spezifitäts-Index kann, anders als bei der Herpes-simplex-Enzephalitis, wegen des eher subakuten Verlaufs bei zirka 50-60 % der Patienten bereits bei der ersten Lumbalpunktion positiv sein. Eine der PCR vergleichbare Sensitivität von 90-100 % hat der Antikörperindex aber erst ab der dritten Krankheitswoche (Jacobi und Wildemann, 2010). In einer grossen klinischen Studie erfolgte die Diagnose bei den meisten Patienten durch die PCR (23/34), bei elf weiteren durch eine VZV-spezifische intrathekale Antikörpersynthese. Während VZV sich mittels PCR bei zwei Dritteln der Patienten mit ZNS-Beteiligung nachweisen lies, war dies bei Patienten mit Fazialisparese seltener der Fall. Bisherige Empfehlungen, sich nur auf die PCR zu verlassen und Untersuchungen bei Patienten mit Liquorzellzahlen unter 10/µl auszuschliessen, sind daher nicht gerechtfertigt. Eine Liquoranalyse ist somit indiziert bei Patienten mit Hautläsionen und Schädigung der Kranialnerven, aber auch bei unspezifischen ZNS-Beschwerden. Bei Patienten mit neuro-psychiatrischen Symptomen und entzündlichen Liquorveränderungen sollte immer auch eine VZV-Diagnostik durchgeführt werden, selbst wenn Hautläsionen fehlen (Skripuletz u. a., 2018).

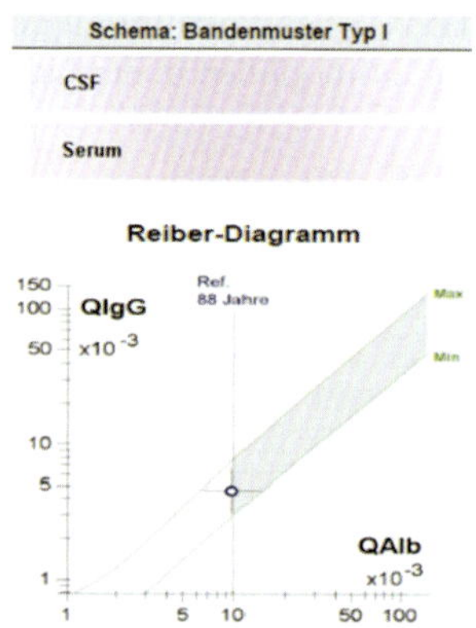

CSF/Serum-IgG-Antikörperindex	Wert	Referenz	Diagramm
AI Cytomegalie	0,8	<1,5	0.8
AI Herpes (IgG)	0,9	<1,5	0.9
AI Varizella (IgG)	2,7	<1,5	2.7
AI Röteln (IgG)	1,0	<1,5	1.0
AI Masern (IgG)	1,0	<1,5	1.0

Abb. 7.5: VZV-Antikörpersynthese ohne IgG-Synthese-Nachweis.

	Trigeminus-Ganglionitis mit Exanthem (n=11)	Dorsalwurzel-Ganglionitis mit Exanthem (n=16)	Radikulitis (n=5)	Fazialis-Parese (n=19)	ZNS-Infektion (n=34)
>5 Zellen/µl	2 (18 %)	2 (13 %)	4 (80 %)	12 (63 %)	32 (94 %)
Laktat ≥3,5 mmol/l	∅	∅	∅	1 (5 %)	3 (9 %)
Q_{Alb} ⇑		8 (50 %)	3 (60 %)	8 (42 %)	20 (59 %)
oligoklonale Banden	1 (9 %)	∅	1 (20 %)	7 (37 %)	11 (32 %)
Synthese n. Reiber	∅	∅	∅	4 (21 %)	6 (18 %)
nur IgG	∅	∅	∅	1	∅
nur IgA	∅	∅	∅	∅	∅
nur IgM	∅	∅	∅	∅	∅
IgG & IgM	∅	∅	∅	∅	∅
IgG & IgA	∅	∅	∅	∅	1
IgM & IgA	∅	∅	∅	∅	1
IgG, IgA & IgM	∅	∅	∅	∅	4
PCR pos.	∅	1	1	3	23
VZV AI pos.	∅	1	2	9	11
PCR & VZV AI pos.	0	2 (13 %)	3 (60 %)	12 (63 %)	34 (100 %)

Tab. 7.5: Liquorbefunde bei VZV-Reaktivierung (Skripuletz u. a., 2018).

Der Liquorbefund bei einer VZV-Ganglionitis kann sich mit einem für eine virale Infektion atypischen Muster präsentieren. Neben einer mononukleären Pleozytose kann die Schrankenfunktion normal oder nur gering gestört sein. Sowohl der PCR-Direktnachweis, der Nachweis einer intrathekalen Synthese in der isoelektrischen Fokussierung wie auch ein pathologischer Antikörper-Spezifitäts-Index können nicht nachweisbar sein. Trotzdem ist die Kombination aller Methoden zu empfehlen (☞ Abb. 7.5).

- mononukleäre Pleozytose
- (fehlende oder geringfügige) Schrankenfunktionsstörung
- (in 2/3 der Fälle fehlende) intrathekale Ig-Synthese inkl. oligoklonaler Banden
- VZV-PCR-Direktnachweis (akute Infektion)
- erhöhter VZV-Antikörper-Spezifitäts-Index (subakute Infektion)

Tab. 7.6: VZV-Ganglionitis, Liquorbefunde.

7.2.3. EBV, CMV, HHV-6

Das Epstein-Barr-Virus (EBV), das Zytomegalie-Virus (CMV) und das Herpes-simplex-Virus Typ 6 sind klassische opportunistische Pathogene und können bei einer Immunschwäche lebensbedrohliche Infektionen des Nervensystems verursachen. (Wildemann u. a., 2006).

Epstein-Barr-Virus

Die meisten Menschen infizieren sich als Kind mit EBV (Mononucleosis infectiosa). Eine durchgemachte Infektion ist bei mehr als 98 % der Bevölkerung im Alter von 40 Jahren nachweisbar. Das Virus persistiert in den B-Zellen. Bei immuninkompetenten Personen kann es zu einer EBV-Reaktivierung und dadurch bedingter schwerer Meningoenzephalitis kommen. Neben den meningoenzephalitischen Symptomen wie Fieber, Kopfschmerzen, Meningismus und Vigilanzstörungen führt die Erkrankung häufig zu weiteren fokalen neurologischen Auffälligkeiten (Hemiparese, Chorea). Eine EBV-Infektion wird als Ursache einer multiplen Sklerose vermutet (Ruprecht u. a., 2018), obwohl gering erhöhte EBV-Antikörper im Verlauf einer polyklonalen Immunstimulation bei weniger als 10 % der Erkrankten auftreten (Castellazzi u. a., 2014).

Cytomegalievirus

Die Durchseuchung der Bevölkerung mit Cytomegalievirus (Herpes-simplex-Virus Typ 5, CMV), das auch als HHV-5 bezeichnet wird, liegt bei 50-60 %; einzelne Publikationen beschreiben eine Seroprävalenz bis zu 90 %. Bei Vorliegen einer Immunschwäche kann eine Reaktivierung des Virus zu schweren neurologischen Komplikationen wie Meningoenzephalitis (rasch progrediente Demenz, akute Enzephalopathie) und Radikomyelopathien (insbesondere im lumbosakralen Bereich) führen. Im Liquor erfolgt die Diagnosestellung mittels PCR oder anhand der Berechnung einer CMV-spezifischen intrathekalen Antikörpersynthese AI mittels Antikörper-Spezifitäts-Index.

Herpes-simplex-Virus Typ 6

Das Herpes-simplex-Virus Typ 6 (HHV-6) verursacht das Drei-Tage-Fieber (Exanthema subitum) im Säuglingsalter und kann bei immungeschwächten Personen eine Meningitis und Meningoenzephalitis verursachen. In der Literatur sind nur wenige Fälle, z. B. nach hämatopoetischer Stammzelltransplantation, beschrieben. Im MRT zeigt sich ein isolierter Befall des mesialen Temporallappens. Der Nachweis im Liquor gelingt über eine PCR, wobei eine Differenzierung von latenter Infektion und aktiver Replikation nicht möglich ist. Für die Diagnosestellung sind daher ein vierfacher Titeranstieg (Antikörper gegen HHV-6) im Serum und eine Isolation des Virus in der Liquorkultur nötig.

7.2.4. Subakute sklerosierende Panenzephalitis (SSPE)

Die SSPE (subakute sklerosierende Panenzephalitis) ist eine langsam fortschreitende Hirnerkrankung, die durch ein mutiertes Masernvirus verursacht wird. Die Inzidenz ist proportional zu der von Masern, die global auf 4 bis 11 SSPE-Patienten pro 100.000 Masernfälle geschätzt wird. In der frühen Kindheit ist das Risiko mit etwa 18 pro 100.000 deutlich höher. In Ländern mit beschränkten Ressourcen liegt die Inzidenz bei bis zu 27,9 SSPE-Patienten pro 100.000 Masernfälle. Indien, Pakistan, Papua-Neuguinea und die Türkei melden weltweit die meisten Fälle. In der Türkei wurden zwischen 1975 und 1987 offiziell 401 Patienten gemeldet.

Es erkranken jüngere Altersgruppen, wobei die Inzidenz nach der allgemeinen Impfung gegen Masern deutlich zurückgegangen ist. Die Erkrankung führt zu einer Entzündungsreaktion im Gehirn, die umfangreiche Gewebeschäden verursacht. Klinisch ist die Erkrankung durch eine floride Panenzephalitis mit kognitivem Verfall, periodischem Myoklonus, Gangstörungen, Sehverlust und schliesslich durch einen vegetativen Zustand gekennzeichnet. Eine Chorioretinitis ist eine häufige okuläre Anomalie. Im EEG zeigen sich charakteristische periodische Entladungen und in der Bildgebung periventrikuläre Signalanomalien der weissen Substanz. Die endgültige Diagnose erfordert den Nachweis von erhöhten Masern-Antikörpertitern im Liquor. Bei sechs Prozent der Patienten kommt es zu einer verlängerten Spontanremission. Eine flächendeckende Impfung gegen Masern ist derzeit die einzige bewährte Möglichkeit, diese Bedrohung zu bekämpfen (Garg u. a., 2019).

Stufendiagnostik	Diagnostik 1. Wahl	Diagnostik 2. Wahl
Stufe 1: spezifisch behandelbare Virusinfekte		
Herpes-simplex-Virus 1/2 (HSV-1/2)	DNS-PCR	AI (ab 4 Tagen)
Varizella-zoster-Virus (VZV)	DNS-PCR	AI (ab 4 Tagen)
Zytomegalievirus (CMV)	DNS-PCR	AI, Antigen (pp65)-Nachweis in Liquor & Blut
Humanes Immundefizienzvirus 1/2 (HIV-1/2)	RNS-PCR , Serum-Serologie	AI
Stufe 2: Viren ohne verfügbare, ausreichend erprobte oder nicht zugelassene Therapeutika		
Epstein-Barr-Virus (EBV)	DNS-PCR	spezielle Serologie
Echoviren, Coxsackieviren	RNS-PCR, Serologie	Erregerisolation
Nipah-Virus	RNS-PCR	Serologie
Stufe 3: häufigere Viren (Westeuropa), bisher nicht spezifisch behandelbar		
Frühsommermeningoenzephalitis-Virus (FSME)	Serologie in Liquor & Blut (AI)	(RNS-PCR (früh!))
Adenoviren	Serologie	Erregerisolation
Humanes Herpesvirus 6 (HHV-6)	Serologie in Liquor & Blut (AI)	DNS-PCR
Humane Herpesviren 7, 8 (HHV-7/-8)	DNS-PCR	Serologie
Influenza-Virus A und B, Parainfluenza	Serologie	RNS-PCR
Masern-Virus	Serologie (AI)	RNS-PCR
Rubella-Virus	Serologie (AI)	RNS-PCR
JC-Virus (Polyoma-Virusgruppe)	DNS-PCR	Serologie
Stufe 4: (spezielle Konstellationen)		
A) spezielle klinische Syndrome		
Schlaffe Paresen: Polio-Virus	Virusanzucht aus Liquor und Stuhl	
Spastische Paraparese: HTLV-1	RNS-PCR, Serologie	
Tollwutverdacht: Rabies-Virus	RNS-PCR	direkte Immunfluoreszenz
Kontakt mit Nagern: LCM-Virus	Serologie	PCR
Kontakt mit Mäuse- & Rattenskreten: Hanta-Viren	Serologie (AI)	RNS-PCR
Hepatitis: Hepatitis-C-Virus-Infektion	RNS-PCR, Kryoglobuline	Serologie
B) Auslandsaufenthalt (siehe oben, ggf. Kontakt mit Tropeninstitut aufnehmen)		

Tab. 7.7: Stufendiagnostik neurotroper Viren bei Erwachsenen (modif. n. Meyding-Lamade, 2015).

7.2.5. Frühsommer-Meningoenzephalitis

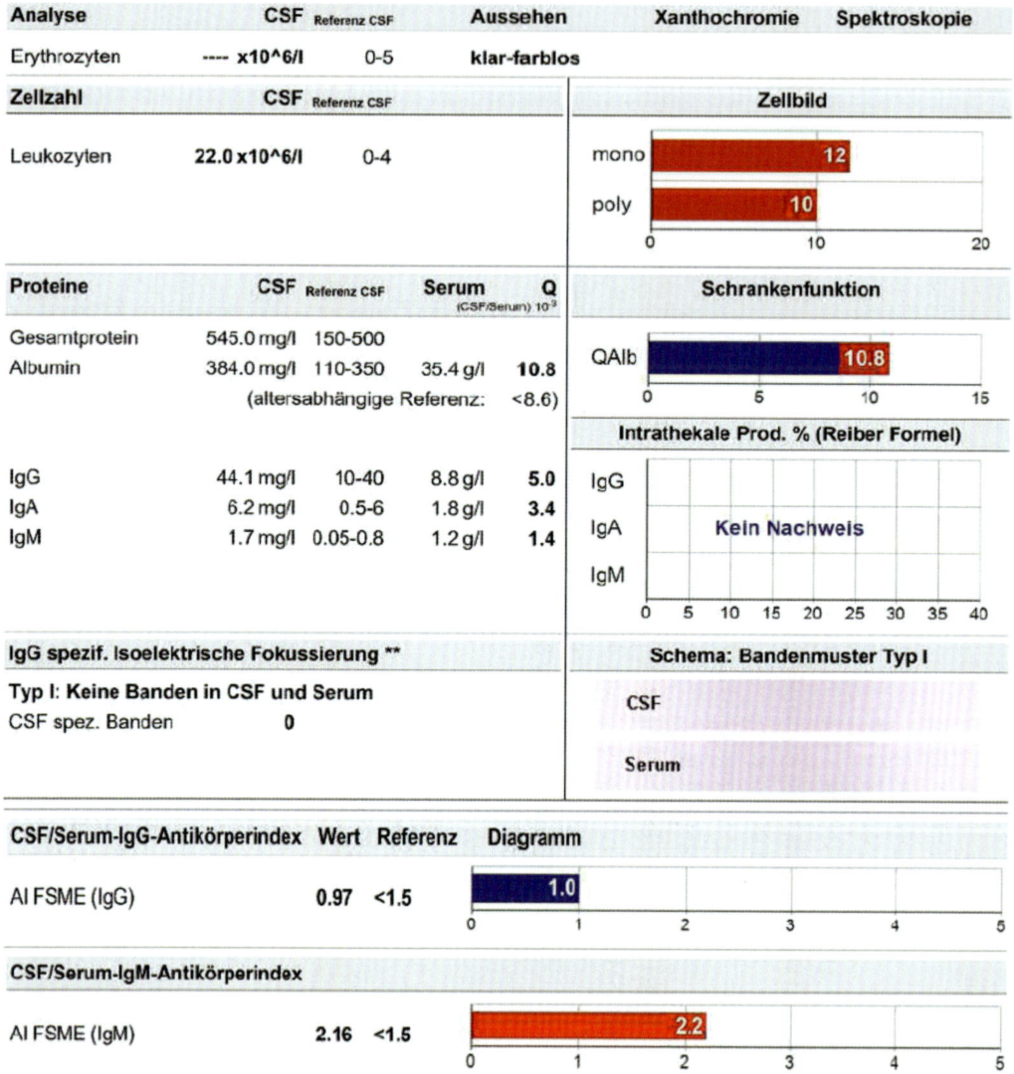

Abb. 7.6: FSME-Infektion bei einem teil-geimpften Patienten.

Jährlich erkranken in Europa und Asien ca. 10.000 Patienten an einer Frühsommer-Meningoenzephalitis (FSME). Die ganze Schweiz, mit Ausnahme der Kantone Genf und Tessin, gilt als Risikogebiet. In Deutschland besteht ein Risiko vor allem in Bayern und Baden-Württemberg, in Südhessen, im südöstlichen Thüringen und in Sachsen. Im Jahre 2020 gab es sowohl in der Schweiz wie in Österreich eine signifikante Zunahme der Fälle. Es existiert keine kausale Therapie, jedoch eine sehr wirksame aktive Impfung gegen FSME. Eine Impfung wird allen Personen empfohlen, die in FSME-Risikogebieten zeckenexponiert sind, da 98 % der im Jahre 2018 gemeldeten FSME-Erkrankten gar nicht oder nur unzureichend geimpft waren. Das FSME-Virus aus der Familie der Flaviviridae wird durch Zecken auf den Menschen übertragen, aber auch gelegentlich durch unpasteurisierte Ziegenmilch. Da in Endemiegebieten durchschnittlich nur 1-3 % der Zecken mit dem FSME-Virus infiziert sind und die klinische Manifestationsrate bei ca. 33 %

liegt, führt nur etwa jeder 100. bis 300. Zeckenstich zur Erkrankung. Die Inkubationszeit liegt zwischen 5 und 28 Tagen, typisch ist ein zweigipfliger Fieberverlauf, der aber auch fehlen kann. Klinisch manifestiert sich eine FSME zu ca. 50 % als Meningitis, zu 40 % als Meningoenzephalitis und zu etwa 10 % als Enzephalomyelitis. Die Diagnose wird gesichert durch die gleichzeitige Bestimmung und Nachweis von FSME-spezifischen IgM- und IgG-Antikörpern im Serum sowie dem Nachweis einer meist zusätzlich bestehender Liquor-Pleozytose und intrathekaler IgG- und IgM-Synthese. Aber auch nach einer FSME-Impfung können erhöhte IgG-Serum- und -Liquor-Antikörper nachweisbar sein.

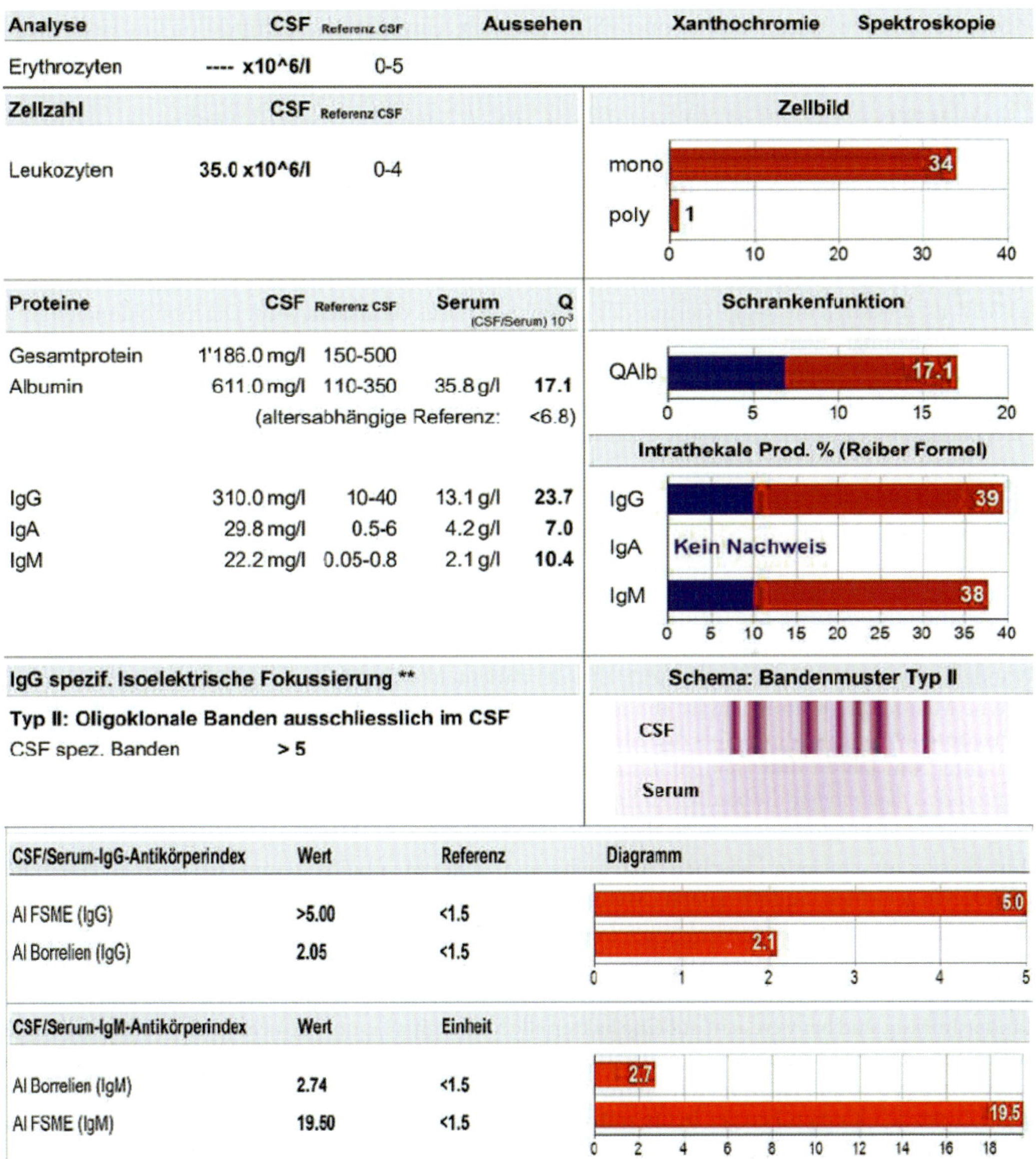

Analyse	CSF	Referenz CSF	Aussehen	Xanthochromie	Spektroskopie
Erythrozyten	---- x10^6/l	0-5			

Zellzahl	CSF	Referenz CSF
Leukozyten	35.0 x10^6/l	0-4

Proteine	CSF	Referenz CSF	Serum	Q (CSF/Serum) 10^{-3}
Gesamtprotein	1'186.0 mg/l	150-500		
Albumin	611.0 mg/l	110-350	35.8 g/l	17.1
		(altersabhängige Referenz:		<6.8)
IgG	310.0 mg/l	10-40	13.1 g/l	23.7
IgA	29.8 mg/l	0.5-6	4.2 g/l	7.0
IgM	22.2 mg/l	0.05-0.8	2.1 g/l	10.4

IgG spezif. Isoelektrische Fokussierung **

Typ II: Oligoklonale Banden ausschliesslich im CSF

CSF spez. Banden **> 5**

CSF/Serum-IgG-Antikörperindex	Wert	Referenz
AI FSME (IgG)	>5.00	<1.5
AI Borrelien (IgG)	2.05	<1.5

CSF/Serum-IgM-Antikörperindex	Wert	Einheit
AI Borrelien (IgM)	2.74	<1.5
AI FSME (IgM)	19.50	<1.5

Abb. 7.7: Doppelinfektion mit FSME und Borrelien.

Im Liquor ist das Totalprotein moderat erhöht, Glukose und Laktatkonzentrationen liegen im Referenzbereich und es findet sich eine mononukleäre Pleozytose (6-1200 Zellen pro µl). FSME-IgM- wie auch FSME-IgG-Antikörper sind bei Auftreten einer Meningoenzephalitis auch im Blut nachweisbar (Kaiser, 2016; Taba u. a., 2017; Stupica u. a., 2014). Der PCR-Erregernachweis in Blut und Liquor ist dann häufig negativ (Arx u. a., 2017; Veje u. a., 2018). Eine vorangehende Impfung kann die Interpretation erschweren. Häufig findet sich bei akuten Infektionen auch nur ein pathologischer IgG-Antikörper-Spezifitäts-Index. Der mehrfach wiederholte Versuch eines PCR-Erreger-Direktnachweises im Serum ist sinnvoll (☞ Tab. 4.9).

IgG-Antikörper gegen FSME-NS-Protein sind im Serum nur bei einer natürlichen Infektion vorhanden. Mit der Bestimmung kann zwischen einer FSME-Impfung, einer natürlichen Infektion und einer Kreuzreaktion zu anderen Flaviviren unterschieden werden (Girl u. a., 2020). Eine endgültige Bewertung steht allerdings noch aus (Salat u. a., 2020).

Bei fehlendem Erregernachweis und persistierender Klinik sollte zusätzlich nach Antikörper-vermittelten Enzephalitiden in Blut und Liquor gesucht werden, z. B. durch Bestimmung von onkoneuronalen Antikörpern, NMDA-Rezeptor-, LGI1- und CASPR2-Antikörpern (Arx u. a. 2017; ☞ Kap. 9.3.).

7.2.6. JC-Polyomavirus

Die progressive multifokale Leukoenzephalopathie (PML) ist eine seltene, aber oft tödliche Erkrankung des Gehirns, die durch die Reaktivierung des JC-Polyomavirus verursacht wird. Die monoklonalen Antikörper Natalizumab, Efalizumab und Rituximab, die zur Behandlung von Multipler Sklerose, Psoriasis, hämatologischen Malignomen, Morbus Crohn und rheumatischen Erkrankungen eingesetzt werden, werden mit PML in Verbindung gebracht. Darüber hinaus kann das JC-Virus auch eine JC-Virus-Enzephalopathie und möglicherweise auch eine Meningitis verursachen (Tan und Koralnik, 2010).

7.3. Bakterielle Infektionen

7.3.1. Bakterielle Meningitis

Die bakterielle Meninigitis ist ein neurologischer Notfall, der eine schnelle, umfassende Untersuchung und Behandlung erfordert. Die Inzidenz liegt etwa bei 5 Fällen pro 100.000 Erwachsene pro Jahr und ist in Entwicklungsländern etwa zehnmal höher. Die klassische klinische Trias mit Fieber, Nackensteife und veränderter Psyche ist bei weniger als der Hälfte der Patienten (44 %) vorhanden. Welche Krankheitserreger eine Meningitis verursachen, ist abhängig vom Patientenalter. Eine bakterielle Meningitis wird bei Frühgeborenen und Säuglingen bis zu 3 Monaten häufig durch *Streptococcus agalactiae* ausgelöst, bei Kindern unter fünf Jahren sind *Hämophilus influenzae* und bei älteren Kindern *Neisseria meningitidis* und *Streptococcus pneumoniae* die häufigsten Erreger. Bei Erwachsenen verursachen *Streptococcus pneumoniae* und *Neisseria meningitidis* etwa 80 % aller Fälle (Heckenberg u. a., 2014).

Klinisch ist es oft schwierig, zwischen bakterieller und viraler Meningitis zu unterscheiden. In einem mikroskopisch gefärbten Liquorpräparat (Methylenblau oder Gramfärbung) lassen sich etwa die Hälfte aller Erreger identifizieren. Neben dem Liquor-Laktat zeigt die Bestimmung von Procalcitonin (PCT) sowohl im Liquor wie im Blut eine hohe Sensitivität und Spezifität bei Erwachsenen und Kindern für die frühzeitige Diagnose einer bakteriellen Meningitis (Viallon u. a., 2016; Chaudhary u. a., 2018; Wei u. a., 2016).

Standardmässig sind bei Verdacht auf eine bakterielle Meningitis Liquorkulturen einzusenden, wobei der Liquor entweder rasch und im warmen Zustand in das Labor gebracht werden muss oder bei längeren Transportwegen sofort nach der Entnahme in ein entsprechendes Nährmedium eingebracht werden muss. Zusätzlich können Erreger heute mit PCR-Direktnachweis mit hoher Sensitivität und Spezifität identifiziert werden (☞Tab. 7.2).

- Besonders gründliche Desinfektion der Punktionsstelle
- V.a. bakterielle Meningitis: Proben bei 37°aufbewahren und transportieren:
  - möglichst kurze Transportzeiten (<30 Minuten)
  - 2-5 ml Liquor in eine vorgewärmte Kulturflasche
  - sofort bis zum Transport in den Brutschrank stellen
  - jeweils 1 ml Liquor für direkten Erreger- und Antigennachweis erforderlich
  - Anzucht: unzentrifugierter Liquor erforderlich
- V.a. auf Tuberkulose (säurefeste Stäbchen) oder Mykose:
  - 5 ml nativer Liquor für Mikroskopie/Kultur sofort in das Labor
  - Spinnwebsgerinnsel zentrifugieren, dann Ziehl-Neelsen-Färbung
- PCR: gesonderte Monovette, sofort verschliessen und nicht wieder öffnen
- Liquorproben für das eigene Labor bei 4°C aufbewahren
- Möglichst rasche Liquor-Zellzählung und Anfertigung von Zellpräparaten
- Inspektion des abgekühlten Liquors
- Blutkulturen: Erreger im Blut nachweisbar, besonders bei Sepsis
- Mikroskopischer Nachweis, PCR (Panel) evtl. AI
- Kultur-Nachweis mit geringer Sensitivität

Tab. 7.8: Mikrobiologische Liquor-Abklärung: Verdacht auf bakterielle Meningitis.

7.3.2. Neurotuberkulose

Die tuberkulöse Meningitis ist mit 82 % die häufigste Manifestation der ZNS-Tuberkulose. Sie geht meist von reaktivierten pulmonalen und subpialen Herden (Rich-Foci) aus und befällt in den Industrieländern vor allem vorgeschädigte Erwachsene. Sie tötet oder führt zu bleibenden Behinderungen bei der Hälfte aller Betroffenen.

Die Befundkonstellation liegt zwischen einer akuten bakteriellen Meningitis und einer viralen ZNS-Infektion. Das Liquor-Laktat ist erhöht (>3,5 mmol/l, Differentialdiagnose zur Neuroborreliose). Die Zellzahl liegt bei den meisten Patienten zwischen 10 bis 300 Zellen/µl, kann aber auch in Einzelfällen deutlich darüber liegen (bis zu 10.000 Zellen/µl). Die Pleozytose ist bei der Mehrzahl der Patienten (75 %) trotz Behandlung noch mehrere Monate nachweisbar. Im frühen Stadium können Granulozyten überwiegen, meist liegt bei Punktion jedoch bereits eine Mischpleozytose mit Lymphozyten-Dominanz vor (Zettl u. a., 2005). Mikroskopisch kann auch bereits der Nachweis säurefester Stäbchen gelingen. Die Abnahme von viel Liquor verbessert die Aussagekraft von Mikroskopie und Kultur. Meist wird der Erreger jedoch über die PCR nachgewiesen. Sie ist der Kultur weit überlegen, da die PCR in frühen Stadien eine Sensitivität von 86 % und in späteren Fällen von 45 % bei einer Spezifität von 92-100 % erreicht (Haldar u. a., 2009; Huang u. a., 2009; Seze J. u. a., 2004).

Charakteristisch ist eine ausgeprägte Schrankenstörung mit starker Erhöhung von Totalprotein und dem Albuminquotienten (Q_{Alb}). In frühen Stadien überwiegt in 85 % eine IgA-Synthese, diese ist in späteren Stadien immer nachweisbar und in 50 % der Fälle durch eine IgG-Synthese ergänzt. In spät diagnostizierten Fällen ist somit eine Zwei-Klassen-Reaktion von IgA und IgG charakteristisch. Bei anderen tuberkulösen Organmanifestationen, wie der Spondylitis tuberculosa mit primär spinaler Krankheitslokalisation, kann die intrathekale IgA- auch mit einer IgM-Synthese kombiniert sein. Differentialdiagnostisch kommen bei einer isolierten IgA-Synthese neben anderen bakteriellen ZNS-Erkrankungen (Meningitis, embolische Herdenzephalitis, Abszess) eine Adrenoleukodystrophie oder das seltene intrazerebrale IgA-Lymphom in Frage. Auch der Antikörper-Spezifitäts-Index kann in späteren Fällen zur Diagnose führen (Felgenhauer und Beuche, 1999a; Djukic u. a., 2012).

- Typische Veränderungen der Liquor-Basisdiagnostik:
  - Zellzahl 10-10.000 Zellen/µl, polymorphes Zellbild
  - Laktat >3,5 mmol/l
  - Massive Störung der Blut-Liquor-Schranke
  - Immunglobulin-Synthese mit IgA-Dominanz, evtl. auch 2-Klassen-Reaktion mit IgG, selten IgM

Weitere Bestimmungen:
- Mikroskopischer Nachweis, PCR (Panel); Antikörper-Spezifitäts-Index bei älteren Infektionen
- Kultur-Nachweis mit geringer Sensitivität

Tab. 7.9: Diagnostik bei Verdacht auf Neurotuberkulose.

7.3.3. Listerien

Listerien sind kleine, grampositive, aerobe, fakultativ anaerobe plumpe Stäbchen. Sie verursachen 0,8-4,7 % aller bakteriellen ZNS-Infektionen, treten meistens sporadisch und gelegentlich im Rahmen begrenzter Epidemien auf. Die Erreger werden in der Regel mit der Nahrung, z. B. durch Käse oder Rohmilch aufgenommen. Meist sind Personen mit schlechtem Allgemeinzustand und geschwächtem Immunsystem betroffen, so dass die Listerien die Blut-Hirn-Schranke überwinden können. Bis zu 30 % der Infizierten entwickeln eine Neurolisteriose (Noordhout u. a., 2014). Klinisch finden sich häufig nur unspezifische neurologische fokale Anzeichen und Symptome (z. B. Verwirrtheit, Hemiparese, Kleinhirn-Ataxie, Fazialisparese, Gangstörung) die für eine bakterielle ZNS-Erkrankung atypisch und gering ausgeprägt sein können. Die hohe Mortalität ist zumindest teilweise auf eine verspätete Diagnose zurückzuführen.

Die Meningoenzephalitis ist mit einem Anteil von 90 % die häufigste Erscheinungsform, die als charakteristisch geltende Hirnstamm-Enzephalitis ist eher selten.

Eine Listerien-Meningitis mit hoher Liquor-Leukozytenzahl und granulozytärem Zellbild ist ohne Erregernachweis klinisch nicht sicher von anderen akuten bakteriellen Meningitiden unterscheidbar. Die Liquor-Proteinwerte können zwischen 250 bis über 10.000 mg/l schwanken und sowohl dominante IgM-, IgG- wie auch IgA-Synthesen sind beschrieben worden. Entscheidend ist der Erreger-Nachweis. Dieser gelingt aufgrund der niedrigen Keimzahlen in der Kultur nur in 20-40 % der Fälle, bei der Listerien-Hirnstamm-Enzephalitis ist der Keimnachweis noch schwieriger. Blutkulturen sind mit Nachweisraten um 60 % am ergiebigsten, jedoch für eine eindeutige Klärung der Ursache einer Hirnstamm-Enzephalitis nicht spezifisch. Gram-Färbungen aus dem Liquor sind in 7-14 %, aber in 28 % der Fälle von Listerien-Meningitis positiv (Nau u. a., 2015). Der Kulturnachweis gelingt in 33-43 % der Fälle mit Hirnstamm-Enzephalitis, bei der Listerien-Meningitis in etwa 90 % (Block u. a., 2011). Bei der Listerien-Enzephalitis ist die Ausbeute auch mittels PCR-Direktnachweis eher gering, heute aber in etwa mit den Kultur-Ergebnissen vergleichbar (Le Monnier u. a., 2011; Ubukata, 2013; Arslan u. a., 2018).

7.3.4. Neuroborreliose

Borrelien sind grosse, schraubenförmige aktiv bewegliche gramnegative Bakterien, die zu den Spirochäten gehören und durch Zecken übertragen werden. Eine Infektion kann ganzjährig und auch im Winter stattfinden (Petersen u. a., 2015). Bei etwa 10 % der gesunden Bevölkerung und bei 35 % der Risikogruppen können bereits erhöhte Borrelien-Antikörper-Titer im Serum nachgewiesen werden (Felgenhauer und Beuche, 1999b; Oehme u. a., 2002). Die Inzidenz einer manifesten Lyme-Borreliose liegt in Bayern bei 49/100.000 Einwohnern, für die Neuroborreliose bei 0,8/100.000 (Robert-Koch-Institut, 2015). Diese kommt bei etwa 3-15 % aller Patienten mit Borreliose vor.

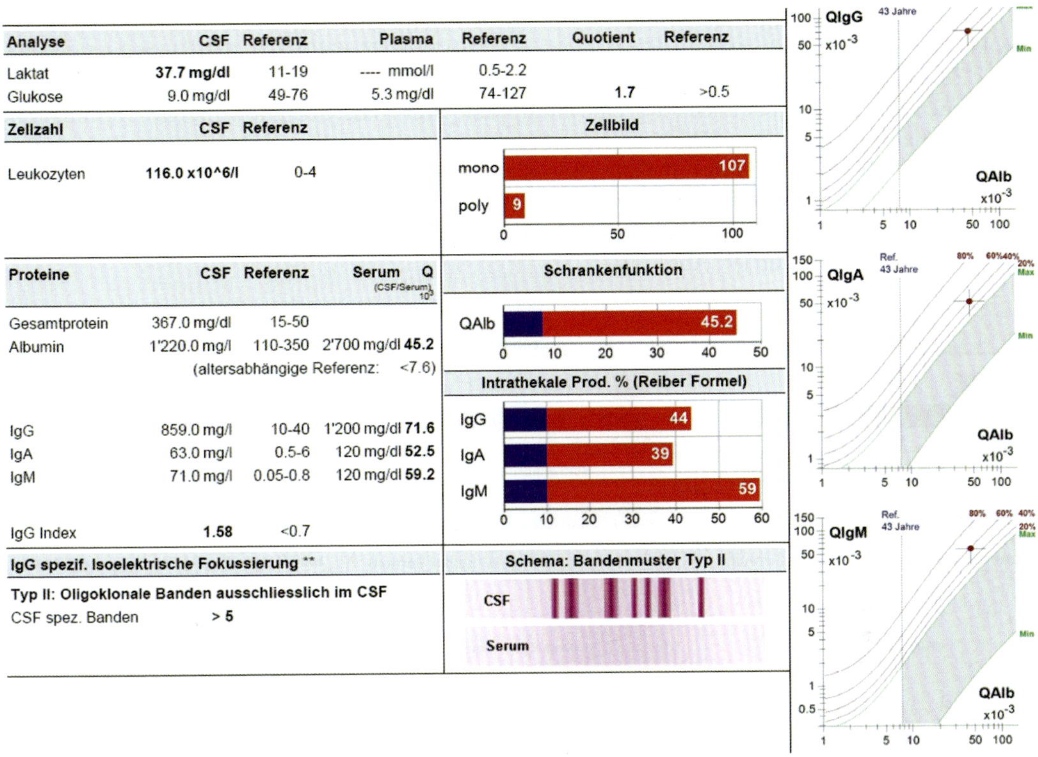

Abb. 7.8: Neuroborreliose, zunächst fehldiagnostiziert als hochmalignes Lymphom.

Die in drei Stadien verlaufende Erkrankung kann verschiedene Organe in jeweils verschiedenen Stadien und Ausprägungen betreffen, speziell die Haut, das Nervensystem und die Gelenke. Ist das ZNS betroffen, finden sich wenige Wochen nach erfolgter Borrelien-Infektion bei fast allen Patienten neurologische Frühsymptome (98 %). Am häufigsten ist die Polyradikulitis (Bannwarth-Syndrom). Eine Hirnnerven-Beteiligung findet sich bei 60 % der Patienten, in 80 % ist der N. facialis betroffen. Eine Meningitis ist die häufigste Manifestation bei Kindern; kann aber auch bei Erwachsenen auftreten. Die Symptome sind mit Kopfschmerzen, Übelkeit und Meningismus unspezifisch (Dersch und Rauer, 2017). Ein direkter Erregernachweis gelingt in der Kultur stadienabhängig nur bei ca. 2-5 % der Patienten. Die PCR hat auch nur eine geringe Sensitivität von 10-30 % (Halperin u. a., 1996; Wilske u. a., 2007; Christen u. a., 1995; Keller u. a., 1992).

Klinischer Verdacht auf Neuroborreliose		
möglich (**Serum**)	wahrscheinlich (**Liquor**)	gesichert (**Liquor**)
Borrelien-AK		
	Pleozytose	
	Schrankenstörung	AI IgG und/oder IgM
	intrathekale Synthese	PCR positiv
		Kultur positiv
	Ausschluss anderer Ursachen	

Tab. 7.10: Diagnostik der Neuroborreliose (Rauer, 2018).

Das Liquor-Laktat ist im Gegensatz zu anderen bakteriellen Meningitiden (z. B. Pneumokokken oder Meningokokken) nicht oder nur gering erhöht (Djukic u. a., 2012). Im Zellbild finden sich mässige Erhöhungen der Zellzahl, mit einem hohen Anteil von B-Lymphozyten und Plasmazellen (Verwechslungsgefahr mit malignen Zellen!). Es findet sich meist eine intrathekale Drei-Klassenreaktion mit IgM-Dominanz im Reiber-Quotientendiagramm und eine stark gestörte Blut-Liquor-Schranke (Q_{Alb} grösser als 50 x 10^{-3}). Bereits vor dem Nachweis einer intrathekalen Borrelien-Antikörper-Synthese erreicht dieses Muster eine Sensitivität von 70 % und Spezifität von 98 % (Tumani u. a., 1995). Auf die zeitliche Komponente beim Ablauf der humoralen Antikörper-Bildung wurde bereits hingewiesen. Dies ist auch beim Nachweis eine Neuroborreliose zu beachten (☞ Abb. 7.9).

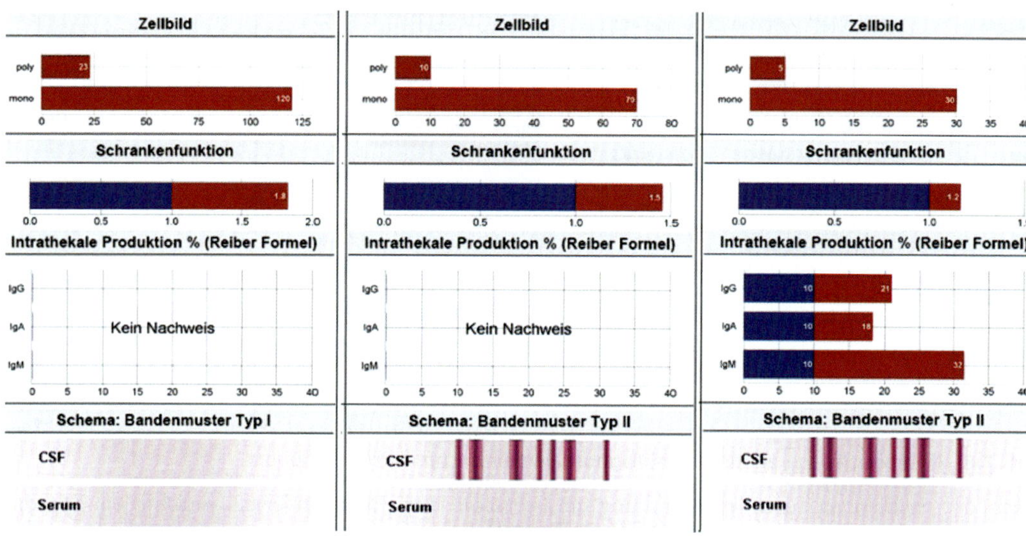

Abb. 7.9: Entwicklung der humoralen Reaktion bei Neuroborreliose.

Der Nachweis von Borrelien-Antikörpern im Liquor erfolgt über die spezifischen IgM- und IgG-Antikörper-Spezifitäts-Indices. In der akuten Phase sind allerdings etwa 20 % der AI noch unauffällig. Auch eine frühzeitige Antibiotikatherapie kann die humorale Immunantwort beeinflussen, was zu einem nicht nachweisbaren oder normalen AI führen oder auch den Switch von IgM zu IgG im Blut beeinträchtigen kann (Steere, 1993; Baig u. a., 1991). Borrelien-AIs sollten deshalb sowohl für IgM als auch für IgG bestimmt werden. Während einer Therapie sinken die Konzentrationen der Borrelien-spezifischen Antikörper im Serum häufig schneller ab als im Liquor, was zu ansteigenden AI-Werten führen kann. Ein positiver AI kann nach erfolgreicher Therapie noch Jahre bestehen bleiben. Ein erhöhter Antikörper-Spezifitäts-Index bei normaler Zellzahl und Blut-Liquor-Schrankenfunktion spricht für eine klinisch inapparent gebliebene Neuroborreliose ohne aktuelle Krankheitsaktivität. Der AI kann aber auch nach einer überstandenen Neuroborreliose wieder in den Referenzbereich fallen (Reiber, Ressel u. a., 2013; Djukic u. a., 2012).

Kinder entwickeln zwar häufiger als Erwachsene eine Hirnhautentzündung, chronische Spätformen der Borreliose sind jedoch äusserst selten. Eine beidseitige Fazialisparese (Diplegia facialis) wird häufig beim Guillain-Barré-Syndrom, aber auch bei Lyme-Borreliose und besonders häufig bei Kindern beobachtet. Die Diagnose muss durch eine Liquor-Untersuchung erfolgen (Henkel u. a., 2017; Differentialdiagnose ☞ Tab. 7.13). Für die Diagnose einer Neuroborreliose sind auch hier die AI-Werte entscheidend (Hobusch u. a., 1999).

CXCL13 wird von antigen-präsentierenden Zellen produziert und bei der Chemotaxis von B-Zellen und T-Helferzellen benötigt. CXCL13 ist im Liquor bei Patienten mit Neuroborreliose deutlich erhöht, insbesondere auch in frühen Phasen, kann aber auch auch bei anderen Erkrankungen, insbesondere Neurosyphilis, HIV, Kryptokokkose und zerebralem Lymphom deutlich erhöht sein.

Fallstrick Zytologie: Differentialdiagnose Lymphom zu Neuroborreliose

Im Wochenend-Dienst wurde aufgrund der Zellzahl und des zytologischen Befundes (60-70 % kleine Lymphozyten, vereinzelt Granulozyten, grosse undifferenzierte Zellen, eindeutig als Blasten einzustufen) zunächst die Verdachtsdiagnose eines hochmalignen Lymphoms gestellt (☞ Abb. 7.8).

Aufnahme am Wochenende: Patientin weiblich, 53 Jahre	
Parameter	Ergebnis
Leukozyten	116 /µl
mononukleäre	107/µl
polymorphkernige	9/µl
Gesamtprotein	365 mg/dl
Albuminquotient Q_{Alb}	48.4
oligoklonale Banden	Typ II: intrathekale IgG-Synthese
IgG-Synthese	44 %
IgA-Synthese	40 %
IgM-Synthese	59 %
Zytologie (Assistenzarzt):	
70 % Lymphozyten,grosse undifferenzierte Zellen: **Blasten**	
Verdachtsdiagnose: hochmalignes Lymphom der Meningen	
Erregerspezifische AK	
Masern-AI	0,8
Röteln-AI	0,8
VZV-AI	0,8
HSV-AI	nicht nachweisbar
Borrelien-IgG-AI	**11,8**
Borrelien-IgM-AI	**3,8**
Borrelien-AK im Serum	IgG & IgM positiv
Diagnose: Neuroborreliose	

Tab. 7.11: Differentialdiagnose: Tumor oder Neuroborreliose?

Der Befund zeigte nach Bestimmung der Liquorproteine und AI-Werte jedoch die typische Konstellation einer Neuroborreliose. Eine solche Verwechslung kann vorkommen, weil die Konzentration des Liquor-Albumins wesentlich niedriger als im Blut ist. Damit ist auch die durch Albumin vermittelte Pufferfunktion nur sehr eingeschränkt vorhanden und es kommt zu rapiden morphologischen Zellveränderungen, die als maligne Zellen fehl-klassifiziert werden können. Deshalb sollte in jedem Labor ein zytologischer Zellatlas zur fundierten Liquorzell-Interpretation vorhanden sein (Kluge, 2005).

Neuroborreliose bei Kindern

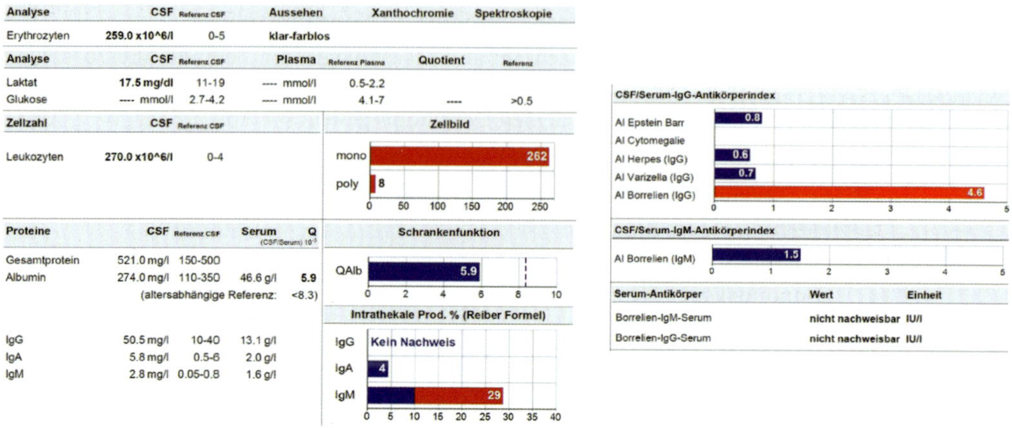

Abb. 7.10: Neuroborreliose: nur im Liquor nachweisbar (Kind, 8 Jahre).
Verlauf einer typischen Neuroborreliose (☞ Abb. 6.1).

Bei Kindern erfolgt nicht immer die für Neuroborreliosen typische Immunreaktion im Serum. Deshalb sollte bei entsprechender Klinik auch eine Liquordiagnostik durchgeführt werden. Differentialdiagnostisch sind das breite Spektrum viraler Meningitiden und die Frühsommer-Meningoenzephalitis abzugrenzen. Die Prognose der behandelten Lyme-Borreliose ist aber gut. Im Kindesalter sind bleibende Defekte extrem selten, auch nach Langzeitmanifestation in jungen Jahren (Fingerle und Huppertz, 2007).

- Typische Veränderungen der Liquor-Basisdiagnostik:
  - mononukleäre Pleozytose
  - Störung der Blut-Liquor-Schranke
  - Immunglobulin-Synthese mit IgM-Dominanz, 3-Klassen-Reaktion häufig

weitere Bestimmungen:

- Borrelien-AK-Nachweis im Serum (Suchtest, Western Blot)
  - Cave: negative Serum-Borrelien-AK möglich (Kinder!)
- Gesicherte Diagnose: Antikörper-Spezifitäts-Index von IgG und IgM
- PCR-Nachweis im Liquor
  - Cave: geringe Sensitivität von 10-30 %

Tab. 7.12: Diagnostik bei Verdacht auf Neuroborreliose.

7.3.5. Neurosyphilis

Die Syphilis wird durch *Treponema pallidum* (TP), ein gramnegatives spiralförmig gewundenes Bakterium aus der Familie der Spirochaetaceae verursacht. Die Zahl der gemeldeten Neuinfektionen im Jahr 2009 lag bei 2716 (entspricht 3,3/100.000). Die Inzidenz der Neurosyphilis liegt etwa um den Faktor 0,07 niedriger als die Inzidenz der Neuerkrankungen.

Eine Infektion erfolgt hämatogen während des Sekundärstadiums der Infektion. Die Meninigitis in der Frühphase verläuft symptomlos. Ohne ausreichende Behandlung etabliert sich eine chronische Treponema-Enzephalomyelitis, die erst Jahre später Symptome zeigt. Bei akuten Infektionen hat die PCR eine Sensitivität von 90 % und Spezifität von mehr als 80 %. Eine Therapie führt zu einem raschem Rückgang der Pleozytose, während die humorale Reaktion bis zu 20 Jahre nach der Infektion noch nachweisbar sein kann.

Im Liquor findet sich eine gemischtzellige Pleozytose, eine fehlende oder nur gering ausgeprägte Schrankenstörung und eine dominante IgG-Synthese, selten kombiniert mit einer zusätzlichen IgM-Synthese. Charakteristisch ist die fehlende IgA-Synthese (Reiber und Peter, 2001). Die diagnostische Liquorpunktion bei der aktiven Neurosyphilis zeigt eine dominante IgG-Synthese mit häufig normaler Blut-Liquor-Schrankenfunktion in Fällen einer meningovaskulären Form und einem geringfügig stärkeren Proteinanstieg im Liquor bei einer parenchymatösen Form. In den Fällen einer parenchymatösen Form der Neurosyphilis (progressive Paralyse) ist auch die intrathekale IgG-Synthese intensiver und wesentlich häufiger als in der meningovaskulären Verlaufsform der Erkrankung. Die parenchymatöse Verlaufsform ist häufig auch von einer intensiven intrathekalen IgM-Synthese begleitet (Prange u. a., 1983; Reiber, 2011).

Eine Neurosyphilis wird durch die intrathekale treponemenspezifische Antikörperreaktion, messbar durch den TP-AI nachgewiesen, weil die lokale Antikörperausbildung sehr stark ausgeprägt ist (Levchik u. a., 2013):

$$Treponema\ pallidum\ Ak - Index = \frac{TPHA\ (Liquor) \times Gesamt - IgG\ (Serum)}{Gesamt - IgG\ (Liquor) \times TPHA\ (Serum)}$$

Der TP-AI ist ein sicherer Hinweis einer stattgefundenen Infektion, aber nicht zum Nachweis einer akuten Neurolues geeignet, da er über Jahre pathologisch bleibt. Zum Nachweis einer akuten Infektion sind der PCR-Direktnachweis, die Liquorpleozytose und der Nachweis von Treponomen spezifischen IgM im Serum erforderlich.

Der TP-AI sollte wie bei den anderen Antikörperindexwerten für den häufigen Fall einer polyspezifischen Immunreaktion ($Q_{IgG} > Q_{Lim}$ [IgG] oder $Q_{IgM} > Q_{Lim}$ [IgM]) nach der Reiber-Formel korrigiert werden (Reiber, 2011). Ohne Antikörperproduktion im ZNS ist der Wert unter 2 (0,5-2,0). Werte über 2.0 deuten auf eine spezifische Antikörpersynthese im ZNS hin, Werte über 3,0 sind beweisend (Sensitivität 84 %, Spezifität 100 %; Prange u. a., 1983). Wird der TP-AI nicht mit ELISA, sondern mit Titerstufen berechnet, gilt aufgrund der höheren Ungenauigkeit erst ein Wert über 4,0 als Nachweis einer autochthonen erregerspezifischen Antikörperproduktion. Falsch-negative Befunde kommen bei ZNS-Befall im Sekundärstadium und bei vaskulitischer Neurosyphilis vor (Weber, 2012).

Morbus Whipple

Der Morbus Whipple ist eine seltene bakterielle systemische Infektionskrankheit, die neben dem obligat betroffenen Darmsystem verschiedene andere Organsysteme befallen kann. Die häufigsten Erscheinungen des M. Whipple sind gastrointestinale Symptome, Gelenkbeschwerden und eine Reihe systemischer Manifestationen. Aufgrund der häufigen asymptomatischen ZNS Beteiligung (bis 50 %) im Rahmen des M. Whipple ist eine *T.-whipplei*-spezifische PCR aus dem Liquor in jedem Fall auch bei der Abwesenheit einer zerebralen Symptomatik vor Initiierung der Behandlung indiziert. Eine PCR-Untersuchung aus dem Liquor soll vor Beginn der antibiotischen Behandlung bei jedem Patienten mit M. Whipple durchgeführt werden. Ein positiver Liquorbefund sollte im Verlauf der Therapie kontrolliert werden und in jedem Fall negativ werden (Hagel u. a., 2015).

7.4. Opportunistische Infektionen

Das HI-Virus ist häufig die grundlegende Ursache einer opportunistischen ZNS-Infektion (Albarillo und O'Keefe, 2016). Opportunistische Infektionen des Gehirns lösen häufig eine Ig-Drei-Klassen-Reaktion aus. Zusätzlich ist die Blut-Liquor-Schranke gestört. Dieses Muster findet sich aber auch bei einer opportunistischen Virus- (CMV) oder Toxoplasma-Infektion. Ein PCR-Direktnachweis zur Differentialdiagnose ist sinnvoll. Bei einer opportunistischen Infektion ist die Konstellation eher unabhängig vom verursachenden Mikroorganismus und unterscheidet sich von dem einer primären viralen Infektion.

Opportunistische Infektionen im ZNS, wie die Toxoplasma-Enzephalitis zeigen in 50 % der Fälle eine intrathekale Synthese als eine Drei-Klassenreaktion, einen erhöhten Albuminquotienten in 75 % und eine Pleozytose in 44 % der Fälle. Bei der HIV-assoziierten Toxoplasmose wird eine Drei-Klassenreaktion eher als Ausnahme beobachtet. Der Albuminquotient ist normal oder leicht erhöht. Bei fast allen Fällen mit *Toxoplasma gondii* oder Zytomegalievirus-Infektionen wird ein erhöhter Antikörper-Spezifitäts-Index gefunden. Die Kryptokokken-Meningitis kommt im Gegensatz zu den anderen opportunistischen Infektionen auch bei nicht immunsupprimierten Menschen vor. Neben *Toxoplasma gondii* ist *Cryptococcus neoformans* die häufigste Ursache bei Hirnabszessen in Patienten mit AIDS. Allgemeine Liquorveränderungen bei dieser Pilz-Meningitis sind eine lymphozytäre Pleozytose, ein erhöhter Albuminquotient und eine erhöhte Laktatkonzentration. Es ist grundsätzlich schwierig, den Pilz durch Kulturen nachzuweisen, deshalb sollte nach der Mikroskopie im Tuschepräparat der PCR-Direktnachweis und, wenn möglich, der Antikörper-Spezifitäts-Index durchgeführt werden.

Als opportunistische Erkrankung bei AIDS sind auch intrathekale Lymphome zu berücksichtigen, die sich als isolierte, intrathekale IgM-Klassenreaktion mit normalem Albuminquotienten manifestieren können (Reiber, 2005).

7.4.1. Cryptococcose

Cryptococcus neoformans ist eine weltweit verbreitet verbreitete, fakultativ pathogene bekapselte Hefe (Sprosspilz). Der Erreger vermehrt sich asexuell durch Sprossung. Die Zelle hat einen Durchmesser von etwa 2-8 µm und ist von einer Polysaccharid-Kapsel umgeben.

Die Häufigkeit der durch Cryptococcus neoformans ausgelösten Meningoenzephalitis liegt bei etwa 1:1.000.000 Einwohner pro Jahr.

Die Diagnose erfolgt im Liquor-Tuschepräparat sowie mit Antigen-Schnelltests. Die Antigene sind bei ca. 89 % der erkrankten Patienten nachweisbar, in der Hälfte der Fälle auch im Serum. Der Antigennachweis nur im Serum belegt mit hoher Wahrscheinlichkeit eine extrameningeale Infektion. Auch die Kultur ist möglich. Mit diesen Tests können die meisten Fälle von Kryptokokken-Meningitis mit guter Sensitivität und Spezifität diagnostiziert werden (Leber u. a., 2016). Der PCR-Direktnachweis ist ebenfalls möglich (Feng u. a., 2013; Hansen u. a., 2013).

7.4.2. Toxoplasmose

Die durchschnittliche Seroprävalenz bei Erwachsenen in Deutschland beträgt 50 % und steigt bei über 70-Jährigen auf über 70 % (Robert-Koch-Institut, 2018). Bei immunsupprimierten Personen kann die Toxoplasmose nach Reaktivierung zu einer latenten Infektion oder, in selteneren Fällen nach oraler Neuinfektion oder Organtransplantation, zu einer schweren, lebensbedrohlichen Erkrankung führen. Bei AIDS-Patienten wird sie am häufigsten in Form einer Enzephalitis beobachtet, seltener als okuläre Form.

Die PCR zeigte eine hohe Empfindlichkeit (86,6 %), wenn sie in Liquor-Proben durchgeführt wurde, die bis zum siebten Tag der spezifischen Toxoplasmosebehandlung gesammelt wurden. Nach einer Woche Behandlung finden sich keine positiven Resultate, so dass ein negatives PCR-Ergebnis eine akute Toxoplasma-Infektion nicht ausschliesst (Anselmo u. a., 2014).

7.5. Fazialisparese als Symptom infektiöser ZNS-Erkrankungen

Die idiopathische Fazialisparese (Bell'sche Parese) ist mit etwa 25 neuen Erkrankungsfällen pro 100.000 Personen im Jahr die häufigste Erkrankung der Hirnnerven. In etwa 75 % der Fälle ist die Ursache unbekannt, bei den restlichen liegen Infektionen vor, bei denen ein Erregernachweis gelingt. Meist handelt es sich um eine Reaktivierung einer Herpes-simplex- oder Herpes-zoster-Virus-Infektion, aber auch das Zytomegalie-, Epstein-Barr-, HI-Virus oder eine Neuroborreliose können in Frage kommen. Eine beidseitige Fazialisparese (Diplegia facialis) wird häufig beim Guillain-Barré-Syndrom und Sarkoidose beobachtet und ist bei Kindern mit Lyme-Borreliose besonders häufig. Eine Fazialisparese sollte durch eine Untersuchung von Liquor abgeklärt werden (Henkel u. a., 2017).

- Infektiös:
  - Meningitis (lymphozytär, bakteriell, aber auch tuberkulös)
  - Lues cerebri
  - Lepra
  - Herpes zoster
  - AIDS
- Parainfektiös:
  - akute idiopathische Polyradikuloneuritis
- Otogen:
  - Mastoiditis
  - Otitis media
  - Cholesteatom
- Autoimmun:
  - Sarkoidose

Tab. 7.13: Differentialdiagnose der Fazialisparese (modif. n. Rauer, 2018).

Literatur

F. Albarillo und P. O'Keefe. „Opportunistic Neurologic Infections in Patients with Acquired Immunodeficiency Syndrome (AIDS)." eng. In: *Current neurology and neuroscience reports* 16 (1 Jan. 2016), S. 10.

L. M. P. Anselmo, F. C. Vilar, J. E. Lima, A. Y. Yamamoto, V. R. Bollela und O. M. Takayanagui. „Usefulness and limitations of polymerase chain reaction in the etiologic diagnosis of neurotoxoplasmosis in immunocompromised patients." eng. In: *Journal of the neurological sciences* 346 (1-2 Nov. 2014), S. 231–4.

F. Arslan, G. Ertan, A. N. Emecen, P. Fillatre, A. Mert und H. Vahaboglu. „Clinical Presentation and Cranial MRI Findings of Listeria monocytogenes Encephalitis: A Literature Review of Case Series." In: *The neurologist* 23 (6 Nov. 2018), S. 198–203.

S. von Arx, S. L. Leib, M. Sturzenegger und P. Sendi. „Enzephalitis beim Erwachsenen - Infektionen des zentralen Nervensystems Teil 2". In: *Schweiz Med Forum* 17.23 (2017), S. 492–498.

E. Aurelius, B. Johansson, B. Skoldenberg, A. Staland und M. Forsgren. „Rapid diagnosis of herpes simplex encephalitis by nested polymerase chain reaction assay of cerebrospinal fluid." eng. In: *Lancet (London, England)* 337 (8735 Jan. 1991), S. 189–92.

S. Baig, T. Olsson, K. Hansen und H. Link. „Anti-Borrelia burgdorferi antibody response over the course of Lyme neuroborreliosis." In: *Infection and immunity* 59 (3 März 1991), S. 1050–1056.

D. van de Beek u. a. „ESCMID guideline: diagnosis and treatment of acute bacterial meningitis." eng. In: *Clinical microbiology and infection : the official publication of the European Society of Clinical Microbiology and Infectious Diseases* 22 Suppl 3 (Mai 2016), S37–62.

F. Block, B. Pflieger und M. Wiesmann. „Hirnstammenzephalitis durch Listerien". In: *Der Nervenarzt* 82.8 (2011), S. 1040–1042.

A. Boucher, J. L. Herrmann, P. Morand, R. Buzele, Y. Crabol, J. P. Stahl und A. Mailles. „Epidemiology of infectious encephalitis causes in 2016." eng. In: *Medecine et maladies infectieuses* 47 (3 Mai 2017), S. 221–235.

M. Castellazzi u. a. „Epstein-Barr virus-specific intrathecal oligoclonal IgG production in relapsing-remitting multiple sclerosis is limited to a subset of patients and is composed of low-affinity antibodies." In: *Journal of neuroinflammation* 11 (Nov. 2014), S. 188.

S. Chaudhary, N. K. Bhatta, M. Lamsal, R. K. Chaudhari und B. Khanal. „Serum procalcitonin in bacterial & nonbacterial meningitis in children." eng. In: *BMC pediatrics* 18 (1 Nov. 2018), S. 342.

H. Christen, H. Eiffert, A. Ohlenbusch und F. Hanefeld. „Evaluation of the polymerase chain reaction for the detection of Borrelia burgdorferi in cerebrospinal fluid of children with acute peripheral facial palsy". In: *Eur.J.Pediatr.* 154.5 (Mai 1995), S. 374–377.

C. Denne, M. Kleines, A. Dieckhöfer, K. Ritter, S. Scheithauer, U. Merz und M. Häusler. „Intrathecal synthesis of antiviral antibodies in pediatric patients." In: *European journal of paediatric neurology : EJPN : official journal of the European Paediatric Neurology Society* 11 (1 Jan. 2007), S. 29–34.

R. Dersch und S. Rauer. „Neuroborreliose - Diagnostik, Therapie und Verlauf." In: *Der Nervenarzt* 88 (4 Apr. 2017), S. 419–431.

M. Djukic, C. Schmidt-Samoa, P. Lange, A. Spreer, K. Neubieser, H. Eiffert, R. Nau und H. Schmidt. „Cerebrospinal fluid findings in adults with acute Lyme neuroborreliosis." In: *Journal of neurology* 259 (4 Apr. 2012), S. 630–636.

O. Donoso Mantke, A. Vaheri, H. Ambrose, M. Koopmans, F. de Ory, H. Zeller, K. Beyrer, A. Windorfer und M. Niedrig. „Analysis of the surveillance situation for viral encephalitis and meningitis in Europe." eng. In: *Euro surveillance : bulletin Europeen sur les maladies transmissibles = European communicable disease bulletin* 13 (3 Jan. 2008).

K. Felgenhauer und W. Beuche. „Labordiagnostik neurologischer Erkrankungen". In: *Labordiagnostik neurologischer Erkrankungen: Liquoranalytik und-zytologie, Diagnose-und Prozessmarker.* Thieme, 1999. Kap. 4/5.

X. Feng, X. Fu, B. Ling, L. Wang, W. Liao und Z. Yao. „Development of a Singleplex PCR Assay for Rapid Identification and Differentiation of Cryptococcus neoformans var. grubii, Cryptococcus neoformans var. neoformans, Cryptococcus gattii, and Hybrids". In: *Journal of Clinical Microbiology* 51.6 (2013), S. 1920–1923.

V. Fingerle und H. I. Huppertz. „Lyme-Borreliose im Kindes- und Jugendalter". In: *Der Hautarzt* 58.6 (2007), S. 541–552.

A. Fomsgaard, N. Kirkby, I. P. Jensen und B. F. Vestergaard. „Routine diagnosis of herpes simplex virus (HSV) encephalitis by an internal DNA controlled HSV PCR and an IgG-capture assay for intrathecal synthesis of HSV antibodies." eng. In: *Clinical and diagnostic virology* 9 (1 Jan. 1998), S. 45–56.

R. K. Garg, A. Mahadevan, H. S. Malhotra, I. Rizvi, N. Kumar und R. Uniyal. „Subacute sclerosing panencephalitis." eng. In: *Reviews in medical virology* 29 (5 Sep. 2019), e2058.

P. Girl, M. Bestehorn-Willmann, S. Zange, J. P. Borde, G. Dobler und H. von Buttlar. „Tick-Borne Encephalitis Virus Nonstructural Protein 1 IgG Enzyme-Linked Immunosorbent Assay for Differentiating Infection versus Vaccination Antibody Responses." In: *Journal of clinical microbiology* 58 (4 März 2020). epublish.

S. Hagel u. a. „[S2k-guideline gastrointestinal infectious diseases and Whipple's disease]." ger. In: *Zeitschrift fur Gastroenterologie* 53 (5 Mai 2015), S. 418–59.

S. Haldar, N. Sharma, V. K. Gupta und J. S. Tyagi. „Efficient diagnosis of tuberculous meningitis by detection of Mycobacterium tuberculosis DNA in cerebrospinal fluid filtrates using PCR." eng. In: *Journal of medical microbiology* 58 (Pt 5 Mai 2009), S. 616–24.

J. Halperin, E. Logigian, M. Finkel und R. Pearl. „Practice parameters for the diagnosis of patients with nervous system Lyme borreliosis (Lyme disease).Quality Standards Subcommittee of the American Academy of Neurology". In: *Neurology* 46.3 (März 1996), S. 619–627.

J. Hansen, E. S. Slechta, M. A. Gates-Hollingsworth, B. Neary, A. P. Barker, S. Bauman, T. R. Kozel und K. E. Hanson. „Large-Scale Evaluation of the Immuno-Mycologics Lateral Flow and Enzyme-Linked Immunoassays for Detection of Cryptococcal Antigen in Serum and Cerebrospinal Fluid". In: *Clinical and Vaccine Immunology* 20.1 (2013), S. 52–55.

S. G. B. Heckenberg, M. C. Brouwer und D. van de Beek. „Bacterial meningitis." eng. In: *Handbook of clinical neurology* 121 (2014), S. 1361–75.

K. Henkel, P. Lange, H. Eiffert, R. Nau und A. Spreer. „Infections in the differential diagnosis of Bell's palsy: a plea for performing CSF analysis." In: Infection 45.2 (2 Apr. 2017), S. 147–155.

D. Hobusch, H. Christen, H. Huppertz und R. Noack. „Diagnostik und Therapie der Lyme-Borreliose im Kindesalter. [Diagnosis and therapy of Lyme borreliosis in children. Practice guideline of the German Society for Pediatric Infectious Diseases]". DE. In: *Klin.Padiatr.* 211.2 (März 1999), S. 70–74.

C. F. Houlihan, T. Bharucha und J. Breuer. „Advances in molecular diagnostic testing for central nervous system infections." In: *Current opinion in infectious diseases* (Apr. 2019).

H.-J. Huang, D.-R. Xiang, J.-F. Sheng, J. Li, X.-P. Pan, H.-Y. Yu, G.-P. Sheng und L.-J. Li. „rpoB nested PCR and sequencing for the early diagnosis of tuberculous meningitis and rifampicin resistance." In: *The international journal of tuberculosis and lung disease : the official journal of the International Union against Tuberculosis and Lung Disease* 13 (6 Juni 2009), S. 749–754.

C. Jacobi und B. Wildemann. „Infektionen des Nervensystems durch Herpesviren“. In: *NeuroTransmitter* 10 (Okt. 2010), S. 42–46.

R. Kaiser. „[Tick-borne encephalitis].“ ger. In: *Der Nervenarzt* 87 (6 Juni 2016), S. 667–80.

T. Keller, J. Halperin und M. Whitman. „PCR detection of Borrelia burgdorferi DNA in cerebrospinal fluid of Lyme neuroborreliosis patients“. In: *Neurology* 42.1 (Jan. 1992), S. 32–42.

H. Kluge, V. Wieczorek, E. Linke, K. Zimmermann und O. Witte. *Atlas der praktischen Liquorzytologie*. Bd. 32. Thieme Verlag, 2005.

A. Le Monnier, E. Abachin, J.-L. Beretti, P. Berche und S. Kayal. „Diagnosis of Listeria monocytogenes meningoencephalitis by real-time PCR for the hly gene.“ eng. In: *Journal of clinical microbiology* 49 (11 Nov. 2011), S. 3917–23.

A. L. Leber u. a. „Multicenter Evaluation of BioFire FilmArray Meningitis/Encephalitis Panel for Detection of Bacteria, Viruses, and Yeast in Cerebrospinal Fluid Specimens“. In: *Journal of Clinical Microbiology* 54.9 (2016). Hrsg. von B. A. Forbes, S. 2251–2261.

C. Leli u. a. „Diagnostic accuracy of a commercial multiplex PCR for the diagnosis of meningitis and encephalitis in an Italian general hospital.“ eng. In: *Le infezioni in medicina* 27 (2 Juni 2019), S. 141–148.

N. Levchik, M. Ponomareva, V. Surganova, N. Zilberberg und N. Kungurov. „Criteria for the Diagnosis of Neurosyphilis in Cerebrospinal Fluid: Relationships With Intrathecal Immunoglobulin Synthesis and Blood-Cerebrospinal Fluid Barrier Dysfunction“. In: *Sexually Transmitted Diseases* 40.12 (2013).

A. Mailles und J.-P. Stahl. „Infectious encephalitis in france in 2007: a national prospective study.“ eng. In: *Clinical infectious diseases : an official publication of the Infectious Diseases Society of America* 49 (12 Dez. 2009), S. 1838–47.

U. Meyding-Lamade. *Virale Meningoenzephalitis. Leitlinien der DGN. Kapitel: Entzündliche und erregerbedingte Krankheiten Entwicklungsstufe: S1 Vollständig überarbeitet: 31. Oktober 2014 Online seit: 25. August 2015.* Deutsche Gesellschaft für Neurologie. 2015. url: https://www.dgn.org/leitlinien/3062-ll-40-llvirale-meningoenzephalitis (besucht am 22. 11. 2018).

R. Nau, M. Djukic, A. Spreer, S. Ribes und H. Eiffert. „Bacterial meningitis: an update of new treatment options.“ eng. In: *Expert review of anti-infective therapy* 13 (11 2015), S. 1401–23.

C. M. de Noordhout, B. Devleesschauwer, F. J. Angulo, G. Verbeke, J. Haagsma, M. Kirk, A. Havelaar und N. Speybroeck. „The global burden of listeriosis: a systematic review and meta-analysis.“ eng. In: *The Lancet. Infectious diseases* 14 (11 Nov. 2014), S. 1073–1082.

R. Oehme, K. Hartelt, H. Backe, S. Brockmann und P. Kimmig. „Foci of tick-borne diseases in southwest Germany.“ In: *International journal of medical microbiology : IJMM* 291 Suppl 33 (Juni 2002), S. 22–29.

H. Petereit, E. Sindern und M. Wick. *Liquordiagnostik: Leitlinien und Methodenkatalog der Deutschen Gesellschaft für Liquordiagnostik und Klinische Neurochemie*. Springer, 2007.

B. B. Petersen, J. K. Møller und O. J. Vilholm. „Season is an unreliable predictor of Lyme neuroborreliosis.“ In: *Danish medical journal* 62 (6 Juni 2015).

H. W. Prange, M. Moskophidis, H. I. Schipper und F. Muller. „Relationship between neurological features and intrathecal synthesis of IgG antibodies to Treponema pallidum in untreated and treated human neurosyphilis.“ eng. In: *Journal of neurology* 230 (4 1983), S. 241–52.

S. Rauer. „Leitlinien für Diagnostik und Therapie in der Neurologie. Neurosyphilis Stand: S3“. In: K. L. der Deutschen Gesellschaft für Neurologie. *AWMFRegisternummer: 030/071*. Bd. Vollständig überarbeitet: 21. März 2018. Stuttgart: Thieme, 2018.

H. Reiber. „Neurosyphilis“. In: P. Berlit. *Klinische Neurologie*. Hrsg. von P. Berlit. Springer, 6. Okt. 2011. Kap. 6 Liquordiagnostik.

H. Reiber. „Proteindiagnostik“. In: *Klinische Liquordiagnostik*. Hrsg. von Zettl. de Gruyter, 2005. Kap. B.3, S. 177–200182.

H. Reiber und J. Peter. „Cerebrospinal fluid analysis: disease-related data patterns and evaluation programs“. In: *J.Neurol.Sci.* 184.2 (März 2001), S. 101–122.

H. Reiber, C. B. Ressel und A. Spreer. „Diagnosis of neuroborreliosis – Improved knowledge base for qualified antibody analysis and cerebrospinal fluid data pattern related interpretations“. In: *Neurology, Psychiatry and Brain Research* 19.4 (2013). Neuroinflammation in psychiatric disorders – evidence from research and clinic, S. 159–169.

Robert Koch Institut. „Meldepflicht für Lyme Borreliose in Bayern - eine erste Bilanz“. In: *Epidemiologisches Bulletin* 8 (2015), S. 1–8.

Robert Koch Institut. „RKI Ratgeber Toxoplasmose“. In: (2018).

K. Ruprecht, B. Wildemann und S. Jarius. „Low intrathecal antibody production despite high seroprevalence of Epstein-Barr virus in multiple sclerosis: a review of the literature.“ eng. In: *Journal of neurology* 265 (2 Feb. 2018), S. 239–252.

J. Salat u. a. „Tick-Borne Encephalitis Virus Vaccines Contain Non-Structural Protein 1 Antigen and May Elicit NS1-Specific Antibody Responses in Vaccinated Individuals“. In: *Vaccines* 8.1 (Feb. 2020), S. 81.

A. W. Saraya, S. Wacharapluesadee, S. Petcharat, N. Sittidetboripat, S. Ghai, H. Wilde und T. Hemachudha. „Normocellular CSF in herpes simplex encephalitis.“ In: *BMC research notes* 9 (Feb. 2016), S. 95.

de Seze J., L. Deligne, L. Defebvre, D. Ferriby, P. Charpentier, T. Stojkovic, C. Savage, J. Pruvo, A. Destee und P. Vermersch. „[Neuromeningeal tuberculosis: the contribution of genetic amplification to diagnosis]“. In: *Rev.Neurol.(Paris)* 160.4 Pt 1 (Apr. 2004), S. 413–418.

T. Skripuletz u. a. „Varicella zoster virus infections in neurological patients: a clinical study.“ In: *BMC infectious diseases* 18 (1 Mai 2018), S. 238.

A. C. Steere. „Seronegative Lyme disease.“ In: *JAMA* 270 (11 Sep. 1993), S. 1369.

D. Stupica, F. Strle, T. Avsic-Zupanc, M. Logar, B. Pecavar und F. F. Bajrovic. „Tick borne encephalitis without cerebrospinal fluid pleocytosis.“ eng. In: *BMC infectious diseases* 14 (Nov. 2014), S. 614.

P. Taba, E. Schmutzhard, P. Forsberg, I. Lutsar, U. Ljostad, A. Mygland, I. Levchenko, F. Strle und I. Steiner. „EAN consensus review on prevention, diagnosis and management of tick-borne encephalitis.“ eng. In: *European journal of neurology* 24 (10 Okt. 2017), 1214–e61.

C. S. Tan und I. J. Koralnik. „Progressive multifocal leukoencephalopathy and other disorders caused by JC virus: clinical features and pathogenesis“. In: *The Lancet Neurology* 9.4 (2010), S. 425–437.

H. Tumani, G. Nolker und H. Reiber. „Relevance of cerebrospinal fluid variables for early diagnosis of neuroborreliosis“. In: *Neurology* 45.9 (1995), S. 1663–1670.

K. Ubukata. „[Rapid identification of meningitis due to bacterial pathogens].“ jpn. In: *Rinsho shinkeigaku = Clinical neurology* 53 (11 2013), S. 1184–6.

M. Veje, M. Studahl, M. Johansson, P. Johansson, P. Nolskog und T. Bergström. „Diagnosing tick-borne encephalitis: a re-evaluation of notified cases.“ In: *European journal of clinical microbiology & infectious diseases : official publication of the European Society of Clinical Microbiology* 37 (2 Feb. 2018), S. 339–344.

A. Viallon, E. Botelho-Nevers und F. Zeni. „Clinical decision rules for acute bacterial meningitis: current insights.“ In: *Open access emergency medicine : OAEM* 8 (2016), S. 7–16.

K. Wagner, B. Springer, V. P. Pires und P. M. Keller. „Pathogen Identification by Multiplex LightMix Real-Time PCR Assay in Patients with Meningitis and Culture- Negative Cerebrospinal Fluid Specimens.“ In: *Journal of clinical microbiology* 56 (2 Feb. 2018).

J. Weber. „Leitlinien für Diagnostik und Therapie in der Neurologie. Neurosyphilis, Stand: S1“. In: K. L. der Deutschen Gesellschaft für Neurologie. *AWMFRegisternummer: 030/101*. Bd. verlängert bis 29.09.2017. Stuttgart: Thieme, 2012.

T.-T. Wei, Z.-D. Hu, B.-D. Qin, N. Ma, Q.-Q. Tang, L.-L. Wang, L. Zhou und R.-Q. Zhong. „Diagnostic Accuracy of Procalcitonin in Bacterial Meningitis Versus Nonbacterial Meningitis: A Systematic Review and Meta-Analysis.“ eng. In: *Medicine* 95 (11 März 2016), e3079.

M. Wick, C. C. Gross, S. Isenmann und H. Strik. „Liquorzytologie: Standards, Stellenwert und moderne Methoden. [Cytology of cerebrospinal fluid : Standards, importance and modern methods]“. ger. In: *Der Nervenarzt* 87 (12 Dez. 2016), S. 1276–1281.

B. Wildemann, P. Oschmann und R. H. *Neurologische Labordiagnostik*. Hrsg. von verbee. Stuttgart: Thieme, 2006.

B. Wilske, V. Fingerle und U. Schulte-Spechtel. „Microbiological and serological diagnosis of Lyme borreliosis.“ In: *FEMS immunology and medical microbiology* 49 (1 Feb. 2007), S. 13–21.

U. Zettl, R. Lehmitz und E. Mix. „Von der klinischen Diagnose zum Liquorbefund“. In: *Klinische Liquordiagnostik*. de Gruyter, 2005, S. 397–475.

8. Chronisch entzündliche Prozesse

A. Regeniter

8.1. Multiple Sklerose

Die Diagnose einer Multiplen Sklerose erfolgt aufgrund der Anamnese und klinischen Beschwerden, den Befunden der Bildgebung in der MRT sowie den typischen Veränderungen des Liquors (*Multiple sclerosis* 2020).

Parameter	Häufigkeit
Oligoklonales IgG (IEF)	98 %
MRZH-Reaktion (AI >1,4*)	93 %
Intakte Schranke (Q_{Alb})	88 %
Schrankenstörung (Q_{Alb} >10)	1 %
Intrathekale Produktion nach Reiber:	73 %
IgM	20 %
IgA	9 %
IgG	72 %
Pleozytose >4 µl	61 %
Pleozytose >35 µl	6 %

Tab. 8.1: CSF-Veränderungen bei Multipler Sklerose (Reiber u. a., 1998).
* mindestens teilpositiver Masern-, Röteln-, Varizella-, Herpes-zoster-AI.

Nachdem die Diagnose zeitweise nur aufgrund der Bildgebung gestellt werden konnte (Polman u. a., 2011), ist die Liquor-Diagnostik heute wieder etablierter Bestandteil der Diagnosekriterien. Der Nachweis oligoklonaler Banden im Liquor gilt als Kriterium der zeitlichen Dissemination („*dissemination in time* (DIT)“), selbst wenn die Befunde der MRT-Bildgebung nicht den DIT-Kriterien entsprechen (Thompson u. a., 2018; ☞ auch Kap. 16.). Damit wird die Diagnose bei Patienten ohne Veränderungen in der Bildgebung wesentlich verbessert. Liquor sollte routinemässig bei Patienten beim ersten klinischen Ereignis, das auf eine MS hinweist, analysiert werden, da der Nachweis oligoklonaler IgG-Banden mit einer stark erhöhten Wahrscheinlichkeit eines weiteren MS-Schubes bei Patienten mit klinisch isoliertem Syndrom verbunden ist (Huss u. a., 2016). Es besteht insbesondere im deutschsprachigem Raum ein breiter Konsens darüber, dass die Liquordiagnostik neben der Magnetresonanztomographie eine zentrale Rolle in der MS-Diagnostik einnimmt (Ruprecht und Tumani, 2016).

Die „typische“ Konstellation einer Multiplen Sklerose besteht aus wenigen Zellen bei normaler Schrankenfunktion sowie einer intrathekalen IgG-Produktion in der isoelektrischen Fokussierung und zusätzlichem Nachweis einer quantitativen intrathekalen IgG-Synthese von mehr als 10 % in der Reiber-Formel. Häufig sind Anamnese und die weiteren Veränderungen typisch und die Diagnose lässt sich einfach stellen.

Die intrathekale IgG-Produktion ist in der isoelektrischen Fokussierung und auch in der quantitativen nephelometrischen Bestimmung und Berechnung der intrathekalen Synthese nach Reiber sichtbar.

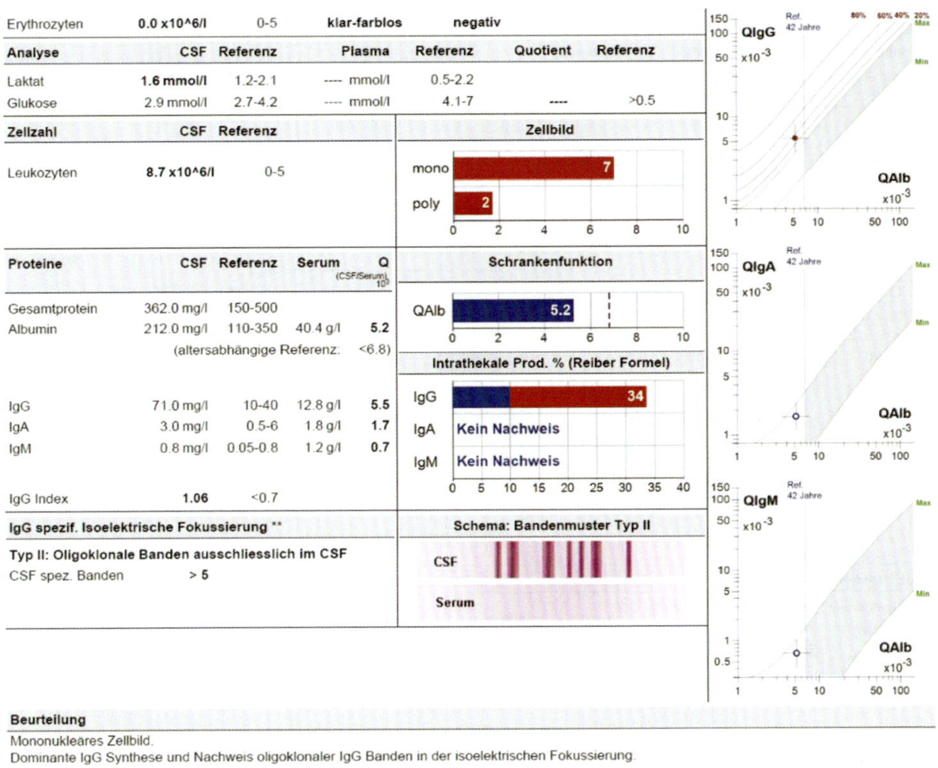

Abb. 8.1: Klassische Liquor-Befund-Konstellation einer Multiplen Sklerose.

8.1.1. Diagnostische Besonderheiten

Bei etwa einem Viertel der Patienten lässt sich die intrathekale Produktion zwar in der isoelektrischen Fokussierung, nicht aber bei der quantitativen Bestimmung und Berechnung durch die Reiber-Formel nachweisen. Die analytische Sensitivität der isoelektrischen Fokussierung ist besser, weil hier am gleichen Individuum nur die Unterschiede zwischen den beiden Körper-Kompartimenten, Liquor und Serum, beurteilt werden. Dagegen basiert die Beurteilung nach Reiber auf einer statistischen Normwert-Ermittlung an einer Referenzpopulation. Durch die qualitative isoelektrische Fokussierung wird die maximale analytische Sensitivität erreicht, die quantitativ gemessenen Immunglobuline bilden die Grundlage der typischen Befundmuster. Eine intrathekale Immunglobulin-Produktion ist bei der Beurteilung entweder nachweisbar oder nicht nachweisbar. Ob der Nachweis nur in der isoelektrischen Fokussierung, mit mehr oder weniger Banden und auch noch zusätzlich im Reiber-Schema erfolgt, spielt für die Beurteilung keine Rolle.

Bei Erstmanifestation ist die Diagnose einer MS nicht immer einfach, besonders wenn differentialdiagnostisch weitere Erkrankungen in Frage kommen (Tumani u. a., 2011). In Fällen, die auch in der Basis-Liquordiagnostik nicht eindeutig zu interpretieren sind, kann der Nachweis der polyspezifischen intrathekalen Immunantwort (MRZ-Reaktion) häufig weiterhelfen, weil sie ein spezifischer Biomarker einer MS ist. Dabei handelt es sich um den Nachweis einer gleichzeitigen Antikörpersynthese gegen Masern, Röteln, Varizella zoster und/oder Herpes simplex (Jarius, Eichhorn, Franciotta u. a., 2017; ☞ Kap. 6.2.3.). Hier wird der Antikörper-Index gegen mehrere virale Antigene bestimmt, die bei der MS gebildet werden. Bei Multipler Sklerose oder Autoimmunerkrankungen mit ZNS-Beteiligung wird meist eine intrathekale Synthese von Masern- und/oder Röteln- und/oder Zoster-Antikörpern gefunden, was bislang für andere chronische Erkrankungen des ZNS nicht berichtet wurde (Jarius, Eichhorn, Jacobi u. a., 2009; Brettschneider u. a., 2009).

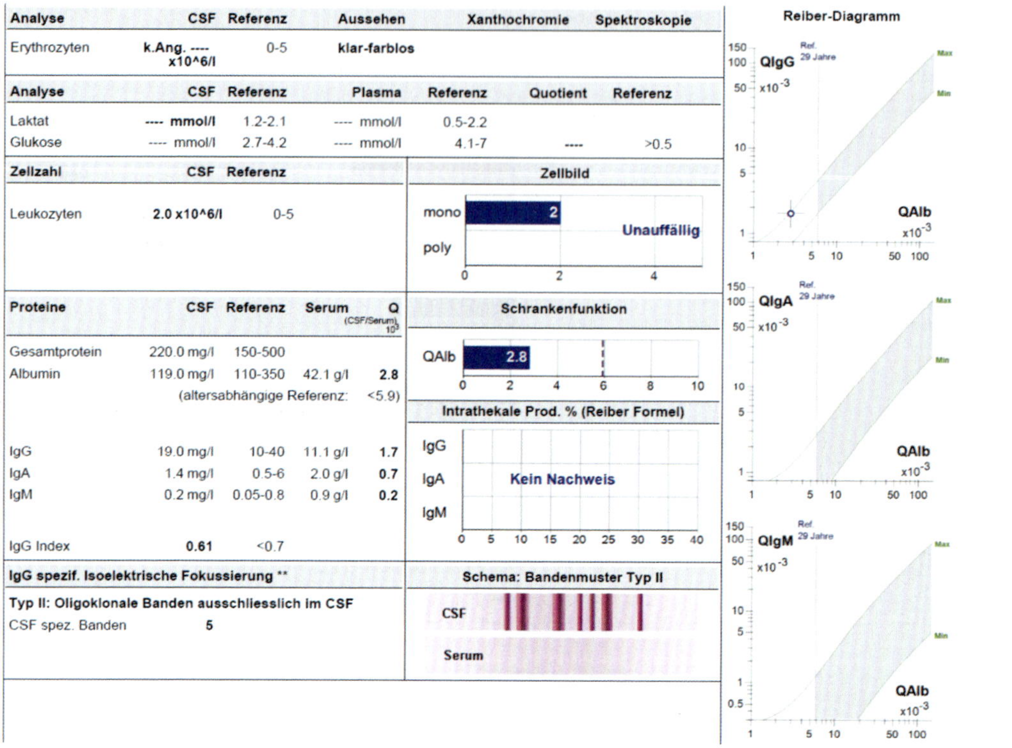

Abb. 8.2: IgG-Synthese, nachweisbar nur in der isoelektrischen Fokussierung.

Bei der MRZ-Reaktion sollten mindestens zwei Antigene positiv sein, bevor von einem positiven Ergebnis gesprochen worden kann. *Teil-positive* MRZH-Reaktionen kommen häufiger vor. Der positive Masern-AI hat dabei die höchste Wertigkeit, gefolgt von Röteln. Die geringste Aussagekraft haben AI gegen Varizella zoster. Bei Patienten mit einem *klinisch isolierten Syndrom* (CIS) sind diese als Hinweis für eine Konversion zur MS und deren Behandlungsbedürftigkeit zu werten (Brettschneider u. a., 2009). Auch bei der Abgrenzung einer Neuromyelitis optica zu einer MS hat sich die MRZ-Reaktion bewährt (Trebst u. a., 2014)). In einer Metaanalyse erweitert um ein Kollektiv von 43 Patienten erreichte die MRZ-Reaktion eine Sensitivität von 67,4 % und eine Spezifität von 97,5 % (Jarius, Eichhorn, Franciotta u. a., 2017). Die MRZ-Reaktion zeigte sich als der bislang spezifischste Routine-Labormarker einer MS und erhöhte die Wahrscheinlichkeit einer Diagnose erheblich. Falsch-positive Befunde wurden berichtet bei Patienten mit Autoimmun-Erkrankungen und ZNS-Symptomen (systemischer Lupus erythematodes, Sjögren-Syndrom und Wegener-Granulomatose). Eine MRZ-Reaktion liegt bei Patienten mit Neuromyelitis optica oder MOG-IgG-positiver Enzephalomyelitis nicht vor. Diese zählten bis vor kurzem als MS-Varianten, werden nun aber aus immunopathophysiologischen und neuropathologischen Gründen als eigenständige Krankheiten definiert (Jarius, Eichhorn, Franciotta u. a., 2017; ☞ Tab. 8.2).

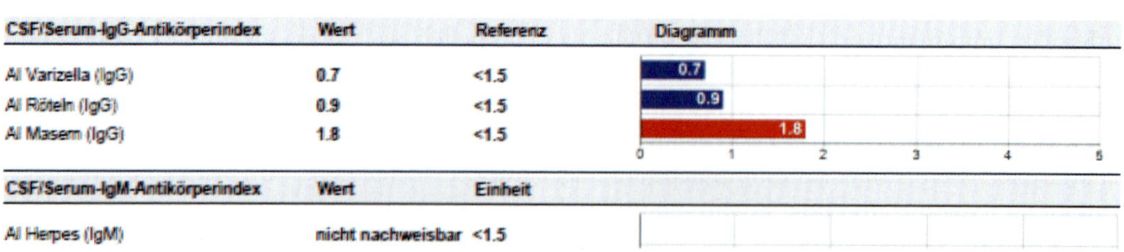

Abb. 8.3: Teil-positive MRZH-Reaktion bei MS.

8.1.2. Zusätzliche IgM-Synthese bei Multipler Sklerose

Eine Arbeit berichtete eine moderat negative Korrelation der IgA- und IgM-Synthese bei primär progredienter MS mit dem Krankheitsverlauf (Abdelhak u. a., 2017).

In neueren Untersuchungen erwies sich jedoch die intrathekale IgM-Produktion als starker unabhängiger Risikofaktor für eine frühzeitige Konversion von Patienten mit klinisch isoliertem Syndrom („CIS“) zu einer Multiplen Sklerose (Huss u. a., 2018; Pfuhl u. a., 2019). Eine IgM-Synthese korrelierte darüber hinaus mit einer kürzeren Zeit vom ersten zum zweiten Schubereignis, einem grösseren Behinderungsgrad über die Zeit, einer vermehrten Krankheitsaktivität im MRT und erhöhten Neurofilament-Leichtketten-Konzentrationen im Serum als Ausdruck eines stärkeren neuroaxonalen Schadens. Die Patienten mit IgM-Synthese benötigten aufgrund höherer Krankheitsaktivität und -schwere, auch deutlich früher eine hoch effektive immunmodulatorische Therapie (Oechtering u. a., 2021).

Eine intrathekale IgM-Produktion kann damit eine höhere Krankheitsaktivität und -schwere bei der schubförmigen MS vorhersagen und liefert unterstützende Informationen zur früheren Auswahl einer geeigneten immunmodulatorischen Therapie.

8.1.3. Dominante IgA-Synthese bei MS

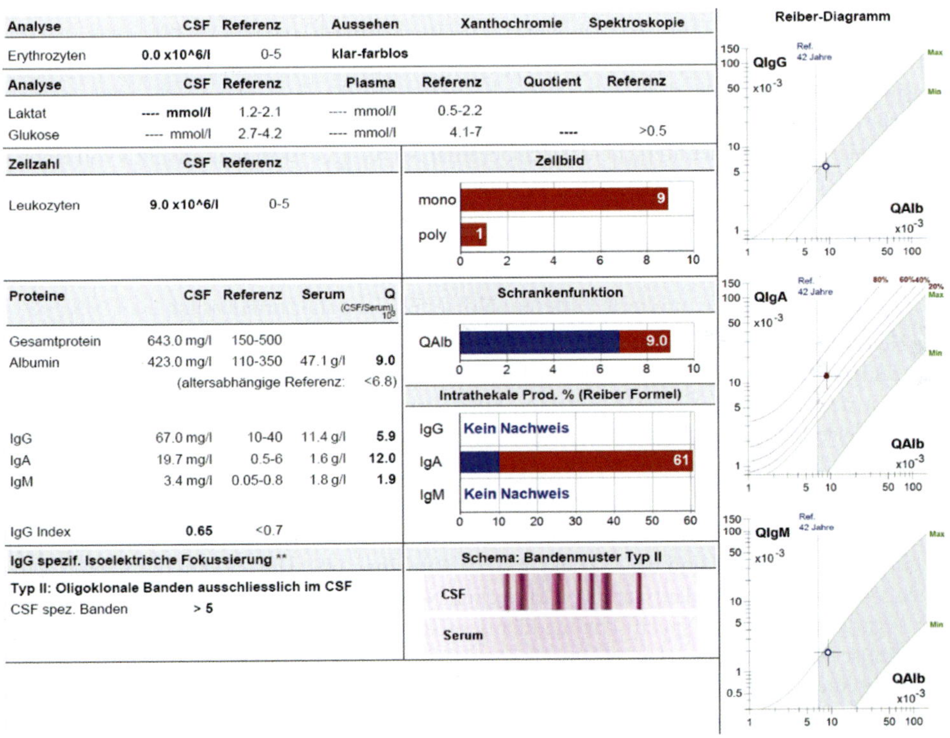

Abb. 8.4: Atypische dominante IgA-Synthese bei Multipler Sklerose.

Die seltene Kombination einer dominanten IgA- kombiniert mit IgG-Synthese und Schrankenstörung ist zunächst einmal keine „typische“ Liquorkonstellation. Die weitere Abklärung des Liquors erfolgte über die MRZH-Reaktion. In Zusammenhang mit der Klinik, den typischen Veränderungen der Bildgebung und den anamnestischen Angaben der Patientin passt der teil-positive MRZH-Befund (Masern und Rubella-AI >1,5) zur Diagnose einer Multiplen Sklerose (Sena u. a., 1997; Vrethem u. a., 2004).

8.2. Demyelinisierende ZNS-Erkrankungen: Neuromyelitis optica, MOG-Demyelinisierung

	Serum		Liquor	
	Aquaporin-4-Ak	MOG-Ak	OKB	MRZ-Reaktion
Multiple Sklerose	negativ	negativ	80 %	78 %
Neuromyelitis optica	positiv	negativ	28 %	1-2 %
MOG-Demyelinisierung	negativ	positiv	6-13 %	1-2 %

Tab. 8.2: Laborbefunde bei demyelinisierenden ZNS-Erkrankungen (Weber u. a., 2018).

ZNS-entzündliche Demyelinisierungsstörungen wie die Neuromyelitis-optica-Spektrum-Erkrankungen, die akute disseminierte Enzephalomyelitis (ADEM), die atypische langstreckige Optikusneuritis und die langstreckige, zentrale transversale Myelitis bilden IgG gegen Aquaporin-4 (AQP4) oder Myelin-Oligodendrozyten-Glykoprotein (MOG). Bei diesen Patienten wurde früher häufig eine Multiple Sklerose fehldiagnostiziert. Jedoch finden sich bei MS- sowie MOG-IgG- und AQP4-IgG-assoziierten Erkrankungen klinische, pathologische und prognostische Unterschiede. MOG-IgG-assoziierte Erkrankungen können bei Kindern eine höhere Prävalenz aufweisen, sind häufig rezidivierend, erfüllen die McDonalds-Kriterien in einem Drittel der Fälle und äussern sich häufig als atypische Optikusneuritis. Sie sollten ebenfalls bei Hirnstammenzephalitis, Enzephalitis und akuter disseminierter/demyelinisierter Enzephalomyelitis bei langstreckiger N.-opticus-Läsion und einer Rückenmarksatrophie (<3 Segmente) in Betracht gezogen werden. Die nun zur Bestimmung verfügbaren „*live cell based assays*“ (CBA) haben eine verbesserte Sensitivität und Spezifität, da humane rekombinante Antigene eingesetzt werden und nur die äussere Oberfläche der Zellen für die Antikörperbindung verfügbar ist (Yeh und Nakashima, 2019; Waters u. a., 2019). Das Basis-Liquorprofil unterscheidet sich bei einer MOG-IgG-Enzephalomyelitis von einer Multiplen Sklerose. Eine Zellzahl bis zu 100 ist möglich, häufig liegt eine Neutrophilie und Laktaterhöhung vor. Die intrathekale Synthese ist selten und gering ausgeprägt und die MRZ-Reaktion ist nicht bachweisbar. Der MOG-IgG-Nachweis hat prognostische und therapeutische Bedeutung, da diese demyelinisierende Autoimmun-Erkrankung teils mit anderen immunomodulierenden Medikamenten wie eine Multiple Sklerose behandelt wird. Eine fundierte Differentialdiagnose ist daher unerlässlich.

Bei einer Neuromyelitis optica (NMO) handelt es sich um eine seltene entzündliche Autoimmunerkrankung des zentralen Nervensystems, die den Sehnerv, das Rückenmark oder den Hirnstamm betreffen. Atypische Formen einer NMO können auftreten, entweder isoliert oder mit anderen inflammatorischen Erkrankungen, weshalb man diese heute als Neuromyelitis-optica-Spektrum-Erkrankungen zusammenfasst (Huda u. a., 2019). Eine typische Optikusneuritis ist aber auch in etwa 25 % der Fälle das Hauptsymptom einer Multiplen Sklerose.

NMO-IgG oder Aquaporin-4-Antikörper im Serum haben sich als sensitive und sehr spezifische Serum-Marker einer NMO bewährt und unterscheiden diese von einer MS. Alle Patienten mit einer schweren, atypischen, rekurrenten und oder bilateralen optischen Neuritis sollten getestet werden, um eine ineffektive oder sogar schädliche MS-spezifische medikamentöse Therapie bei NMO zu verhindern. Eine gesicherte Diagnose erfordert neben dem Nachweis von AQP4-AK ein MRI und eine Liquor-Untersuchung. Der Nachweis einer positiven polyspezifischen Immunreaktion im Sinne einer MRZ-Reaktion im Liquor spricht differentialdiagnostisch gegen eine NMO. Als NMO-spezifischer Befund gilt der Nachweis von Aquaporin-4-Antikörpern im Serum, die mit den derzeit verfügbaren Nachweisverfahren bei 60-90 % der Patienten mit der klinischen Diagnose nachgewiesen werden können und hochspezifisch sind (91-100 %). Die Bestimmung ist momentan nicht ausreichend standardisiert, und die Diagnose sollte durch eine zweite unabhängige Methode bestätigt werden. Ein fehlender Antikörpernachweis schliesst aber eine NMO nicht aus. Die Konzentrationen von AQP4-AK sind im Plasma ungefähr fünfhundertfach höher als in Liquor. Trotzdem finden sich Patienten, bei denen Anti-AQP4-Antikörper nur im Liquor nachgewiesen wurden. Ein Teil der AQP4-IgG-negativen NMO-Patienten stellte sich als MOG-seropositiv heraus, diese Patienten leiden somit unter einer MOG-IgG-assoziierten Erkrankung. Eine longitudinale Bestimmung der AQP4-AK erscheint sinnvoll (Jarius und Wildemann, 2013). Die Bestimmung von IgM-Antikörpern hat bislang keine diagnostische Bedeutung (Trebst u. a., 2014). Weitere Marker zur Diagnostik und Verlaufskontrolle, z.B das saure Gliafaserprotein (GFAP), sind in Erprobung (Chang u. a., 2015).

8.3. Sarkoidose

Klinische Manifestation	Häufigkeit %
Kraniale Neuropathie	50-75
Fazialisparese	25-50
Aseptische Meningitis	10-20
Hydrocephalus	10
Parenchymale Erkrankungen:	
Endokrinopathie	10-15
Massen-Läsion(en)	5-10
Enzephalo-/Vaskulopathie	5-10
Krampfanfälle	5-10
Neuropathie	5-10
Myopathie	10

Tab. 8.3: Neurosarkoidose: Klinische Manifestationen (Krumholz und Stern, 2014).

Die Sarkoidose (Morbus Boeck), ist eine seltene, entzündliche Krankheit, die durch kleine Knötchen (Granulome) hauptsächlich in der Lunge und den Lymphknoten gekennzeichnet ist, mit einer Häufigkeit von 10-40 pro 100.000 Personen. Die Erkrankung entwickelt sich zwischen dem 20. und 40. Lebensjahr. Männer sind seltener betroffen als Frauen. 3-10 % der Patienten entwickeln eine Neurosarkoidose (NS). Hierbei tritt sehr häufig eine Hirnnervenbeteiligung auf, der N. facialis ist am häufigsten betroffen. Diese äussert sich als halbseitige Gesichtslähmung, die aber auch andere Ursachen, z. B. eine Borrelieninfektion, haben kann (☞ Tab. 7.13). Eine Gangunsicherheit kann neben einer Pleozytose, ein erhöhtes Liquorprotein (Pfuhl u. a., 2019) und oligoklonale Banden auch durch eine beginnende Multiple Sklerose bedingt sein, Kopfschmerzen durch eine Meningitis, Verwirrtheit auch durch eine Vergiftung (MacLean und Abdoli, 2015; Ungprasert und Matteson, 2017). Dies sind Indikationen für eine Liquorpunktion (Henkel u. a., 2017; Hottenrott u. a., 2015).

Angiotensin converting enzyme (ACE) wird von entzündlichem Granulationsgewebe in das Blut abgegeben und ist in etwa 3/4 aller Lungensarkoidosen erhöht. Die Bestimmung hat eine unbefriedigende Sensitivität und Spezifität, mit falsch-positiven Resultaten in etwa 10 % (Ungprasert, Carmona u. a., 2016). ACE gilt aber weiterhin als nützlicher Marker der systemischen Krankheitsaktivität.

Da die Enzymaktivität lokal gemessen wird, können Liquor/Serum-Konzentrations-Quotienten oder eine lokal synthetisierte Fraktion nicht bestimmt werden (Felgenhauer und Beuche, 1999). Dies ist dagegen beim löslichen Interleukin-2-Rezeptor möglich. Er ist bei Patienten mit Neurosarkoidose im Liquor erhöht und mit klinischen, radiologischen und Aktivitätsmarkern assoziiert. Bei Liquorwerten über 150 pg/ml wurden unbehandelte Neurosarkoidose Patienten mit einer Spezifität von 93 % gegenüber einer Gruppe von nichtinfektiösen ZNS-Erkrankungen unterschieden. Der lösliche Interleukin-2-Rezeptor ist im Serum auch bei Gesunden in niedrigen Konzentrationen messbar und bei Erkrankungen mit T-Zell-Aktivierung (z. B. Verbrennungen, Infektionen, Transplantatabstossung) signifikant erhöht (Eurelings u. a., 2019; Otto u. a., 2020).

Eine weitere Studie ermittelte KL-6 als einen besseren Biomarker bei fibrotischer Lungenbeteiligung von Sarkoidose-Patienten (Bergantini u. a., 2019), die Wertigkeit bei ZNS-Befall ist momentan unklar.

- Typische Veränderungen der Liquor-Basisdiagnostik:
  - Zellbild variabel: normal, relativ konstante lympho-monozytäre Pleozytose
  - Laktat >3,5 mmol/l
  - Keine bis mittlere Störung der Blut-Liquor-Schranke
  - 2- bis 3-Klassen-Reaktion

Weitere Bestimmungen:

- ACE im Serum: keine Korrelation zum klinischem Verlauf
- ACE im Liquor: geringe diagnostische Aussage
- Löslicher Interleukin-2-Rezeptor: bessere diagnostische Aussage

Tab. 8.4: Diagnostik bei Verdacht auf Neurosarkoidose.

Literatur

A. Abdelhak, T. Hottenrott, C. Mayer, G. Hintereder, U. K. Zettl, O. Stich und H. Tumani. „CSF profile in primary progressive multiple sclerosis: Re-exploring the basics." eng. In: *PloS one* 12 (8 2017), e0182647.

L. Bergantini, F. Bianchi, P. Cameli, M. A. Mazzei, A. Fui, P. Sestini, P. Rottoli und E. Bargagli. „Prognostic Biomarkers of Sarcoidosis: A Comparative Study of Serum Chitotriosidase, ACE, Lysozyme, and KL-6." In: *Disease markers* 2019 (2019), S. 8565423.

J. Brettschneider, H. Tumani, U. Kiechle, R. Muche, G. Richards, V. Lehmensiek, A. C. Ludolph und M. Otto. „IgG antibodies against measles, rubella, and varicella zoster virus predict conversion to multiple sclerosis in clinically isolated syndrome". In: *PLoS One* 4.11 (2009), e7638.

K.-H. Chang, L.-S. Ro, R.-K. Lyu und C.-M. Chen. „Biomarkers for neuromyelitis optica." In: *Clinica chimica acta; international journal of clinical chemistry* 440 (Feb. 2015), S. 64–71.

L. E. M. Eurelings, J. R. Miedema, V. A. S. H. Dalm, P. L. A. van Daele, P. M. van Hagen, J. A. M. van Laar und W. A. Dik. „Sensitivity and specificity of serum soluble interleukin-2 receptor for diagnosing sarcoidosis in a population of patients suspected of sarcoidosis." eng. In: *PloS one* 14 (10 2019), e0223897.

K. Felgenhauer und W. Beuche. *Labordiagnostik neurologischer Erkrankungen Liquoranalytik und -zytologie, Diagnose- und Prozessmarker.* Stuttgart: Thieme, 1999.

K. Henkel, P. Lange, H. Eiffert, R. Nau und A. Spreer. „Infections in the differential diagnosis of Bell's palsy: a plea for performing CSF analysis." In: *Infection* 45.2 (2 Apr. 2017), S. 147–155.

T. Hottenrott, R. Dersch, B. Berger, S. Rauer, M. Eckenweiler, D. Huzly und O. Stich. „The intrathecal, polyspecific antiviral immune response in neurosarcoidosis, acute disseminated encephalomyelitis and autoimmune encephalitis compared to multiple sclerosis in a tertiary hospital cohort." eng. In: *Fluids Barriers CNS* 12.1 (2015), S. 27.

S. Huda, D. Whittam, M. Bhojak, J. Chamberlain, C. Noonan und A. Jacob. „Neuromyelitis optica spectrum disorders." In: *Clinical medicine (London, England)* 19 (2 März 2019), S. 169–176.

A. Huss, A. Abdelhak, S. Halbgebauer, B. Mayer, M. Senel, M. Otto und H. Tumani. „Intrathecal immunoglobulin M production: A promising high-risk marker in clinically isolated syndrome patients." eng. In: *Annals of neurology* 83 (5 Mai 2018), S. 1032–1036.

A. M. Huss u. a. „Importance of cerebrospinal fluid analysis in the era of McDonald 2010 criteria: a German-Austrian retrospective multicenter study in patients with a clinically isolated syndrome." In: *J. Neurol.* 263.12 (12 Dez. 2016), S. 2499–2504.

S. Jarius, P. Eichhorn, D. Franciotta, H. F. Petereit, G. Akman-Demir, M. Wick und B. Wildemann. „The MRZ reaction as a highly specific marker of multiple sclerosis: re-evaluation and structured review of the literature." In: *Journal of neurology* 264 (3 März 2017), S. 453–466. ppublish.

S. Jarius, P. Eichhorn, C. Jacobi, B. Wildemann, M. Wick und R. Voltz. „The intrathecal, polyspecific antiviral immune response: Specific for MS or a general marker of CNS autoimmunity?" In: *J. Neurol. Sci.* 280.1 (2009), S. 98–100.

S. Jarius und B. Wildemann. „Aquaporin-4 Antibodies (NMO-IgG) as a Serological Marker of Neuromyelitis Optica: A Critical Review of the Literature". In: *Brain Pathol.* 23.6 (2013), S. 661–683.

D. P. Kidd. „Sarcoidosis of the central nervous system: clinical features, imaging, and CSF results.“ eng. In: *Journal of neurology* 265 (8 Aug. 2018), S. 1906–1915.

A. Krumholz und B. J. Stern. „Neurologic manifestations of sarcoidosis.“ In: *Handbook of clinical neurology* 119 (2014), S. 305–333.

H. J. MacLean und M. Abdoli. „Neurosarcoidosis as an MS Mimic: The trials and tribulations of making a diagnosis.“ eng. In: *Multiple sclerosis and related disorders* 4 (5 Sep. 2015), S. 414–429.

Multiple sclerosis. 28. Feb. 2020. url: https : / / en. wikipedia. org / wiki / Multiple_sclerosis.

J. Oechtering u. a. „Intrathecal Immunoglobulin M Synthesis is an Independent Biomarker for Higher Disease Activity and Severity in Multiple Sclerosis.“ In: *Annals of neurology* 90 (3 Sep 2021), S. 477–489.

C. Otto, O. Wengert, N. Unterwalder, C. Meisel und K. Ruprecht. „Analysis of soluble interleukin-2 receptor as CSF biomarker for neurosarcoidosis.“ eng. In: *Neurology, neuroimmunology & neuroinflammation* 7 (4 Juli 2020).

S. Ozakbas, B. P. Cinar, P. Ozcelik, H. Baser und G. Kosehasanogullari. „Intrathecal IgM index correlates with a severe disease course in multiple sclerosis: Clinical and MRI results.“ eng. In: *Clinical neurology and neurosurgery* 160 (Sep. 2017), S. 27–29.

C. Pfuhl u. a. „Intrathecal IgM production is a strong risk factor for early conversion to multiple sclerosis.“ eng. In: *Neurology* (Sep. 2019).

C. H. Polman, S. C. Reingold, B. Banwell, M. Clanet, J. A. Cohen, M. Filippi, K. Fujihara, E. Havrdova, M. Hutchinson, L. Kappos u. a. „Diagnostic criteria for multiple sclerosis: 2010 revisions to the McDonald criteria“. In: *Ann. Neurol.* 69.2 (2011), S. 292–302.

H. Reiber, S. Ungefehr und C. Jacobi. „The intrathecal, polyspecific and oligoclonal immune response in multiple sclerosis“. In: *Mult.Scler.* 4.3 (Juni 1998), S. 111–117.

K. Ruprecht und H. Tumani. „Liquordiagnostik bei Multipler Sklerose“. In: *Der Nervenarzt* 87.12 (2016), S. 1282–1287.

A. Sena, P. Rosado, V. Ferret-Sena, J. Coimbra, E. Schuller und C. J. Sindic. „Multiple sclerosis and intrathecal IgA synthesis.“ In: *Acta neurologica Belgica* 97 (1 März 1997), S. 36–38. ppublish.

A. J. Thompson u. a. „Diagnosis of multiple sclerosis: 2017 revisions of the McDonald criteria. freed“. In: *The Lancet. Neurology* 17 (2 Feb. 2018), S. 162–173.

C. Trebst, S. Jarius, A. Berthele, F. Paul, S. Schippling, B. Wildemann, N. Borisow, I. Kleiter, O. Aktas, T. Kümpfel u. a. „Update on the diagnosis and treatment of neuromyelitis optica: recommendations of the Neuromyelitis Optica Study Group (NEMOS)“. In: *J. Neurol.* 261.1 (2014), S. 1–16.

H. Tumani u. a. „Revised McDonald criteria: the persisting importance of cerebrospinal fluid analysis.“ eng. In: *Ann. Neurol.* 70.3 (Sep. 2011), 520, author reply 521.

P. Ungprasert, E. M. Carmona, C. S. Crowson und E. L. Matteson. „Diagnostic Utility of Angiotensin-Converting Enzyme in Sarcoidosis: A Population-Based Study.“ In: *Lung* 194 (1 Feb. 2016), S. 91–95.

P. Ungprasert und E. L. Matteson. „Neurosarcoidosis.“ eng. In: *Rheumatic diseases clinics of North America* 43 (4 Nov. 2017), S. 593–606.

M. Vrethem, I. Fernlund, J. Ernerudh und S. Ohman. „Prognostic value of cerebrospinal fluid IgA and IgG in multiple sclerosis.“ eng. In: *Multiple sclerosis (Houndmills, Basingstoke, England)* 10 (4 Aug. 2004), S. 469–71.

P. J. Waters u. a. „A multicenter comparison of MOG-IgG cell-based assays“. eng. In: *Neurology* 92.30728305 (März 2019), e1250–e1255.

M. S. Weber, T. Derfuss, I. Metz und W. Brück. „Defining distinct features of anti-MOG antibody associated central nervous system demyelination“. eng. In: *Therapeutic advances in neurological disorders* 11.29623106 (März 2018), DOI: 1756286418762083.

E. A. Yeh und I. Nakashima. „Live-cell based assays are the gold standard for anti-MOG-Ab testing.“ eng. In: *Neurology*. Bd. 92. United States, März 2019, S. 501–502.

9. Autoimmun-Erkrankungen

A. Regeniter

9.1. Guillain-Barré-Syndrom

Das Guillain-Barré-Syndrom (GBS) ist eine akute Polyradikuloneuropathie mit schnell auftretender Muskelschwäche, bei der das Immunsystem das periphere Nervensystem beschädigt. Es ist selten, betrifft beide Geschlechter und die Häufigkeit liegt bei ein oder zwei Fällen pro 100.000 Menschen im Jahr (Wijdicks und Klein, 2017). Die anfänglichen Symptome sind in der Regel sensible Störungen oder Schmerzen kombiniert mit einer in Füssen und Händen beginnenden Muskelschwäche, die sich oft beidseitig auf die Arme und den Oberkörper erstreckt. Die Symptome entwickeln sich innerhalb von Stunden bis zu einigen Wochen. Während der akuten Phase kann die Erkrankung lebensbedrohlich sein. Etwa 15 % der Patienten entwickeln eine Insuffizienz der Atemmuskulatur, die eine mechanische Beatmung erfordert. Zudem entwickeln einige Patienten Störungen des autonomen Nervensystems, die zu gefährlichen Anomalien in Herzfrequenz und Blutdruck führen können.

Die Ursache ist unbekannt. Wahrscheinlich handelt es sich um eine Autoimmunerkrankung, welche durch eine Infektion, weniger häufig durch chirurgische Eingriffe oder eine Impfung ausgelöst bzw. begünstigt wird und in Folge die Myelinisation der peripheren Nerven beschädigt. Die Diagnose wird anhand der typischen Symptome, dem Nachweis von Nervenleitungsblockaden und dem typischen Liquorbefund gestellt.

Charakteristisch für das Guillain-Barré-Syndrom sind ein erhöhter Liquor-Proteingehalt meist grösser als 0,55 g/l und eine Zellzahl von weniger als 10 Leukozyten („albuminozytologische Dissoziation").

Erhöhte Proteinkonzentrationen im Liquor werden in etwa 50 % der Patienten in den ersten 3 Tagen nach Beginn der Schwäche gefunden und bei 80 % der Patienten innerhalb der ersten Woche. Aber auch bei bereits geschwächten Patienten kann der Liquorbefund in der Anfangsphase noch unauffällig sein.

Bei Patienten mit ausgeprägter Schwäche führt eine sofortige Behandlung mit intravenösen Immunglobulinen oder Plasmapherese zusammen mit unterstützender Pflege in der Mehrheit der Fälle zu einer guten Erholung. Die Rekonvaleszenz kann Wochen bis Jahre dauern. Etwa ein Drittel behält eine bleibende Schwäche und es sterben etwa 7,5 % der Betroffenen.

9.1.1. Subtypen des Guillain-Barré-Syndroms

Vom GBS gibt es weitere Subtypen, die sich im Verteilungsmuster und Ausmass der Schwäche, dem Nachweis von Nervenleitungsblockaden in der Elektrophysiologie und dem Vorhandensein bestimmter Antikörper unterscheiden.

▶ Landry-Paralyse

Dies ist eine sich rasch entwickelnde Polyradikulitis mit aufsteigenden schlaffen Lähmungen, bei der innerhalb von wenigen Stunden eine künstliche Beatmung notwendig wird.

▶ Miller-Fisher-Syndrom

Diese seltene Variante des GBS ist gekennzeichnet durch Augenmuskellähmungen, Areflexie und schwere Koordinationsstörungen (Ataxie). Erhöhte Serum-GQ1b-Antikörper sind spezifisch und bei neun von zehn Menschen nachweisbar; Bestimmungen im Liquor haben keinen weiteren Nutzen (Spatola u. a., 2016).

▶ Akute motorische axonale Neuropathie (AMAN)

Hier ist nicht nur die Nervenhülle (Myelinscheide), sondern auch der innere Nervenanteil (Axon) betroffen. Die Prognose der seltenen Varianten ist hinsichtlich einer kompletten Heilung ungünstiger.

▶ Chronisch-inflammatorisch-demyelinisierende Polyradikuloneuropathie (CIDP)

Diese ist im Anfangsstadium nicht von einem Guillain-Barré-Syndrom zu unterscheiden, dauert aber länger als acht Wochen an und reagiert auf die Therapie mit Glukokortikoiden. Zur Labordiagnostik eignet sich auch der GM1-Antikörpernachweis im Serum.

▶ Multifokale motorische Neuropathie

Dies ist eine erworbene, langsam progrediente Erkrankung motorischer Nerven ohne Beteiligung sensibler oder vegetativer Nervenfasern. Oft lassen sich Gangliosid-GM1-Antikörper nachweisen.

Erkrankung	Nervenbeteiligung	Antikörper*
AIDP: Akut-entzündlich-demyelinisierende Polyneuropathie		
Senso-motorisches GBS, meist kombiniert mit Kranialnerven-Defekten und autonomer Dysfunktion	Demyelinisierende Polyneuropathie	Variabel
AMAN: Akute axonale motorische Neuropathie		
Rein motorisch; Kranialnerven selten beteiligt	Axonale Polyneuropathie, normale sensorische Aktionspotentiale	GM1a, GM1b, GD1a, GalNAc-GD1a
AMSAN: Akut-sensorisch-motorische Neuropathie		
Ähnlich wie bei ausgeprägtem AMAN, sensorische Fasern betroffen	Meist normal, mitunter Armabnormalien, hauptsächlich axonales Muster	GM1, GD1a
Pharyngeal–Zervikal-Brachiale Variante		
Ausgeprägte oropharyngeal-faziale, Hals-Schulter-Muskel Schwäche	Axonale Polyneuropathie, sensorische Aktionspotentiale reduziert oder fehlend	GT1a > GQ1b >> GD1a
Miller-Fisher-Syndrom		
Ataxie, Ophthalmoplegie, Areflexie, Frauen zu Männer 2:1	Meist normal; diskrete sensorische Veränderungen oder Nachweis des H-Reflex (Kuwabara u. a., 2017)	GQ1b, GT1a

Tab. 9.1: Subtypen des Guillain-Barré-Syndroms.
*hauptsächlich IgG-Antikörper (Van Den Berg u. a., 2014).

9.1.2. Gangliosid-Antikörper im Serum

Die Gangliosid-Antikörper (AK)-Bestimmung *im Serum* ist differentialdiagnostisch oft hilfreich. Bestimmungen *im Liquor* haben keinen weiteren Nutzen (Spatola u. a., 2016). Deutlich erhöhte Anti-Gangliosid-GM1-AK-Titer können insbesondere bei der multifokalen motorischen Neuropathie (50-90 %) gefunden werden, wogegen beim GBS und Polyneuropathien hohe Titer seltener auftreten (5-30 %).

Bei sensiblen Neuropathien treten hohe Titer in weniger als 5 % auf, bei Normalpersonen in weniger als 1 %. Auch beim Guillain-Barré-Syndrom werden GM1-Antikörper gebildet. Für das Miller-Fisher-Syndrom sind dagegen GQ-1b-Antikörper mit hoher Sensitivität und Spezifität richtungsweisend. Die klassische amyotrophe Lateralsklerose ist Antikörper-negativ.

9.2. Systemischer Lupus erythematodes mit ZNS-Beteiligung

Der systemische Lupus erythematodes (SLE) ist eine rheumatische, meist schubartige Erkrankung aus der Gruppe der Kollagenosen, bei der Autoantikörper gegen Blut-, Nerven- oder Endothelzellen gebildet werden. Die Häufigkeit der Erkrankung beträgt in Europa ca. 25-27 pro 100.000 Einwohner, in Deutschland etwa 37 pro 100.000 (Brinks u. a., 2014).

Manifestationen des Zentralnervensystems treten bei ca. 15-50 % der SLE-Patienten auf und sind oft variabel und meist unspezifisch. Berichtet wurden Kopfschmerzen, Krampfanfälle, Psychosen, Mononeuritis multiplex, periphere oder kraniale Neuropathien, und akute Verwirrtheit.

Die Literatur zu den Befunden im Liquor ist uneinheitlich. Ein neuropsychiatrischer Lupus erythematodes (NPL) zeigt wohl am häufigsten eine intrathekale IgM-Synthese, gefolgt von einer intrathekalen IgG-Synthese. Seltener ist eine intrathekale IgA-Synthese. Eine 2- bis 3-Klassen-Reaktion kann vorliegen (Hirohata u. a., 1985). Die Hälfte der Patienten haben eine leichte lymphozytäre Pleozytose und eine leichte Störung der Blut-Liquor-Schranke. In 30-80 % der Patienten konnten oligoklonale Banden nachgewiesen werden. Oligoklonales IgG scheint unter einer Therapie mit Kortikosteroiden beim NPL im Gegensatz zur multiplen Sklerose möglicherweise zu verschwinden (McLean u. a., 1995). Eine intrathekale Antikörpersynthese gegen Herpes simplex und/oder Varicella zoster fand sich bei einem Drittel der NPL-Patienten und wird mit einer unspezifischen B-Zell-Stimulation – ähnlich der MRZ-Reaktion bei Multipler Sklerose – erklärt (Ernerudh u. a., 1985). Glukosequotient und Laktat sind in der Regel im Referenzbereich (Reske, Petereit und Heiss, 2005).

Serum-IgG-Antikörper gegen phosphorylierte ribosomale (P-ribosomale) Proteine wurden mit neuropsychiatrischen Manifestationen bei systemischem Lupus erythematodes in Verbindung gebracht. Positive (Hanly u. a., 2008; Briani u. a., 2009) aber auch negative Korrelationen wurden beschrieben (Karassa u. a., 2006).

Liquorparameter	Häufige Gemeinsamkeiten	Differentialdiagnose
Zellzahl	Normal bis 50/µl	>50/µl, evtl. NS, selten NPL
Zytologie	Lympho-Monozytär	Granulozyten: NB
Blut-Liquor-Schranke	Normal bis leicht gestört	Mittel-schwere Störung: NS, NPL
Glukosequotient	Normal	Erniedrigt; evtl. bei NS
Laktat	Normal	Eventuell bei NS erhöht
Oligoklonale Banden	In der Regel vorhanden	Fehlend; atypisch bei MS
		Sicca-Syndrom, Schirmer-Test,...
		SS-A (Ro)/SS-B Antikörper, SJS

Tab. 9.2: Liquorbefunde bei Multipler Sklerose (**MS**), Neurosarkoidose (**NS**), Lupus erythematodes (**NPL**), Neuro-Behçet (**NB**) und Sjögren-Syndrom (**SJS**) (Reske und Petereit, 2004).

9.3. Autoimmunbedingte Enzephalitiden

Immunvermittelte Enzephalitiden bilden spezifische Autoantikörper gegen Bestandteile von Nervenzellen. Neben paraneoplastischen autoimmunbedingten Enzephalitiden (Anti-Hu, -Yo, -Ri) sind insbesondere bei limbischen Enzephalitiden mehrere spezifische Antikörper gegen zellmembrangebundene Proteine und Proteinkomplexe identifiziert worden. Klinisch sind sie einer infektiösen Enzephalitis ähnlich und für bis zu 10 % aller Enzephalitisfälle verantwortlich. Oft steht eine Schädigung des limbischen Systems im Vordergrund („limbische Enzephalitis"). Da klinisch Gedächtnisstörungen, Wesensveränderungen und epileptische Anfälle auftreten können, können limbische Enzephalitiden mit psychiatrischen Erkrankungen verwechselt werden.

Die spezifischen Antikörper binden membrangebundene Ionenkanäle, Rezeptoren oder andere synaptische Proteine. Antikörper gegen spannungsabhängige Kaliumkanal (*Voltage-Gated-Potassium-Channels*

– VGKCs)-Komplexe sind schon länger bekannt. Zwei spezifische Antikörper (LGI1 sowie CASPR2) führen zu charakteristischen klinischen Syndromen.

Zusätzlich gibt es unspezifische oder noch nicht zugeordnete Antikörper, die an den gleichen VGKC-Komplex binden. Weiterhin wurden NMDA-Rezeptor-, AMPA-Rezeptor-, GABAB-Rezeptor-, Glycin-Rezeptor- (GlyR) und weitere Antikörper identifiziert. Die meisten dieser durch Antikörper hervorgerufenen Enzephalitiden können zwar als paraneoplastisches Syndrom mit Tumoren assoziiert sein; sie treten aber häufiger auch ohne Tumor als Ursache auf und werden auch bei Kindern beobachtet.

Die Antikörper sollten im Panel bestimmt werden, da sich positive Befunde gegen mehr als einen spezifischen Antikörper zeigen können. Die Serum-Konzentrationen sind variabel und häufig ohne Korrelation zur Aktivität der Erkrankung. Liquor-Antikörper sind konstanter. Insbesondere bei Patienten mit einer chronisch aktiven antikörpergebundenen Enzephalitis fehlt häufig der Antikörper-Nachweis im Serum, während diese im Liquor weiterhin vorhanden sind. Diese Antikörper können auch nach überstandener Erkrankung über Monate und Jahre mit abnehmender Tendenz nachweisbar bleiben. Zur Verlaufskontrolle sollten die Antikörper sowohl im Serum wie Liquor bestimmt werden. So können chronische Symptome eher beurteilt werden (aktive Grunderkrankung versus „ausgebrannte" Enzephalitis).

Paraneoplastische neurologische Syndrome werden in klassische (Häufigkeit 78 %) und nichtklassische Syndrome unterteilt.

9.3.1. Klassische paraneoplastische neurologische Syndrome

Klassische PNS finden sich vorwiegend bei älteren Menschen und umfassen charakteristische, oft zur Diagnose führende Symptomkonstellationen, die definierte Kriterien erfüllen. Ursache sind Antikörper gegen intrazelluläre neuronale Antigene, die zu über >95 % tumorassoziiert sind (Graus, Delattre u. a., 2004). Sie zeigen einen subakuten Verlauf, sind schlecht zu therapieren und werden oft bereits vor der Entdeckung eines Tumors nachgewiesen. Es liegt eine Kreuzreaktion zwischen intrazellulären onkoneuralen Antigenen und neuronalen Strukturen vor.

Antikörper gegen neuronale Oberflächenstrukturen und synaptische Proteine bei jungen und älteren Patienten, die Syndrome mit progredienten Gedächtnis- und Bewusstseinsstörungen, Psychosen, Anfällen, teils bizarren Bewegungsstörungen oder rascher demenzieller Entwicklung zeigen, sind nicht immer auf einen Tumor zurück zu führen. Etwa 4 % aller Enzephalitisfälle werden durch eine Anti-NMDA-Rezeptor-Enzephalitis verursacht.

Antikörper gegen membrangebundene Proteine sind primär an der Entstehung der mit ihnen assoziierten Enzephalitiden beteiligt. Aufgrund pathophysiologischer Überlegungen erfolgt deshalb zunehmend die Unterscheidung zwischen Syndromen mit Antikörpern gegen intrazelluläre onkoneurale Antigene und Erkrankungen mit Antikörpern gegen membrangebundene Rezeptoren bzw. ionenkanalassoziierte Proteine (Graus, Saiz u. a., 2010). Hochspezifische Antikörper werden bei bis zu 80 % der PNS-Patienten nachgewiesen (Giometto u. a., 2010); bei mehr als 30 % der Fälle finden sich intraindividuell mehrere Antikörper (Vernino u. a., 2000). Der Nachweis antineuronaler Antikörper bei einem neurologischen Syndrom ermöglicht sogar ohne Tumornachweis die Diagnose eines PNS (Graus, Delattre u. a., 2004). Bei der Anti-NMDA-R-Enzephalitis ist bei etwa 15 % der Antikörpernachweis nur im Liquor möglich, die Antikörperkonzentrationen im Serum können therapiebedingt schwanken (Titulaer u. a., 2013). Die Untersuchung von Liquor dient auch zum Ausschluss einer infektiösen Ursache oder einer Meningeosis neoplastica.

Der Liquorbefund bei paraneoplastischen neurologischen Syndromen in Assoziation mit Antikörpern gegen intrazelluläre Antigene ist in über 90 % auffällig (Pleozytose, Schrankenstörung) und zeigt vor allem bei ZNS-Beteiligung eine oligoklonale intrathekale IgG-Synthese (Psimaras u. a., 2010). Bei Autoimmunenzephalitiden, insbesondere bei Antikörpern gegen LGI1 und CASPR2, kann der Liquorbefund auch unauffällig sein (Lancaster u. a., 2011).

9.3.2. Nichtklassische paraneoplastische Syndrome

Antikörper	Paraneoplastische neurologische Syndrome	Häufige Tumore
Gut charakterisierte onkoneurale Antikörper		
Hu (ANNA-1)	PKD, SSN, LE, PEM, OMS, autonome Neuropathie/chronische gastrointestinale Pseudo-Obstruktion, Hirnstamm-Enzephalitis, Myelitis, Retinopathie, sensomotorische Neuropathie	SCLC > nicht-kleinzelliges Ca der Lunge, Prostata-Ca, Seminom, Thymom, Neuroblastom
Ri (ANNA-2)	Hirnstamm-Enzephalitis/Rhombenzephalitis, OMS, PKD, LE, PEM, Myelopathie/Myelitis, Kieferdystonie, Neuropathie	Mamma-Ca > SCLC, nicht-kleinzelliges Bronchial-Ca, Neuroblastom und Medulloblastom
Yo (PCA-1)	PKD, Neuropathie, selten: Hirnstamm-Enzephalitis, Myelopathie	Ovarial- > Uterus-, Mamma-, Tuben-Ca; Einzelfälle: Lymphom, Adeno-Ca der Lunge und Parotis
CV2 (CRMP5)	PKD, LE, PEM, Hirnstamm-Enzephalitis, Myelitis/nekrotisierende Myelopathie, Optikusneuritis, Retinopathie, gastrointestinale Pseudo-Obstruktion, Polyneuropathie, SSN, Chorea	SCLC > nicht-kleinzelliges Ca der Lunge, Thymom/Thymus-Ca, Uterus-Ca
Ma1	Rhombenzephalitis, PKD, PEM, LE, OMS, hypothalamische Dysfunktion, Neuropathie	Bronchial-, Mamma-, Kolon- und Parotis-Ca
Ma2 (Ta)	LE, seltener PKD, Symptome des Dienzephalon und des oberen Hirnstamms, Myeloradikulopathie, sensomotorische Neuropathie, OMS	Hoden-Ca/Keimzelltumoren
Amphiphysin	Stiff-person-Syndrom, PEM, PKD, LE, sensible/motorische Neuropathie, nekrotisierende Myelopathie, SSN, chronische gastrointestinale Pseudo-Obstruktion	Mamma-Ca, SCLC, Colon-Ca, M. Hodgkin, Thymom
Recoverin	Retinopathie	SCLC > nicht-kleinzelliges Bronchial-, Mamma- und Endometrium-Ca
Tr^{α}	PKD	Morbus Hodgkin, Non-Hodgkin-Lymphome
SOX1 (AGNA)	LEMS, LE, PKD, Hirnstamm-Enzephalitis, Neuropathie	SCLC, selten andere Lungen-Ca und Bronchialkarzinoid; auch bei nicht-paraneoplastischen Autoimmun-Neuropathien
„Teilweise charakterisierte“ antineuronale Antikörper		
Titin	Myasthenia gravis	Thymom
PCA-2	PKD, LE, Hirnstamm-Enzephalitis, autonome Neuropathie, LEMS	SCLC
ANNA-3	PKD, Neuropathie, LE, Myelopathie, Hirnstamm-Enzephalitis, SSN	SCLC, Adeno-Ca
Zic4	PKD	SCLC; selten: Adeno-Ca der Lunge, Neuroblastom, Merkel-Zell-Tumor, Ovarial-Ca
Ca/ARHGAP26	PKD, z..T. mit kognitiven Defiziten	4 Fälle, nur eine Patientin mit Ovarial-Ca
GAD	Stiff-Person-Syndrom, Temporallappen-Epilepsie, LE (oft mit $GABA_B$-R-Antikörpern), Ataxie	Selten paraneoplastisch (Thymom, Nieren-, Mamma- und Colon-Ca)

Tab. 9.3: Antineuronale Antikörper (Stich und Rauer, 2014). **Tr^{α}:** gegen (extrazelluläres) neuronales Antigen gerichtet, *„extracellular delta/notch-like epidermal growth factor-related receptor“*, **Ca:** Karzinom, **LE:** limbische Enzephalitis, **OMS:** Opsoklonus-Myoklonus-Syndrom, **PEM:** paraneoplastische Enzephalomyelitis, **PKD:** paraneoplastische Kleinhirndegeneration, **SCLC:** *„small cell lung cancer“*, **SSN:** subakute sensorische Neuropathie.

Antigen	LGI1	CASPR2	NMDA-R	AMPA-R	$GABA_B$-R	VGCC	Glycin-R	mGluR5	D2-R	nACh-R
Alter (Median)	30-80 (60)	46-77 (60)	1-85 (21)	38-87 (60)	24-75 (62)	63 (bei PKD)	5-69 (43)	35	2-15 (6)	20-76 (58)
w/m	1:2	1:4	4:1	9:1	1:1	0:16 (bei PKD)	6:5	1:2	1:1	Ca. 2:1
Häufigkeit	30 %	4 %	55 %	4 %	5 %	n.b.	2 %	3 Fälle	12 Fälle	n.b.
Syndrome	Faziobrachiale dystone Anfälle, LE, Myoklonien, Hyponatriämie, REM-Schlafstörungen	LE, Morvan-Syndrom, Neuromyotonie, autonome Störungen, Polyneuropathie	Prodomalstadium, Psychiatrische Symptome, Anfälle, mnestische Störungen, Hyperkinetische Dyskinesien, autonome Störungen, Vigilanzminderung	LE, Anfälle, atypische Psychosen	LE, Anfälle, orolinguale Dyskinesien	LEMS, Myelo- u. Neuropathie, autonome Dysfunktion, zerebelläre Ataxie/PKD	Stiff-person-Syndrom, PERM, Hyperekplexie, LE, Anfälle, Myelopathie	Ophelia-Syndrom, Myoklonien	Bewegungsstörungen (Parkinsonoid, Chorea, Dystonie, Tourette-Syndrom), Hypersomnie, psych. Auffälligkeiten	Autonome Neuropathie, chronische gastrointestinale Pseudo-Obstruktion, Enzephalitis, Posturales Tachykardiesyndrom
Tumor	<10–20 % Bronchial-Ca, Thymom	<20-40 % Bronchial-Ca, Thymom	10-50 % (altersabhängig) Ovarialteratom	70 % Bronchial-, Mamma-Ca, Thymom	60 % Bronchial-Ca, neuroendokrine Tumoren	n.b. Bronchial- u. Mamma-Ca, gyn. Adeno-Ca	Etwa 10 % Lymphome, Thymom	3/3 M. Hodgkin	Keine Tumoren,	Etwa 30 % Thymom, Blasen-, Mamma-, Bronchial-, Rektum-Ca, Lymphom
MRT:T2/ FLAIR mesiotemporale Hyperintensitäten	>80 %	Etwa 40 % (bei LE)	Etwa 33 % z. T. auch über mesiotemporal hinausgehende Hyperintensitäten	90 %	>60 %	n.b.	Etwa 10 %	Etwa 50 %	50 % (Basalganglien)	n.b.
Entz. Liquor Pleozytose/OKB	40 %	25 %	79 %	90 %	90 %	n.b.	z. T. OKB	3/3	9/12	n.b.
Rezidive	Selten	Wahrscheinlich häufig	Etwa 12 %	50 %	Selten	n.b.	n.b.	n.b.	n.b.	n.b.

Tab. 9.4: Antineuronale Antikörper gegen Oberflächenantigene (Stich und Rauer, 2014). **AMPA-R:** a-Amino-3-Hydroxy-5-Methyl-4-Isoxazol-Propion-Säure-Rezeptor, **Ca:** Karzinom, **CASPR2:** *contactin-associated protein-like* 2, **D2R:** Dopamin-2-Rezeptor, **GABA-R:** γ-Amino-Buttersäure-Rezeptor gegen (extrazelluläres) neuronales Antigen gerichtet, *„extracellular delta/notch-like epidermal growth factor-related receptor"*, **Glycin-R:** Glycin-Rezeptor, **LE:** limbische Enzephalitis, **LEMS:** Lambert-Eaton-Myasthenie-Syndrom, **LGI1:** *leucine-rich glioma inactivated* 1, **mGluR5:** metabotroper Glutamatrezeptor 5, **n.b.:** nicht bekannt, **nACh-R:** nikotinerger ganglionärer Acetylcholin-Rezeptor, **NMDA-R:** N-Methyl-D-Aspartat-Rezeptor, **OKB:** oligoklonale Banden, **PERM:** progressive Enzephalomyelitis mit Rigidität und Myoklonus, **PKD:** paraneoplastische Kleinhirndegeneration, **REM:** *rapid-eye-movement*, **VGCC:** *voltage-gated calcium channel.*

Nichtklassische paraneoplastische neurologische Syndrome wie beispielsweise sensomotorische Neuropathien, Optikusneuritis, Hirnstammenzephalitis und das paraneoplastische Stiff-Person-Syndrom sind nur schwer von den wesentlich häufigeren „idiopathischen" Erkrankungen zu differenzieren. Diagnostisch richtungsweisend für ein PNS sind in diesen Fällen, neben der subakuten Manifestation, die zeitliche Assoziation mit einer Tumorerkrankung und/oder der zusätzliche Nachweis onkoneuraler Antikörper (Graus, Delattre u. a., 2004). Bis zu 5 % der Fälle einer Aquaporin-4-Antikörper-positiven Neuromyelitis optica sind paraneoplastischer Genese, sodass in diesem Fall zumindest bei entsprechender Disposition für eine Tumorerkrankung (Alter, Raucheranamnese), ein Tumorscreening erforderlich ist (Pittock und Lennon, 2008).

9.3.3. Autoimmunenzephalitiden: Basis-Diagnostik

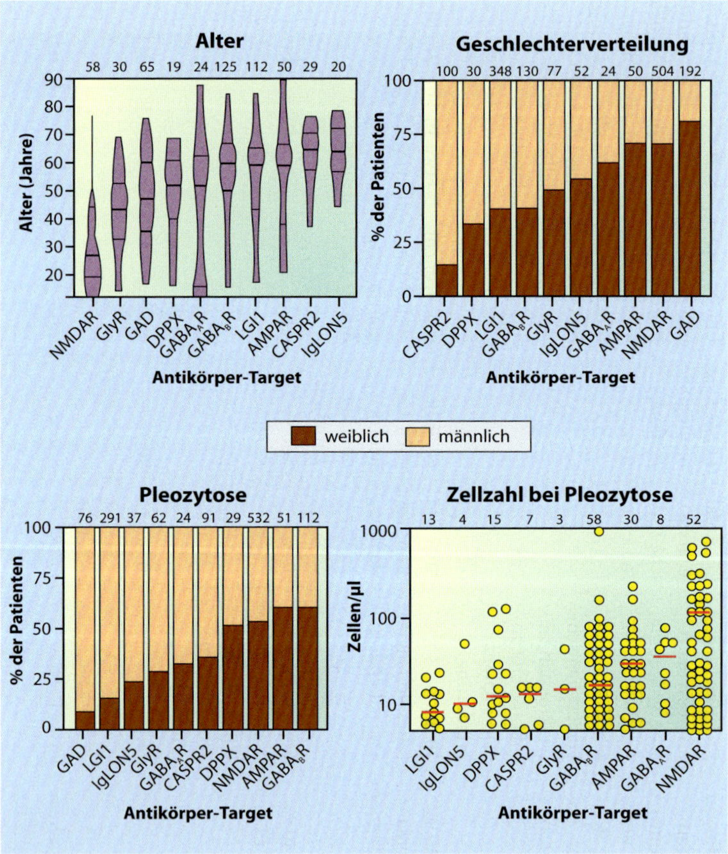

Abb. 9.1: Charakteristika von Autoimmunerkrankungen (modif. n. Blinder und Lewerenz, 2019).

Autoimmunenzephalitiden betreffen jährlich etwa eine von 100.000 Personeen. Es handelt sich um entzündliche Erkrankungen des ZNS, die durch den Nachweis antineuronaler Antikörper weiter charakterisiert werden können. Bei einem Grossteil der Patienten können distinkte IgG-Autoantikörper im Serum und/oder Liquor nachgewiesen werden. Zu den diagnostischen Kriterien gehören auch die Ergebnisse der Basis-Liquor-Untersuchung. Die Ergebnisse sind aufgrund der Immunpathophysiologie sehr unterschiedlich. In einer Metaanalyse wurden die die grundlegenden Liquorbefunde (Leukozytenzahl, das Gesamtprotein und oligoklonaler Banden) zu den 10 wichtigsten AIE-Subtypen AIE mit Antikörpern gegen NMDA-, AMPA-, Glycin-, GABA$_A$- und GABA$_B$-Rezeptoren sowie DPPX-, CASPR2-, LGI1-, IgLON5- oder Glutamat-Decarboxylase (GAD) systematisch überprüft. Sie waren für die grundlegenden Liquor-

Befunde bei den 10 verschiedenen AIE-Subtypen sehr unterschiedlich. Während bei Antikörpern gegen NMDA-, $GABA_B$- und AMPA-Rezeptoren sowie DPPX eher häufig entzündliche Liquorveränderungen gefunden wurden, war der Liquorbefund bei Vorliegen von CASPR2-, LGI1-, $GABA_A$- oder Glycinrezeptorantikörpern meist normal. Zwei Subtypen, die entweder durch GAD- oder IgLON5-Antikörper definiert wurden, passten nicht in dieses allgemeine Muster. Bei GAD-Antikörper-Nachweis waren positive OKB in Abwesenheit anderer Veränderungen typisch, während das Liquorprotein bei IgLON5-Antikörpern erhöht war (Blinder und Lewerenz, 2019).

- NMDA-, $GABA_B$-, AMPA- und DPPX-Rezeptor-Antikörper:
  - häufig entzündliche Veränderungen
- CASPR2-, LGI1-, $GABA_A$- oder Glyzin-Rezeptor-Antikörper:
  - selten entzündliche Veränderungen
- GAD- oder IgLON5-Rezeptor-Antikörper:
  - häufig vor einem Tumor nachweisbar
  - GAD: Liquor-Zellzahl/Protein normal, OKB nachweisbar
  - IgLON5: Liquorprotein erhöht, keine Pleozytose oder OKB

Tab. 9.5: Unterschiedliche Resultate der Liquorbasisdiagnostik je nach vorliegendem Auto-Antikörper.

9.3.4. Anti-NMDA-Rezeptor-Enzephalitis

Dies ist die häufigste Autoimmunenzephalitis. Etwa 80 % der meist jungen Patienten sind weiblich. Die Erkrankung manifestiert sich mit neuropsychiatrischen Symptomen (Dalman u. a., 2019). Der Liquorbefund ist in ca. 79 % der Fälle auffällig und zeigt eine Pleozytose und/oder oligoklonale Banden (Titulaer u. a., 2013). Eine Paraneoplasie findet sich bei ca. 40 %. Es handelt sich fast immer um Ovarialteratome bei Frauen im gebärfähigen Alter. Die Prognose ist adäquat behandelt gut, auch bei protrahierten Verläufen kommt es in ca. 80 % zu einer Remission.

Antikörper bestätigen die Diagnose. Ein Fehlen von Antikörpern bei Patienten mit klinisch hochgradigem Verdacht auf eine Autoimmunenzephalitis spricht aber nicht gegen ein Vorliegen dieser Erkrankung oder das Ansprechen einer Immuntherapie.

9.3.5. Anti-LGI1-Rezeptor-Enzephalitis

Die Anti-LGI1-Enzephalitis betrifft insbesondere Männer im mittleren bis höheren Lebensalter und manifestiert sich am häufigsten mit epileptischen Anfällen. Weitere Hauptsymptome sind kognitive Einschränkungen, häufig auch eine rasch einsetzende Störung des Kurzzeitgedächtnis und psychiatrische Auffälligkeiten, die auch vor den Anfällen auftreten können (Bing-Lei u. a., 2019).

9.3.6. MOG-Antikörper

MOG-Antikörper sind bei bis einem Drittel der Kinder mit einer neuroinflammatorischen monophasischen oder rezidivierenden Erkrankung nachweisbar. ZNS-entzündliche Demyelinisierungsstörungen inklusive der Neuromyelitis-optica-Spektrumerkrankungen, ADEM (Akute disseminierte Enzephalomyelitis), Optikusneuritis (rezidivierend mit mehr als einer Episode) und transversalen Myelitis sind häufig mit Immunglobulin G gegen Aquaporin-4 oder MOG (Myelin-Oligodendrozyten-Glykoprotein) assoziiert. Bei Patienten mit diesen Erkrankungen wurde häufig fälschlicherweise eine Multiple Sklerose diagnostiziert. Aktuelle Erkenntnisse zeigen, dass MS-, MOG-IgG- und AQP4-IgG-assoziierte Erkrankungen klinische, radiologische, pathologische und prognostische Unterschiede aufweisen (☞ Tab. 8.2). MOG-IgG-assoziierte Erkrankungen können bei Kindern eine höhere Prävalenz aufweisen, sind häufig rezidivierend und äussern sich häufig als Optikusneuritis. Aseptische Menigitiden sind als Erstmanifestation beschrieben worden, die auf eine Steroidtherapie ansprachen (Nagabushana u. a., 2019; Suzuki u. a., 2019) MOG-Titer korrelieren mit der Krankheitsaktivität und dem Behandlungsstatus. Bei einem monophasischen Krankheitsverlauf wird in der Regel ein abnehmender Titer festgestellt, und die Umwandlung in nicht mehr nachweisbare Antikörper, die innerhalb von etwa 8 bis 36 Monaten nach einem akuten Ereignis erfolgt, war mit keinen weiteren Rückfällen verbunden. MOG-Antikörper können jedoch auch nach einigen Jahren wieder positiv werden. Bei Kindern sind persistierende MOG-Antikörper mit hohem Titer (z. B. über 24 Monate) mit einem Rückfallrisiko verbunden (Wynford-Thomas u. a., 2019).

9.3.7. Anti-IgLON 5-Antikörper

Diese 2014 entdeckte, Antikörper-vermittelte Erkrankung ist durch eine komplexe neurologische Störung mit Schlaf-, Bewegungs- sowie neuroimmunologischen und neurodegenerativen Aspekten gekennzeichnet. Andere neurologische Merkmale (Bulbärsymptome, Gangstörungen, kognitive Dysfunktion) sind häufig. Die Diagnose wird meist nach dem 60. Lebensjahr gestellt, beide Geschlechter sind gleich häufig betroffen. Neuropathologisch finden sich verminderte Neuronen und eine Gliabildung kombiniert mit einer atypisch lokalisierten Tauopathie. Bisher ist die Pathophysiologie der Anti-IgLON5-Krankheit an der Grenze zwischen Autoimmunität und Neurodegeneration weitgehend unklar (Heidbreder und Philipp, 2018).

9.3.8. Anti-DPPX-Antikörper

Eine Untergruppe von Patienten mit Autoimmunenzephalitis entwickelt Antikörper gegen DPPX, eine wichtige regulatorische Untereinheit des Kv4.2-Kaliumkanals. Es handelt sich überwiegend um IgG1- und IgG4-Antikörper. Sie verursachen kognitive Defizite und Symptome einer Übererregbarkeit des ZNS, denen normalerweise Durchfall, weitere gastrointestinale Symptome und Gewichtsverlust vorausgehen. Die Ätiologie dieser gastrointestinalen Symptome ist unklar, kann jedoch mit der Expression von DPPX im Plexus myentericus zusammenhängen. Die Symptome führen häufig zu umfangreichen gastroenterologischen Abklärungen. Ein Zusammenhang mit malignen oder infektiösen Ursachen konnte bis jetzt gefunden werden. Die Erkrankung spricht auf eine Immuntherapie an (Hara u. a., 2017).

9.3.9. Anti-Adenylate-Kinase-5-Antikörper

Bei älteren Patienten mit subakuter anterograder Amnesie sollten systematisch Anti-Adenylate-Kinase-5-Antikörper bestimmt werden. In der Basis-Liquordiagnostik findet sich eine geringfügige Pleozytose kombiniert mit dem Nachweis von oligoklonalen Banden sowie ein erhöhtes Tau-Protein bei normalem $A\beta_{1\text{-}42}$ und Phospho-Tau (Do u. a., 2017).

- Paraneoplastische neurologische Syndrome/Autoimmun-Enzephalitiden:
  - Auftreten häufig vor einem Tumor-Nachweis
  - Intrazelluläre und Oberflächen-Antikörper-Profile sinnvoll
  - Positive Antikörperdiagnostik: beweisend
  - Negative Antikörperdiagnostik: kein Ausschluss!
  - Liquordiagnostik: Ausschluss einer Meningeosis neoplastica oder Infektion
- Intrazelluläre Antigene:
  - Tumorbehandlung im Vordergrund
- Oberflächenantigene:
  - Gutes Ansprechen auf Immun/Tumortherapie
- Paraneoplastische neurologische Syndrome ohne Tumornachweis:
  - Suche in 3- bis 6-monatigen Abständen über mindestens 4 Jahre
- Limbische Enzephalitis:
  - Liquorbefund in 60 % unauffällig
- Anti-NMDA-Enzephalitis:
  - Liquor: Pleozytose und/oder oligoklonale Banden häufig (79 %)
  - Antikörpernachweis nur im Liquor möglich in ca. 15 %

Tab. 9.6: Paraneoplastische neurologische Syndrome.

Literatur

W. Bing-Lei, Z. Jia-Hua, L. Yan, Y. Zan, B. Xin, S. Jian-Hua und W. Hui-Juan. „Three cases of antibody-LGI1 limbic encephalitis and review of literature.“ eng. In: *The International journal of neuroscience* 129 (7 Juli 2019), S. 642–648.

T. Blinder und J. Lewerenz. *Cerebrospinal Fluid Findings in Patients With Autoimmune Encephalitis-A Systematic Analysis.* eng. Switzerland, 2019.

C. Briani u. a. „Neurolupus is associated with anti-ribosomal P protein antibodies: an inception cohort study.“ eng. In: *Journal of autoimmunity* 32 (2 März 2009), S. 79–84.

R. Brinks, R. Fischer-Betz, O. Sander, J. G. Richter, G. Chehab und M. Schneider. „Age-specific prevalence of diagnosed systemic lupus erythematosus in Germany 2002 and projection to 2030.“ eng. In: *Lupus* 23 (13 Nov. 2014), S. 1407–11.

J. Dalmau u. a. „An update on anti-NMDA receptor encephalitis for neurologists and psychiatrists: mechanisms and models.“ eng. In: *The Lancet Neurology* 18 (11 Nov. 2019), S. 1045–1057.

L.-D. Do u. a. „Characteristics in limbic encephalitis with anti-adenylate kinase 5 autoantibodies.“ eng. In: *Neurology* 88 (6 Feb. 2017), S. 514–524.

J. Ernerudh, T. Olsson, F. Lindstrom und T. Skogh. „Cerebrospinal fluid immunoglobulin abnormalities in systemic lupus erythematosus.“ eng. In: *Journal of neurology, neurosurgery, and psychiatry* 48 (8 Aug. 1985), S. 807–13.

B. Giometto, W. Grisold, R. Vitaliani, F. Graus, J. Honnorat und G. Bertolini. „Paraneoplastic neurologic syndrome in the PNS Euronetwork database: a European study from 20 centers“. In: *Archives of neurology* 67.3 (2010), S. 330–335.

F. Graus, J. Delattre, J. Antoine, J. Dalmau, B. Giometto, W. Grisold, J. Honnorat, P. S. Smitt, C. Vedeler, J. Verschuuren u. a. „Recommended diagnostic criteria for paraneoplastic neurological syndromes“. In: *Journal of Neurology, Neurosurgery & Psychiatry* 75.8 (2004), S. 1135–1140.

F. Graus, A. Saiz und J. Dalmau. „Antibodies and neuronal autoimmune disorders of the CNS“. In: *Journal of neurology* 257.4 (2010), S. 509–517.

J. G. Hanly u. a. „Autoantibodies and neuropsychiatric events at the time of systemic lupus erythematosus diagnosis: results from an international inception cohort study.“ eng. In: *Arthritis and rheumatism* 58 (3 März 2008), S. 843–53.

M. Hara, H. Arino, M. Petit-Pedrol, L. Sabater, M. J. Titulaer, E. Martinez-Hernandez, M. W. J. Schreurs, M. R. Rosenfeld, F. Graus und J. Dalmau. „DPPX antibody-associated encephalitis: Main syndrome and antibody effects." eng. In: *Neurology* 88 (14 Apr. 2017), S. 1340–1348.

A. Heidbreder und K. Philipp. „Anti-IgLON 5 Disease." eng. In: *Current treatment options in neurology* 20 (8 Juni 2018), S. 29.

S. Hirohata, S. Hirose und T. Miyamoto. „Cerebrospinal fluid IgM, IgA, and IgG indexes in systemic lupus erythematosus. Their use as estimates of central nervous system disease activity." eng. In: *Archives of internal medicine* 145 (10 Okt. 1985), S. 1843–6.

F. B. Karassa u. a. „Accuracy of anti-ribosomal P protein antibody testing for the diagnosis of neuropsychiatric systemic lupus erythematosus: an international meta-analysis." eng. In: *Arthritis and rheumatism* 54 (1 Jan. 2006), S. 312–24.

S. Kuwabara, Y. Sekiguchi und S. Misawa. „Electrophysiology in Fisher syndrome." eng. In: *Clinical neurophysiology : official journal of the International Federation of Clinical Neurophysiology* 128 (1 Jan. 2017), S. 215–219.

E. Lancaster, E. Martinez-Hernandez und J. Dalmau. „Encephalitis and antibodies to synaptic and neuronal cell surface proteins". In: *Neurology* 77.2 (2011), S. 179– 189.

B. N. McLean, D. Miller und E. J. Thompson. „Oligoclonal banding of IgG in CSF, blood-brain barrier function, and MRI findings in patients with sarcoidosis, systemic lupus erythematosus, and Behcet's disease involving the nervous system." eng. In: *Journal of neurology, neurosurgery, and psychiatry* 58 (5 Mai 1995), S. 548–54.

D. Nagabushana, R. Shah, H. Pendharkar, A. Agrawal, G. B. Kulkarni, S. Rajendran, S. Alladi und A. Mahadevan. „MOG antibody seropositive aseptic meningitis: A new clinical phenotype." eng. In: *Journal of neuroimmunology* 333 (Aug. 2019), S. 476960.

S. J. Pittock und V. A. Lennon. „Aquaporin-4 autoantibodies in a paraneoplastic context". In: *Archives of neurology* 65.5 (2008), S. 629–632.

D. Psimaras, A. F. Carpentier und C. Rossi. „Cerebrospinal fluid study in paraneoplastic syndromes". In: *Journal of Neurology, Neurosurgery & Psychiatry* 81.1 (2010), S. 42–45.

D. Reske und H.-F. Petereit. „[Differential diagnosis of chronic inflammatory diseases of the central nervous system. Cerebrospinal fluid diagnosis and immunological parameters]." ger. In: *Der Nervenarzt* 75 (10 Okt. 2004), S. 945–52.

D. Reske, H.-F. Petereit und W.-D. Heiss. „Difficulties in the differentiation of chronic inflammatory diseases of the central nervous system–value of cerebrospinal fluid analysis and immunological abnormalities in the diagnosis." eng. In: *Acta neurologica Scandinavica* 112 (4 Okt. 2005), S. 207–13.

M. Spatola, R. Du Pasquier, M. Schluep und A. Regeniter. „Serum and CSF GQ1b antibodies in isolated ophthalmologic syndromes." In: *Neurology* 86.19 (19 Mai 2016), S. 1780–1784.

O. Stich und S. Rauer. „Paraneoplastische neurologische Syndrome und Autoimmunenzephalitiden". In: *Der Nervenarzt* 85.4 (2014), S. 485–501.

T. Suzuki, K. Maekawa, K. Matsuo, M. Yamasaki, M. Shibata, T. Takahashi und Y. Naito. „Aseptic Meningitis as an Initial Manifestation of Anti-myelin Oligodendrocyte Glycoprotein Antibody-associated Disease." eng. In: *Internal medicine (Tokyo, Japan)* 58 (22 Nov. 2019), S. 3319–3321.

M. J. Titulaer, L. McCracken, I. Gabilondo, T. Armangue, C. Glaser, T. Iizuka, L. S. Honig, S. M. Benseler, I. Kawachi, E. Martinez-Hernandez u. a. „Treatment and prognostic factors for long-term outcome in patients with anti-NMDA receptor encephalitis: an observational cohort study". In: *The Lancet Neurology* 12.2 (2013), S. 157–165.

B. Van Den Berg, C. Walgaard, J. Drenthen, C. Fokke, B. C. Jacobs und P. A. Van Doorn. „Guillain-Barre syndrome: pathogenesis, diagnosis, treatment and prognosis". In: *Nature Reviews Neurology* 10.8 (2014), S. 469–482.

S. Vernino, P. A. Low, R. D. Fealey, J. D. Stewart, G. Farrugia und V. A. Lennon. „Autoantibodies to ganglionic acetylcholine receptors in autoimmune autonomic neuropathies". '49n: *New England Journal of Medicine* 343.12 (2000), S. 847–855.

E. F. M. Wijdicks und C. J. Klein. „Guillain-Barre Syndrome." In: *Mayo Clin. Proc.* 92 (3 März 2017), S. 467–479.

R. Wynford-Thomas, A. Jacob und V. Tomassini. „Neurological update: MOG antibody disease". In: *Journal of Neurology* 266.5 (Mai 2019), S. 1280–1286.

10. Destruktive Prozesse

A. Regeniter

10.1. Demenz

Bei Demenzen handelt es sich um Erkrankungen, die durch kognitive Defekte und Hirnleistungsstörungen gekennzeichnet sind.

Der **Morbus Alzheimer (AD)** verursacht 50-75 % der Fälle. Dieser beginnt häufig schleichend mit dem allmählichen Auftreten von Kurzzeitgedächtnisstörungen. Später sind auch weitere kognitive Prozesse, einschliesslich Sprache, visuell-räumlicher Fähigkeiten und letztendlich auch die motorischen Funktionen betroffen. Ein fortgeschrittenes Alter ist der grösste Risikofaktor. Die Erkrankung kann jedoch auch unter 65 Jahren („*Early Onset Alzheimer's Disease*") auftreten. Die Kombination einer verminderten Amyloid- und erhöhter Tau-Konzentration im Liquor ist die typische AD-Biomarker-Konstellation (Hansson, Lehmann u. a., 2019; Lloret u. a., 2019). Auch das glymphatische System scheint bei der Demenzentwicklung eine Rolle zu spielen (☞ Kap. 1.2.1.; Benveniste u. a., 2015; Carare u. a., 2014; Ringstad u. a., 2017; Reeves u. a., 2020).

Bei der zweithäufigsten Form, der **vaskulären Demenz**, kommt es aufgrund von Durchblutungsstörungen, hervorgerufen z. B. durch Gefässverengungen, Entzündungen oder Blutungen im Gehirn, zu einem Absterben von Hirnzellen (O'Brien und Thomas, 2015).

Bei der **frontotemporalen lobären Degeneration** (FTLD) sind vorwiegend die Stirn- und Schläfenlappen des Gehirns betroffen, was klinisch Verhaltensauffälligkeiten oder Sprachstörungen hervorrufen kann. Es handelt sich um die dritthäufigste Demenz-Form bei über 65- und die zweithäufigste bei unter 65-Jährigen. Die Symptome überlappen sich erheblich mit jenen des M. Alzheimer (Bang u. a., 2015). Es gibt derzeit keine FTLD-spezifischen Biomarker, aber zur Differentialdiagnose sind die Liquor-Biomarker des M. Alzheimer hilfreich (Sheikh-Bahaei u. a., 2017). Ein vielversprechender Liquor-Marker für die Diagnose einer FTLD sind die Neurofilament-Leichtketten (NFL), eine Hauptkomponente des axonalen Zytoskeletts und ein mutmasslicher Marker einer axonalen Schädigung. Die NFL-Liquorkonzentrationen sind bei allen FTLD-Formen im Vergleich zu normalen Kontrollen stark erhöht und korrelieren mit dem Schweregrad der Erkrankung. NFL finden sich in geringeren Konzentrationen auch bei einem Morbus Alzheimer und anderen neurodegenerativen Erkrankungen (Bridel u. a., 2019).

Bei der **Lewy-Body-Demenz (DLB)** ist der grösste Risikofaktor das Alter, wobei die Patienten meist im siebten bis achten Lebensjahrzehnt klinisch auffällig werden. Es handelt sich um einen Überbegriff zweier verwandter klinischer Diagnosen, der „Demenz mit Lewy-Körperchen" und der „Parkinson-Demenz". Sie weisen zwar dieselben grundlegenden Veränderungen im Gehirn und sehr ähnliche Symptome auf, die Symptome erscheinen jedoch in unterschiedlicher Reihenfolge, je nachdem, wo die Lewy-Körperchen zuerst entstehen. Bei einer Lewy-Body-Demenz werden das Gedächtnis und die kognitiven Fähigkeiten so weit vermindert, dass alltägliche Aktivitäten beeinträchtigt werden. Die klinischen Symptome sind sehr variabel. Die Demenz tritt jedoch immer zuerst oder etwa zur gleichen Zeit wie der Parkinsonismus auf, während sie sich beim M. Parkinson erst nach mehreren Jahren entwickelt. Hier stehen der Verlust von Dopamin-produzierenden Nervenzellen und damit die dadurch hervorgerufenen motorischen Symptome im Vordergrund.

Nicht alle Menschen mit M. Parkinson entwickeln jedoch eine Demenz, und es ist derzeit unmöglich vorherzusagen, wer eine Demenz entwickeln wird. Im Liquor können die AD-Biomarker bei beiden Erkrankungen erhöht sein und sind mit einer kognitiven Beeinträchtigung assoziiert (Irwin und Hurtig, 2018).

Weitere, spezifische Biomarker stehen momentan routinemässig nicht zur Verfügung (Parnetti u. a., 2019; Atik u. a., 2016).

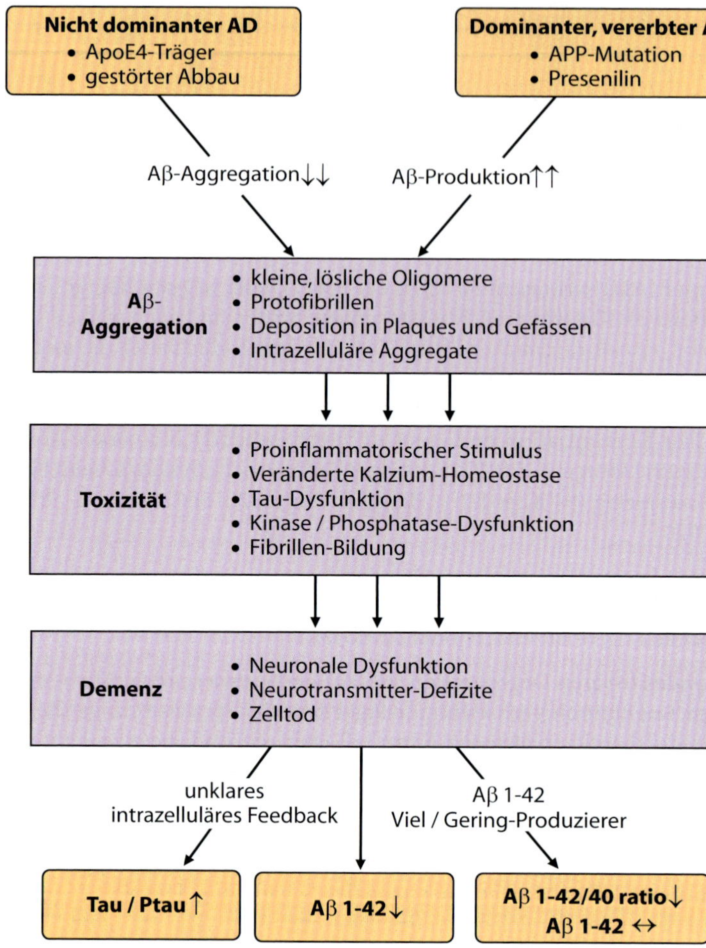

Abb. 10.1: Amyloid-Kaskade und Liquor-Konzentrationen der Alzheimer-Demenzmarker (modif. n. Selkoe und Hardy, 2016). Aβ-Ratio: ☞ Kap. 10.2.1.

10.2. Diagnostik des M. Alzheimer: β-Amyloid- und Tau-Proteine

Die Demenz vom Typ des Morbus Alzheimer (AD) wird charakterisiert durch biochemische Veränderungen, die sich im Liquor nachweisen lassen. Durch den Ablauf der immer noch nicht endgültig bewiesenen Amyloid-Kaskade kommt es zu weiteren Veränderungen, die letztendlich die Demenz verursachen (☞ Abb. 10.1). Mit Biomarkern im Liquor kann die häufigste Demenz vom Alzheimer-Typ bereits im Frühstadium („*mild cognitive impairment*“, MCI) oder sogar symptomlosen Stadium nachgewiesen werden (Blennow und Zetterberg, 2018; Selkoe und Hardy, 2016; Olsson u. a., 2016).

β-Amyloid ist ein Abbauprodukt des Amyloid-Precursor-Proteins (APP), einem Bestandteil der Zellmembran neuronaler Zellen, das einen intra- und extrazellulären Anteil besitzt. Der Teil, der die Zellmembran durchdringt ist hydrophob. Nachdem β-Amyloid aus APP enzymatisch durch die Wirkung von Beta (Neu: BACE1)- und Gamma-Sekretase (Neu: *presenilin complex*) gebildet wurde, aggregieren die hydrophoben A-β-Bestandteile in extrazellulären Plaques. Das Zerfallsprodukt β-Amyloid ist dann nur noch in verminderter Konzentration im Liquor messbar. Die Übereinstimmung von $A\beta_{1\text{-}42}$ im Liquor und dem Amyloid, das im PET-Scan messbar ist, liegt bei 90 % (Alcolea u. a., 2019).

Bei den diskrepanten Resultaten scheinen die Veränderungen im Liquor dem PET-Scan vorauszugehen (Palmqvist u. a., 2019). Die Amyloid-Bestimmung wurde entscheidend durch die Verfügbarkeit eines internationalen Referenzmaterials (Andreasson u. a., 2018; Kuhlmann u. a., 2017), der Entwicklung automatisierter Messsysteme (Lifke u. a., 2019; Shaw u. a., 2019; Leitao u. a., 2019) sowie der zusätzlichen Einführung der $A\beta_{1\text{-}40}/A\beta_{1\text{-}42}$ Ratio verbessert (☞ Kap. 10.2.1.).

	Alter	Referenz	(+)	+	++
Tau	50	<300	300-450	450-700	>700
	50-70	<450	450-500	500-700	>700
	>70	<500	500-600	600-700	>700
Phospho-Tau		61	61-74	>74	
$A\beta_{1\text{-}40}$*		7.112	?	?	19198
		5640-9636	?	?	15162-22409
$A\beta_{1\text{-}42}$		>500	450-500	<450	
$A\beta_{1\text{-}42/1\text{-}40}$ Ratio		>0,06	0,05-0,06	<0,05	

Tab. 10.1: Referenzwerte der AD-Demenzmarker. *Median, 25.-75. Percentile Nicht-AD- vs. AD-Patienten (Dorey u. a., 2015).

Zum Nachweis dementieller Veränderungen werden neben dem β-Amyloid auch die Tau-Proteine gemessen, da es durch einen komplexen, noch nicht endgültig geklärten Feedback-Mechanismus zu einer Rückwirkung auf die intrazellulär gelegenen neurofibrillären Bündel kommt. Diese werden aus den Neuronen freigesetzt und sind dann extrazellulär messbar. Die Gesamt-Tau-Fraktion im Liquor (mittlerer Normwert unter 200 pg/ml) gilt als ein Aktivitätsmarker der Neurodegeneration oder der Schwere einer akuten neuronalen Schädigung. Die Konzentrationen steigen nach akuten Schlaganfall und nach Traumen des Kopfes an und können mehrere Wochen erhöht bleiben (Zetterberg, 2017; Shiiya u. a., 2004). Bei dementiellen Erkrankungen wie dem M. Alzheimer finden sich Werte überwiegend zwischen 200-1100 pg/ml. Die höchsten Konzentrationen werden bei Erkrankungen mit der intensivsten Neurodegeneration gefunden, insbesondere bei der Creutzfeldt-Jakob-Krankheit, wo sie 10- bis 20-mal höher sind als beim Morbus Alzheimer.

Die Bestimmung von Phospho-Tau erhöht die diagnostische Sensitivität. Dieses ist nur bei Demenzen vom Alzheimer-Typ und eventuell in geringerer Konzentration bei einer Creutzfeldt-Jakob-Erkrankung nachweisbar. Erhöhte Phospho-Tau-Konzentrationen wurden auch bei Frühgeborenen, Herpes-Enzephalitis und oberflächlicher ZNS-Siderose gefunden, was aber differentialdiagnostisch keine Rolle spielt und leicht ausgeschlossen werden kann (Zetterberg, 2017). Beim Morbus Alzheimer sind höhere Gesamt- und Phospho-Tau-Konzentrationen mit einem schneller progredienten klinischen Krankheitsverlauf verbunden, was ihre Rolle als Biomarker für die Progression der Neurodegeneration unterstützt (Hampel u. a., 2005; Blennow und Zetterberg, 2018).

Eine Erhöhung der Tau-Proteine im Liquor, kombiniert mit einer erniedrigten Amyloid-Konzentration, unterscheidet eine AD von gesunden Kontrollen mit einer Spezifität von 83-87 %. Dabei findet man zunächst die Veränderungen von $A\beta_{1\text{-}42}$, dicht gefolgt von Veränderungen der $A\beta_{1\text{-}42/1\text{-}40}$-Ratio und schliesslich von Phospho- und Gesamt-Tau; in Einklang mit der Amyloid-Hypothese (Palmqvist u. a., 2019). In der Kombination sind die Marker auch prognostisch aussagekräftig bei Personen, die neuropsychologisch nur leichtere kognitive Defekte zeigen (MCI). Das Biomarker-Profil geht der Entwicklung einer AD voraus (Hansson, Seibyl u. a., 2018; Buchhave u. a., 2012). Einschränkend finden sich erniedrigte Amyloid- und Amyloid-Ratio-Konzentrationen aber auch bei 50 % älterer Gesunder (Blennow und Zetterberg, 2018) und der zweithäufigsten Demenz (20 %), der Lewy-Body-Demenz (Irwin und Hurtig, 2018). Eine corticobasale Degeneration oder eine FTLD werden von den etablierten Biomarkern nicht erfasst (Ferreira u. a., 2014), die Neurofilamente im Liquor sind jedoch im Vergleich zu einem M. Alzheimer oder Kontrollen erhöht. (Goossens u. a., 2018). Auch im Serum kann die Krankheitsprogression mit Neurofilamenten wahrscheinlich beurteilt werden (Ende u. a., 2019).

10.2.1. Die $A\beta_{1-42/1-40}$-Ratio

Liquor enthält viele verschiedene Aβ-Isoformen, von denen $A\beta_{1-40}$ etwa zehnmal häufiger vorkommt als $A\beta_{1-42}$. $A\beta_{1-40}$ ist das hauptsächliche Abbau-Produkt von β-Amyloid und lagert sich kaum in den Plaques ab. Im Liquor verringert sich die die $A\beta_{1-42/1-40}$-Ratio früher, zudem ist die Verminderung stärker ausgeprägt ist als die Reduktion von $A\beta_{1-42}$.

Die $A\beta_{1-42/1-40}$-Ratio gleicht die interindividuellen Schwankungen der Aβ-Produktion aus. Ohne diese Korrektur können Patienten mit geringer Aβ-Produktion unkorrekt als AD-Patienten klassifiziert werden, da die Messwerte über dem Grenzwert liegen, während einige AD-Fälle, die viel Aβ produzieren, falsch negative Ergebnisse liefern, wenn nur das $A\beta_{1-42}$ bestimmt wird. Dies wird mit der $A\beta_{1-42/1-40}$-Ratio kompensiert (Blennow, Mattsson u. a., 2015; Dorey u. a., 2015).

Die $A\beta_{1-42/1-40}$-Ratio war zudem der einzige Liquor-Demenz-Marker, der an unterschiedlichen Orten einer Multi-Center-Studie eine geringere Varianz aufwies und identisch interpretiert wurde, wahrscheinlich weil die Quotientenbildung präanalytische und analytische Einflüsse verringert. Bei diskrepanten Ergebnissen von Phospho-Tau und $A\beta_{1-42}$ erhöhte sich durch die Beurteilung der $A\beta_{1-42/1-40}$-Ratio die Anzahl der eindeutig interpretierbaren Liquor-Demenz-Profile um mehr als 50 % und die Übereinstimmung mit der klinischen Diagnose verbesserte sich signifikant (Dumurgier u. a., 2015).

Konstellation	$A\beta_{1-42}$	$A\beta_{1-40}$		$A\beta_{1-42/1-40}$
Unauffällige „Normale"	850	(15.000)		0,06
M. Alzheimer (häufig)	300	(20.000)		0,02
veränderte $A\beta_{1-40}$-Produktion (selten):				
$A\beta_{1-40}$-Gering-Produzierer	300	(4.000)	⇒	**0,08***
$A\beta_{1-40}$-Viel-Produzierer	600	(40.000)	⇒	**0,02****

Tab. 10.2: Nutzen der $A\beta_{1-42/1-40}$-Ratio: Ergebnisse der Ratio bei Gering- und Viel-Produzierern von Aβ. *im Referenzbereich, **pathologisch.

10.2.2. Demenzmarker: Abnahme- und Versandbedingungen

Es sollten heute alle 4 Demenz-Biomarker bestimmt werden. Diese sind im Liquor gekühlt über eine Woche bei 4-8°C stabil, Einfrieren schadet nicht. Tau-Protein darf nicht in Glasbehältern aufbewahrt werden. $A\beta_{1-42}$ und $A\beta_{1-40}$ werden in gleicher Weise an der Röhrchenwand unabhängig vom Plastikmaterial absorbiert (Dorey u. a., 2015). Dieser Effekt ist bei Polystyrol-Röhrchen am stärksten und am geringsten bei Polypropylen-Röhrchen. Die Liquorproben sollten deshalb in Polypropylen-Gefässen gekühlt bei 8°C zur Analyse verschickt werden, um Absorptions-Verluste von hauptsächlich Aβ-Amyloiden, aber auch Gesamt-Tau zu verhindern (Lewczuk, Beck u. a., 2006).

Für den Transport in ein externes Labor, in dem routinemässig AD-Biomarker analysiert werden sollen, sind besondere Bedingungen, wie das Einfrieren oder Kühlen einer Probe, nicht notwendig, wenn die Transportzeit nicht mehr als 5-6 Tage beträgt (Zimmermann u. a., 2011; Lelental u. a., 2016). Einzelne Hersteller empfehlen jedoch abweichend das 3-tägige Einfrieren bei -80°C vor der Bestimmung. Weitere Untersuchungen, z. B. zur Zentrifugation und Aliquotierung, werden die Präanalytik weiter standardisieren und letztendlich zu genauer definierten Richtlinien führen. Diese sollten jeweils in ihrer aktuellen Form beachtet werden (Lewczuk, Gaignaux u. a., 2018).

10.3. Beurteilung der AD-Demenzmarker

Die Variabilität der Biomarker behinderte die Einführung in die Routinediagnostik. Die Entwicklung von vollautomatischen Analysesystemen und die Einführung der $A\beta_{1\text{-}42/1\text{-}40}$-Ratio führte zu einer signifikanten Verbesserung der Analytik im Vergleich zur konventionellen ELISA-Technologie (Paciotti u. a., 2019). Eine valide Interpretation benötigt aber die Ermittlung von Referenzwerten, für die eine korrekte Ermittlung an genau definierten Kollektiven dringend erforderlich ist. Die momentan verfügbaren Tests, z. B. der Firma Fujirebio, zeigen in den ersten Erprobungen aber noch massive Unterschiede (☞ Tab. 10.3), die sich zum grossen Teil durch die Bestimmung in unterschiedlichen Populationen erklären lassen (Leitao u. a., 2019).

Parameter	(Fujirebio, 2019) n=103	(Leitao u. a., 2019) n=120	(Alcolea u. a., 2019) n=94
$A\beta_{1\text{-}40}$	Ø	Ø	Ø
$A\beta_{1\text{-}42}$	599	543	916
Ratio	0,069	0,068	0,062
Gesamt-Tau	404	335	456
Phospho-Tau	56,5	50,6	63
		Normale vs. AD, relativ „jung" Korrelation zur Klinik und in 83-87 % zu Innotest ELISAs	heterogen Amyloid-PET optimiert

Tab. 10.3: Momentan aktuelle Referenzwerte der AD-Demenz-Biomarker. Ø keine Angabe.

Biomarker-Werte in der Nähe des Cut-offs sind jedoch mit Vorsicht zu interpretieren, da technische oder biologische Variationen die absoluten Werte beeinflussen können. Sie sollten eher als Auffälligkeiten statt als schlüssiges positives oder negatives Ergebnis interpretiert werden. Die allgemein als grenzwertig akzeptierte Abweichung von 10 % gegensätzlich zur pathologischen Richtung hat sich als Grauzone in der Praxis bewährt (Somers u. a., 2019; Lewczuk, Zimmermann u. a., 2009).

10.3.1. Interpretation

Eine einheitliche, leicht verständliche Interpretation ist zur Befundbeurteilung dringend erforderlich. Das „A/T/N"-System bezieht sich auf 7 Biomarker, die entweder gemessen werden oder wo Veränderungen im PET vorliegen.

- „A" bezieht sich auf den Wert eines Beta-Amyloid-Biomarkers (Amyloid-PET oder Liquor-$A\beta_{42}$);
- „T" bezieht sich auf den Wert eines Tau-Biomarkers (Liquor-Phospho-Tau oder Tau-PET)
- „N" bezieht sich auf Biomarker der Neurodegeneration oder neuronalen Schädigung ([(18)F]-Fluordesoxyglucose-PET, strukturelles MRI oder Liquor-Total-Tau).

Jede Kategorie wird als positiv oder negativ bewertet und zum Beispiel als A+/T+/N- oder A+/T-/N- befundet (Jack u. a., 2016).

Werte	Konstellation		Punkte	Interpretation
	Aβ	Tau		
Marker normal	↔	↔	0	Kein Hinweis
Grauzone eine Gruppe	(↓) ↔	↔ (↑)	1	AD unwahrscheinlich
Grauzonen in beiden Gruppen	(↓)	(↑)	2	AD vereinbar
Pathologisch eine Gruppe	↓↓ ↔	↔ ↑↑	2	AD vereinbar
Pathologisch + Grauzone	↓↓ (↑)	(↓) ↑↑	3	AD vereinbar
Pathologisch in Beiden	↓↓	↑↑	4	AD wahrscheinlich

Tab. 10.4: Beurteilung der AD-Demenzmarker mit dem Erlangen-Score, Erläuterungen im Text. Legende: ↔ normal, (↑)/(↓) Grauzone, ↑↑/↓↓ deutlich erhöht/erniedrigt.

Lewczuk et al. entwickelten eine Punkteskala von 0-4, bei der die Interpretation normiert und wesentlich vereinfacht wird. Sind alle Biomarker im Referenzbereich, werden 0 Punkte vergeben; geringfügige Veränderungen in einer Biomarker-Gruppe (entweder bei Aβ oder bei Tau, aber nicht bei beiden) 1 Punkt. Deutliche Veränderungen des Aβ-Metabolismus (verminderte $A\beta_{1\text{-}42}$-Konzentration und/oder vermindertes $A\beta_{1\text{-}40}$-Verhältnis) oder des Tau-Metabolismus (erhöhte Konzentrationen von Tau und/oder Phospho-Tau), die nur in einer Gruppe vorhanden sind, ergeben 2 Punkte; kombiniert mit grenzwertigen Veränderungen der anderen Gruppe 3 Punkte. Ausgeprägte Pathologien sowohl in der Aβ- wie Tau-Gruppe ergeben 4 Punkte (Lewczuk, Kornhuber u. a., 2015; Lewczuk, Zimmermann u. a., 2009).

Die Validität dieser Art der Interpretation ist mittlerweile überprüft worden (Somers u. a., 2019; Lewczuk, Matzen u. a., 2017; Lewczuk, Kornhuber u. a., 2015). Mit dieser Klassifikation wird nur die Wahrscheinlichkeit einer Alzheimer-Demenz beurteilt. Andere Demenzen (z. B. frontotemporale Demenzen, seltene Alzheimer-Varianten, primäre Sprachstörungen, atypische Parkinson-Syndrome) werden damit nicht erfasst.

10.3.2. Graphische Darstellung von Biomarkern der Neurodegeneration

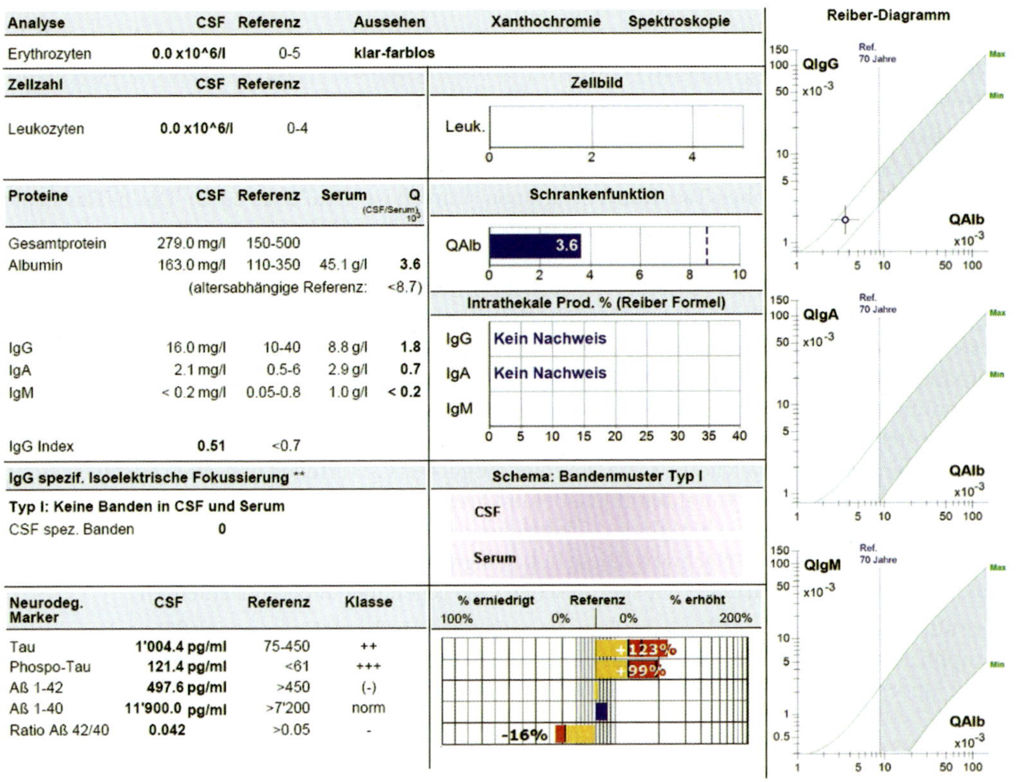

Abb. 10.2: Visualisierung der Demenzmarker inklusive der A$\beta_{1\text{-}42/1\text{-}40}$-Ratio.

Eine einfache Darstellung der Ergebnisse ist für das Verständnis und die klinische Akzeptanz der Demenz-Biomarker entscheidend. Neben der Berechnung des Erlangen-Scores sollten die Messwerte zusätzlich grafisch dargestellt werden. „Ein grafischer Ansatz, obwohl er im Bereich der Alzheimerkrankheit nicht weit verbreitet ist (Jang u. a., 2017), kann wichtige praktische Auswirkungen im klinischen und regulatorischen Umfeld haben; z. B. bei der Beratung des Patienten, Risikostratifizierung, Ausarbeitung von Leitlinien, oder Erstattung von Medikamenten“ (Canevelli u. a., 2019). In einem Balkendiagramm können die Messwerte als prozentuale Abweichung vom oberen/unteren Referenzwert dargestellt werden. Referenzwerte sind in Blau, die allgemein als grenzwertig akzeptierte Abweichung von 10 % in pathologischer Richtung in Gelb gekennzeichnet. Weitere Farben (orange, rot) kennzeichnen die Stärke pathologischer Veränderungen (☞ Abb. 10.2). Dies ermöglicht zusätzlich die unabhängige, zügige Validierung und Verifizierung des Erlangen-Scores.

10.4. Creutzfeldt-Jakob-Krankheit

Die Creutzfeldt-Jakob-Erkrankung (CJD) ist eine beim Menschen sehr selten auftretende, tödlich verlaufende und durch atypische Eiweisse (Prionen) gekennzeichnete übertragbare spongiforme Enzephalopathie. Die abnorm gefalteten Prionenproteine führen zur Degeneration der Gehirnzellen. Die Erkrankung kommt weltweit mit einer Häufigkeit von etwa 1 Fall pro Jahr pro einer Million Einwohner vor. Sie wird anfänglich jedoch oft fehldiagnostiziert, am häufigsten als virale Enzephalitis, paraneoplastische Kleinhirnatrophie, Depression, Vertigo oder auch als M. Alzheimer. Der Erkrankungsgipfel liegt um das 70. Lebensjahr, aber es können auch Menschen, die jünger als 50 Jahre sind, an einer sporadischen CJD erkranken, in Deutschland sind das etwa 7 Fälle pro Jahr.

Diagnostik: Tau-Protein, Ratio Tau/p-Tau, 14-3-3 und RT-QuIC

Bei einer manifesten Erkrankung kann im Liquor das Protein 14-3-3 nachgewiesen werden, möglich ist ebenfalls der Nachweis einer erhöhten neuronenspezifischen Enolase (NSE), des Tau-Proteins, des Proteins S100 sowie der Neurofilamente (Steinacker, Blennow u. a., 2016).

Für die Abklärung einer CJD ergab sich für das Gesamt-Tau bei einem cut-off Wert von 1400 pg/ml eine ähnlich hohe Sensitivität und Spezifität wie für das 14-3-3 Protein, so dass der Versand und die Bestimmung des 14-3-3 erst bei hohen Tau-Konzentrationen sinnvoll ist (Otto u. a., 2002). Das p-Tau-Protein steigt im Verhältnis zum Gesamt-Tau allenfalls minimal an, so dass die Ratio Tau/p-Tau bei CJD über 25 liegt (Skillback u. a., 2014). 14-3-3 ist im Liquor bis zu einer Woche bei Raumtemperatur oder 4°C stabil. Die Probe kann ohne Einfrieren versandt werden, das Einfrieren stört aber nicht. Analysen werden, soweit bekannt, gegenwärtig nur durch die Prionenforschungsgruppe Göttingen auf der Basis einer gezielten Fragestellung (z. B. Differentialdiagnose einer Creutzfeld-Jakob-Erkrankung gegen andere Demenzen) oder im Institut für Neuropathologie der Universität Zürich durchgeführt. In dem dort zur Zeit verwendeten Immunoblot-Verfahren gegen alle Isoformen der 14-3-3 Proteine im Liquor ergab sich an 288 getesteten Patienten eine diagnostische Sensitivität von 94 % und eine diagnostische Spezifität von 93 %. Seit kurzem werden Patienten, welche die Kriterien einer möglichen CJD erfüllen und einen positiven Liquorbefund besitzen, unabhängig von ihrem EEG-Befund als wahrscheinliche CJD-Patienten eingestuft. Bei der neuen Variante der CJD (vCJD) findet sich bei der geringen Anzahl der untersuchten Patienten nur zum Teil ein positiver 14-3-3-Nachweis. Diese hohe diagnostische Sicherheit findet sich nur in der differentialdiagnostischen Abklärung einer sporadischen CJD gegenüber anderen Demenzen.

Neuere ultrasensitive Assays auf Basis der Real-Time Quaking-Induced Conversion (RT-QuIC), die Prionen amplifizieren, werden vermehrt zur definitiven CJD-Diagnose verwendet. Die diagnostische Sensitivität in Liquor-Proben beträgt 96 %, die Spezifität 100 % (Zanusso u. a., 2016).

10.5. Adrenoleukodystrophie

Die Adrenoleukodystrophie (Addison-Schilder-Syndrom) ist eine vererbte Erkrankung, die fast ausschliesslich Männer betrifft und bereits im Kindesalter auftritt. Sie führt zu einem schnellen neurologischen Verfall und einer ausgeprägte Demenz, die letztendlich zum Verlust der lebenswichtigen Körperfunktionen und damit zum Tode führt. Wegweisend ist die intrathekale IgA-Synthese in 95 % der Fälle. Die Zellzahl ist im Referenzbereich, die Blut-Liquor Schranke in 65 % gestört und IgG-spezifische Banden in 20 % in der isoelektrischen Fokussierung vorhanden (Korenke u. a., 1997; Phillips u. a., 1994).

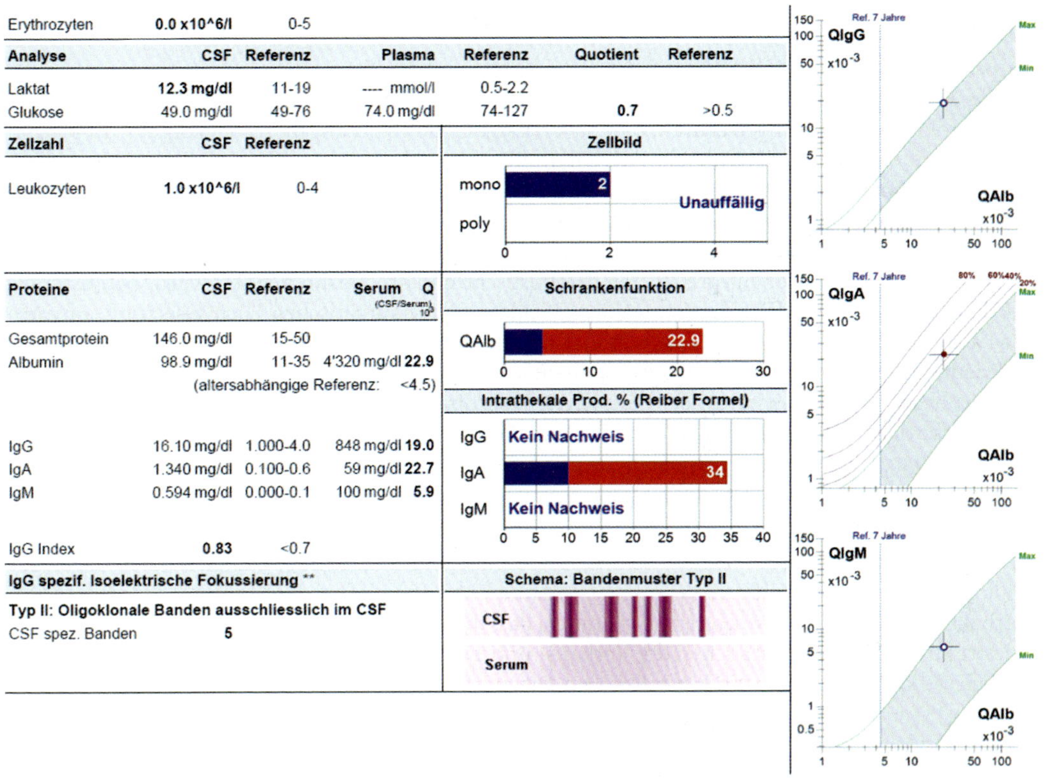

Abb. 10.3: IgA-Synthese bei Adrenoleukodystrophie.

10.6. Weitere Destruktionsmarker

10.6.1. Neuronenspezifische Enolase (NSE)

Die neuronenspezifische Enolase (NSE) ist ein Enzym der Glykolyse mit einem Molekulargewicht von 78 kDa und in Neuronen oder neuroendokrinen Zellen lokalisiert. Im Liquor stammen 98 % des Proteins aus dem ZNS. Pathologische Werte wurden in Serum und Liquor von Patienten mit Hirnischämien, Hirntumoren, Hirnblutungen und Hirntrauma gemessen. In der differentialdiagnostischen Abklärung einer CJD wurden bei einem Grenzwert von 35 ng/ml in 78 % der Fälle erhöhte Werte gemessen, die Spezifität beträgt in dieser Gruppe 88 % (Green u. a., 2001). Erhöhte Werte sind jedoch auch bei anderen ZNS-Erkrankungen mit Gewebedestruktion, abhängig von Lokalisation und Akuität, möglich. Die Liquorprobe sollte Blut- bzw. Hämolyse-frei sein, weil es sonst zu falsch hohen NSE-Werten kommen kann.

10.6.2. S100-Protein

S100 ist ein vornehmlich im Nervensystem von Vertebraten vorkommendes saures Calcium-bindendes Protein mit einem Molekulargewicht von 21 kDa. Natives S100-Protein wird als Homo- oder Heterodimer mit den zwei isomeren Untereinheiten alpha und beta gefunden. Die S100-beta-Proteinspiegel im Liquor von 135 Patienten, die im Rahmen der nationalen CJD-Studie unter dem Verdacht auf eine CJD gesehen wurden, hatten bei einem Grenzwert von 4,2 ng/ml eine diagnostische Sensitivität von 84 % und eine Spezifität von 91 % (Otto, Wiltfang, Schutz u. a., 1998; Steinacker, Blennow u. a., 2016). Nach Kongressberichten fanden sich bei den wenigen untersuchten Patienten mit vCJD erhöhte Werte im Liquor. Erhöhte Werte sind ähnlich wie bei NSE auch bei anderen ZNS-Erkrankungen mit Gewebedestruktion, abhängig von Lokalisation und Akuität, möglich.

10.6.3. Neurofilamente in Liquor und Serum

Neurofilamente spielen bei der Bildung des Stützskeletts und der Transportwege der Nervenzellen eine wichtige Rolle. Neuroaxonale Schädigungen können zu dauerhaften Behinderungen bei unterschiedlichen neurologischen Störungen führen. Eine zuverlässige Quantifizierung dieser Schädigung hat prognostische Bedeutung und kann Krankheitsaktivität und Therapie überwachen. Neurofilamente sind vielversprechende Biomarker, weil ihre Konzentrationen bei neuroaxonaler Schädigung nicht nur im Liquor, sondern auch im Blut ansteigen. Die Messung einzelner Moleküle mit „*single-molecule array assays*" ermöglicht heute die zuverlässige Messung von Neurofilamenten über den gesamten geringen Konzentrationsbereich, der in Blutproben vorliegt. Der diagnostische und prognostische Wert wurde bereits gezeigt bei Erkrankung an Multipler Sklerose, Demenz, Schlaganfall, traumatischen Hirnverletzung, amyotropher Lateralsklerose, Parkinson-, Huntington-Krankheit und bipolaren Störungen. Noch ungeklärt ist die Bedeutung bei Epilepsie, Enzephalitis, Meningitis, hypoxischer Hirnverletzung, Neuromyelits optica, Hydrocephalus, Neurotoxizität sowie peripheren Neuropathien (Guillain-Barré-Syndrom, chronisch entzündliche demyelinisierende Neuropathien und der Charcot-Marie-Tooth-Krankheit).

Aktuelle Studien zeigen stark erhöhte Konzentrationen im Blut bei amyotropher Lateralsklerose (Steinacker, Feneberg u. a., 2016) und der Creutzfeldt-Jakob-Erkrankung (Steinacker, Blennow u. a., 2016). Geringere Anstiege findet man beim Morbus Alzheimer, der progressiven supranukleären Lähmung oder dem cortico-basalen Syndrom (Gaiottino u. a., 2013; Kuhle, Barro u. a., 2016). Erste Studien zeigen gute Resultate bei der Überwachung des Krankheitsverlaufes, zum Beispiel bei der Multiplen Sklerose (Kuhle, Nourbakhsh u. a., 2017). Es ist sehr wahrscheinlich, dass diese Bestimmung als Screening-Parameter neuro-destruktiver Prozesse aber auch in der Verlaufs- und Therapie-Überwachung neurologischer und dementieller Erkrankungen Einzug in die Routine-Diagnostik finden wird (Khalil u. a., 2018).

- Basis-Liquor-Analytik
  - häufig unauffällig
  - schliesst infektiöse/entzündliche Ursachen der Symptome aus
- M.-Alzheimer-Biomarker
  - unterscheiden AD von Kontroll- und FTLD-Patienten
  - Tau-Werte <1.400 schliessen eine CJD aus (Otto, Wiltfang, Cepek u. a., 2002)
  - Indikation AD-Biomarker (Weiner u. a., 2017):
    - früh-einsetzende Demenz
    - atypische Demenz
    - im (MCI) Prodromal-Stadium
  - Cave: AD-Fehl/Überdiagnosen bei MCI-Patienten (Ritchie u. a., 2017)
- Biomarker bei FTLD/orticobasaler Degeneration
  - etablierte Biomarker im Referenzbereich (Ferreira u. a., 2014)
  - Neurofilamente erhöht (Goossens u. a., 2018)
- Einschränkungen: erniedrigtes Amyloid und Amyloid Ratio bei
  - 50 % der älteren Gesunden (Blennow und Zetterberg, 2018)
  - Lewy-Body-Demenz (Irwin und Hurtig, 2018)
- Neurofilamente (Khalil u. a., 2018)
  - Marker der neuro-axonalen Schädigung
  - Screening/Therapieüberwachung
  - in Blut und Liquor messbar
  - noch nicht routinemässig verfügbar

Tab. 10.5: Demenzdiagnostik: Vorgehen, Möglichkeiten und Grenzen.

Literatur

D. Alcolea u. a. „Agreement of amyloid PET and CSF biomarkers for Alzheimer's disease on Lumipulse." eng. In: *Annals of clinical and translational neurology* 6 (9 Sep. 2019), S. 1815–1824.

U. Andreasson u. a. „Commutability of the certified reference materials for the standardization of beta-amyloid 1-42 assay in human cerebrospinal fluid: lessons for tau and beta-amyloid 1-40 measurements." eng. In: *Clinical chemistry and laboratory medicine* 56 (12 Nov. 2018), S. 2058–2066.

A. Atik, T. Stewart und J. Zhang. „Alpha-Synuclein as a Biomarker for Parkinson's Disease." eng. In: *Brain pathology (Zurich, Switzerland)* 26 (3 Mai 2016), S. 410–8.

J. Bang, S. Spina und B. L. Miller. „Frontotemporal dementia." eng. In: *Lancet (London, England)* 386 (10004 Okt. 2015), S. 1672–82.

H. Benveniste, P. R. Hof, M. Nedergaard und K. Bechter. „Modern cerebrospinal fluid flow research and Heinrich Quincke's seminal 1872 article on the distribution of cinnabar in freely moving animals." In: *The Journal of comparative neurology* 523 (13 Sep. 2015), S. 2017–2018. ppublish.

K. Blennow und H. Zetterberg. „Biomarkers for Alzheimer's disease: current status and prospects for the future." eng. In: *Journal of internal medicine* 284 (6 Dez. 2018), S. 643–663.

K. Blennow, N. Mattsson, M. Schöll, O. Hansson und H. Zetterberg. „Amyloid biomarkers in Alzheimer's disease." In: *Trends Pharmacol. Sci.* 36 (5 Mai 2015), S. 297–309.

C. Bridel u. a. „Diagnostic Value of Cerebrospinal Fluid Neurofilament Light Protein in Neurology: A Systematic Review and Meta-analysis." eng. In: *JAMA neurology* (Juni 2019).

P. Buchhave, L. Minthon, H. Zetterberg, A. K. Wallin, K. Blennow und O. Hansson. „Cerebrospinal fluid levels of beta-amyloid 1-42, but not of tau, are fully changed already 5 to 10 years before the onset of Alzheimer dementia." eng. In: *Archives of general psychiatry* 69 (1 Jan. 2012), S. 98–106.

M. Canevelli, I. Bacigalupo, G. Gervasi, E. Lacorte, M. Massari, F. Mayer, N. Vanacore und M. Cesari. „Methodological Issues in the Clinical Validation of Biomarkers for Alzheimer's Disease: The Paradigmatic Example of CSF." eng. In: *Frontiers in aging neuroscience* 11 (2019), S. 282.

R. O. Carare, C. A. Hawkes und R. O. Weller. „Afferent and efferent immunological pathways of the brain. Anatomy, function and failure." eng. In: *Brain, behavior, and immunity* 36 (Feb. 2014), S. 9–14.

A. Dorey, A. Perret-Liaudet, Y. Tholance, A. Fourier und I. Quadrio. „Cerebrospinal Fluid Abeta40 Improves the Interpretation of Abeta42 Concentration for Diagnosing Alzheimer's Disease." In: *Front. Neurol.* 6 (2015), S. 247.

J. Dumurgier u. a. „Cerebrospinal fluid amyloid-_42/40 ratio in clinical setting of memory centers: a multicentric study". In: *Alzheimertextquotesingles Research & Therapy* 7.1 (Juni 2015).

E. L. van der Ende u. a. „Serum neurofilament light chain in genetic frontotemporal dementia: a longitudinal, multicentre cohort study". In: *The Lancet Neurology* 18.12 (Dez. 2019), S. 1103–1111.

D. Ferreira, L. Perestelo-Pérez, E. Westman, L.-O. Wahlund, A. Sarra und P. Serrano-Aguilar. „Meta-Review of CSF Core Biomarkers in Alzheimer's Disease: The State-of-the-Art after the New Revised Diagnostic Criteria." eng. In: *Front. Aging Neurosci.* 6 (2014), S. 47.

Fujirebio. „Ref. 0005: Diagnostische Sensitivität & Spezifität der Lumipulse Alzheimer-Biomarkerunter Berücksichtigung der klinischen Diagnose und Nachsorge". In: *Customer Bulletin* (14. Feb. 2019).

J. Gaiottino u. a. „Increased neurofilament light chain blood levels in neurodegenerative neurological diseases." In: *PLoS One* 8.9 (9 Sep. 2013). Hrsg. von M. Reindl, e75091.

J. Goossens u. a. „Diagnostic value of cerebrospinal fluid tau, neurofilament, and progranulin in definite frontotemporal lobar degeneration." eng. In: *Alzheimer's research & therapy* 10 (1 März 2018), S. 31.

A. Green, E. Thompson, G. Stewart, M. Zeidler, J. McKenzie, M. MacLeod, J. Ironside, R. Will und R. Knight. „Use of 14-3-3 and other brain-specific proteins in CSF in the diagnosis of variant Creutzfeldt-Jakob disease". In: *J. Neurol. Neurosurg. Psychiatry* 70.6 (Juni 2001), S. 744–748.

H. Hampel u. a. „Correlation of cerebrospinal fluid levels of tau protein phosphorylated at threonine 231 with rates of hippocampal atrophy in Alzheimer disease." In: *Arch. Neurol.* 62 (5 Mai 2005), S. 770–773.

O. Hansson, S. Lehmann, M. Otto, H. Zetterberg und P. Lewczuk. „Advantages and disadvantages of the use of the CSF Amyloid beta (Abeta) 42/40 ratio in the diagnosis of Alzheimer's Disease." eng. In: *Alzheimer's research & therapy* 11 (1 Apr. 2019), S. 34.

O. Hansson, J. Seibyl u. a. „CSF biomarkers of Alzheimer's disease concord with amyloid-beta PET and predict clinical progression: A study of fully automated immunoassays in BioFINDER and ADNI cohorts." eng. In: *Alzheimer's & dementia : the journal of the Alzheimer's Association* 14 (11 Nov. 2018), S. 1470–1481.

D. J. Irwin und H. I. Hurtig. „The Contribution of Tau, Amyloid-Beta and Alpha-Synuclein Pathology to Dementia in Lewy Body Disorders." eng. In: *Journal of Alzheimer's disease & Parkinsonism* 8 (4 2018).

C. R. J. Jack u. a. „A/T/N: An unbiased descriptive classification scheme for Alzheimer disease biomarkers." eng. In: *Neurology* 87 (5 Aug. 2016), S. 539–47.

H. Jang u. a. „Prediction Model of Conversion to Dementia Risk in Subjects with Amnestic Mild Cognitive Impairment: A Longitudinal, Multi-Center Clinic-Based Study." eng. In: *Journal of Alzheimer's disease : JAD* 60 (4 2017), S. 1579–1587.

M. Khalil u. a. „Neurofilaments as biomarkers in neurological disorders." eng. In: *Nature reviews. Neurology* 14 (10 Okt. 2018), S. 577–589.

G. C. Korenke, H. Reiber, D. H. Hunneman und F. Hanefeld. „Inthrathecal IgA Synthesis in X-Linked Cerebral Adrenoleukodystrophy". In: *J. Child Neurol.* 12.5 (Aug. 1997), S. 314–320.

J. Kuhle, C. Barro, U. Andreasson, T. Derfuss, R. Lindberg, Å. Sandelius, V. Liman, N. Norgren, K. Blennow und H. Zetterberg. „Comparison of three analytical platforms for quantification of the neurofilament light chain in blood samples: ELISA, electrochemiluminescence immunoassay and Simoa." In: *Clin. Chem. Lab. Med.* 54.10 (10 Okt. 2016), S. 1655–1661.

J. Kuhle, B. Nourbakhsh, D. Grant, S. Morant, C. Barro, Ö. Yaldizli, D. Pelletier, G. Giovannoni, E. Waubant und S. Gnanapavan. „Serum neurofilament is associated with progression of brain atrophy and disability in early MS." In: *Neurology* 88.9 (Feb. 2017), 10.1212/WNL.0000000000003653.

J. Kuhlmann u. a. „CSF Abeta1-42 - an excellent but complicated Alzheimer's biomarker - a route to standardisation." eng. In: *Clinica chimica acta; international journal of clinical chemistry* 467 (Apr. 2017), S. 27–33.

M. J. Leitao, A. Silva-Spinola, I. Santana, V. Olmedo, A. Nadal, N. Le Bastard und I. Baldeiras. „Clinical validation of the Lumipulse G cerebrospinal fluid assays for routine diagnosis of Alzheimer's disease." eng. In: *Alzheimer's research & therapy* 11 (1 Nov. 2019), S. 91.

N. Lelental u. a. „Comparison of Different Matrices as Potential Quality Control Samples for Neurochemical Dementia Diagnostics." eng. In: *Journal of Alzheimer's disease : JAD* 52 (1 März 2016), S. 51–64.

P. Lewczuk, G. Beck, H. Esselmann, R. Bruckmoser, R. Zimmermann, M. Fiszer, M. Bibl, J. Maler, J. Kornhuber und J. Wiltfang. „Effect of sample collection tubes on cerebrospinal fluid concentrations of tau proteins and amyloid beta peptides". In: *Clin.Chem.* 52.2 (Feb. 2006), S. 332–334.

P. Lewczuk, R. Zimmermann, J. Wiltfang und J. Kornhuber. „Neurochemical dementia diagnostics: a simple algorithm for interpretation of the CSF biomarkers". In: *J.Neural Transm.* 116.9 (9 Sep. 2009), S. 1163–1167.

P. Lewczuk, A. Gaignaux u. a. „Interlaboratory proficiency processing scheme in CSF aliquoting: implementation and assessment based on biomarkers of Alzheimer's disease." eng. In: *Alzheimer's research & therapy* 10 (1 Aug. 2018), S. 87.

P. Lewczuk, J. Kornhuber, J. B. Toledo, J. Q. Trojanowski, M. Knapik-Czajka, O. Peters, J. Wiltfang und L. M. Shaw. „Validation of the Erlangen score algorithm for the prediction of the development of dementia due to Alzheimer's disease in pre-dementia subjects". In: *Journal of Alzheimer's Disease* 48.2 (2015), S. 433–441.

P. Lewczuk, A. Matzen, K. Blennow, L. Parnetti, J. L. Molinuevo, P. Eusebi, J. Kornhuber, J. C. Morris und A. M. Fagan. „Cerebrospinal Fluid Abeta42/40 Corresponds Better than Abeta42 to Amyloid PET in Alzheimer's Disease." eng. In: *Journal of Alzheimer's disease : JAD* 55 (2 2017), S. 813–822.

V. Lifke u. a. „Elecsys((R)) Total-Tau and Phospho-Tau (181P) CSF assays: Analytical performance of the novel, fully automated immunoassays for quantification of tau proteins in human cerebrospinal fluid." eng. In: *Clinical biochemistry* 72 (Okt. 2019), S. 30–38.

A. Lloret, D. Esteve, M.-A. Lloret, A. Cervera-Ferri, B. Lopez, M. Nepomuceno und P. Monllor. „When Does Alzheimer's Disease Really Start? The Role of Biomarkers." eng. In: *International journal of molecular sciences* 20 (22 Nov. 2019).

J. T. O'Brien und A. Thomas. „Vascular dementia." eng. In: *Lancet (London, England)* 386 (10004 Okt. 2015), S. 1698–706.

B. Olsson u. a. „CSF and blood biomarkers for the diagnosis of Alzheimer's disease: a systematic review and meta-analysis." In: *The Lancet. Neurology* 15.7 (7 Juni 2016), S. 673–684.

M. Otto, J. Wiltfang, L. Cepek, M. Neumann, B. Mollenhauer, P. Steinacker, B. Ciesielczyk, W. Schulz-Schaeffer, H. A. Kretzschmar und S. Poser. „Tau protein and 14-3-3 protein in the differential diagnosis of Creutzfeldt-Jakob disease." In: *Neurology* 58 (2 Jan. 2002), S. 192–197.

M. Otto, J. Wiltfang, E. Schutz u. a. „Diagnosis of Creutzfeldt-Jakob disease by measurement of S100 protein in serum: prospective case-control study". In: *BMJ* 316.7131 (Feb. 1998), S. 577–582.

S. Paciotti, F. N. Sepe, P. Eusebi, L. Farotti, S. Cataldi, L. Gatticchi und L. Parnetti. „Diagnostic performance of a fully automated chemiluminescent enzyme immunoassay for Alzheimer's disease diagnosis." eng. In: *Clinica chimica acta; international journal of clinical chemistry* 494 (Juli 2019), S. 74–78.

S. Palmqvist u. a. „Cerebrospinal fluid and plasma biomarker trajectories with increasing amyloid deposition in Alzheimer's disease." eng. In: *EMBO molecular medicine* 11 (12 Dez. 2019), e11170.

L. Parnetti, S. Paciotti, L. Farotti, G. Bellomo, F. N. Sepe und P. Eusebi. „Parkinson's and Lewy body dementia CSF biomarkers." eng. In: *Clinica chimica acta; international journal of clinical chemistry* 495 (Aug. 2019), S. 318–325.

J. P. Phillips, L. A. Lockman, E. G. Shapiro, B. R. Blazar, D. J. Loes, H. W. Moser und W. Krivit. „CSF findings in adrenoleukodystrophy: correlation between measures of cytokines, IgG production, and disease severity." In: *Pediatr. Neurol.* 10 (4 Juni 1994), S. 289–294.

B. C. Reeves, J. K. Karimy, A. J. Kundishora, H. Mestre, H. M. Cerci, C. Matouk, S. L. Alper, I. Lundgaard, M. Nedergaard und K. T. Kahle. „Glymphatic System Impairment in Alzheimer's Disease and Idiopathic Normal Pressure Hydrocephalus." eng. In: *Trends in molecular medicine* (Jan. 2020).

G. Ringstad, S. A. S. Vatnehol und P. K. Eide. „Glymphatic MRI in idiopathic normal pressure hydrocephalus." eng. In: *Brain : a journal of neurology* 140 (10 Okt. 2017), S. 2691–2705.

C. Ritchie, N. Smailagic, A. H. Noel-Storr, O. Ukoumunne, E. C. Ladds und S. Martin. „CSF tau and the CSF tau/ABeta ratio for the diagnosis of Alzheimer's disease dementia and other dementias in people with mild cognitive impairment (MCI)." eng. In: *The Cochrane database of systematic reviews* 3 (März 2017), S. CD010803.

D. J. Selkoe und J. Hardy. „The amyloid hypothesis of Alzheimer's disease at 25 years." In: *EMBO molecular medicine* 8 (6 2016), S. 595–608.

L. M. Shaw, O. Hansson, E. Manuilova, C. L. Masters, J. D. Doecke, Q.-X. Li, S. Rutz, M. Widmann, A. Leinenbach und K. Blennow. „Method comparison study of the Elecsys(R) beta-Amyloid (1-42) CSF assay versus comparator assays and LC-MS/MS." eng. In: *Clinical biochemistry* 72 (Okt. 2019), S. 7–14.

N. Sheikh-Bahaei, S. A. Sajjadi und A. L. Pierce. „Current Role for Biomarkers in Clinical Diagnosis of Alzheimer Disease and Frontotemporal Dementia." eng. In: *Current treatment options in neurology* 19 (12 Nov. 2017), S. 46.

N. Shiiya, T. Kunihara, T. Miyatake, K. Matsuzaki und K. Yasuda. „Tau protein in the cerebrospinal fluid is a marker of brain injury after aortic surgery." In: *The Annals of thoracic surgery* 77 (6 Juni 2004), S. 2034–2038.

T. Skillback, C. Rosen, F. Asztely, N. Mattsson, K. Blennow und H. Zetterberg. „Diagnostic performance of cerebrospinal fluid total tau and phosphorylated tau in Creutzfeldt-Jakob disease: results from the Swedish Mortality Registry." eng. In: *JAMA neurology* 71 (4 Apr. 2014), S. 476–83.

C. Somers, P. Lewczuk, A. Sieben, C. Van Broeckhoven, P. P. De Deyn, J. Kornhuber, J.-J. Martin, M. Bjerke und S. Engelborghs. „Validation of the Erlangen Score Algorithm for Differential Dementia Diagnosis in Autopsy-Confirmed Subjects." eng. In: *Journal of Alzheimer's disease : JAD* 68 (3 2019), S. 1151–1159.

P. Steinacker, K. Blennow u. a. „Neurofilaments in blood and CSF for diagnosis and prediction of onset in Creutzfeldt-Jakob disease." eng. In: *Scientific reports* 6 (Dez. 2016), S. 38737.

P. Steinacker, E. Feneberg u. a. „Neurofilaments in the diagnosis of motoneuron diseases: a prospective study on 455 patients." eng. In: *Journal of neurology, neurosurgery, and psychiatry* 87 (1 Jan. 2016), S. 12–20.

M. W. Weiner u. a. „Recent publications from the Alzheimer's Disease Neuroimaging Initiative: Reviewing progress toward improved AD clinical trials." eng. In: *Alzheimer's and dementia : the journal of the Alzheimer's Association* 13 (4 Apr. 2017), e1–e85.

G. Zanusso, S. Monaco, M. Pocchiari und B. Caughey. „Advanced tests for early and accurate diagnosis of Creutzfeldt-Jakob disease." eng. In: *Nature reviews. Neurology* 12 (6 Juni 2016), S. 325–33.

H. Zetterberg. „Review: Tau in biofluids-relation to pathology, imaging and clinical features". In: *Neuropathol. Appl. Neurobiol.* procspie 9041, 904109 (März 2017), S. 904109.

R. Zimmermann, N. Lelental, O. Ganslandt, J. M. Maler, J. Kornhuber und P. Lewczuk. „Preanalytical sample handling and sample stability testing for the neurochemical dementia diagnostics." eng. In: *Journal of Alzheimer's disease : JAD* 25 (4 2011), S. 739–45.

11. Meningitis neoplastica

A. Regeniter

Bei einer Meningeosis neoplastica handelt es sich um die Infiltration der Meningen und des Subarachnoidalraum durch maligne Zellen. Dabei kann es sich um Primärtumoren des zentralen Nervensystems (Germinome, Medulloblastome, primitive neuroektodermale Tumoren, Ependymome, maligne Gliome) handeln, die im Gefolge von Immunsuppression und Immundefekten deutlich zugenommen haben. Bei der Meningeosis carcinomatosa handelt es sich um die metastatische Aussaat eines Karzinoms, die bei etwa 3-8 % aller Krebspatienten auftritt. Eine Meningeosis lymphomatosa ist ein leptomeningealer Befall durch hämatologische Malignome (5-15 % der Patienten). Eine Differentialdiagnose zwischen einer Meningeosis neoplastica und zentral-nervösen Infektionen, insbesondere einer tuberkulösen oder pilzartiger Meningitis, kann schwierig sein. Diagnostische Probleme bereitet ggf. die Abgrenzung einer Meningeosis eines niedrig-malignen NHL von einer lymphozytären Entzündung.

11.1. Tumorzell-Nachweis

Zum Nachweis oder Ausschluss maligner Zellen im Liquor ist eine Zytologie erforderlich, die von einem erfahrenen Pathologen durchgeführt werden sollte. Für die Zellmorphologie sind mindestens 3 ml Liquor erforderlich (Glantz u. a., 1998; DeMay, 1996). Je grösser das analysierte Liquorvolumen ausfällt, desto eher ist die Suche nach Tumorzellen erfolgreich (Glantz u. a., 1998; Gray und McKee, 2003). Es sollte deshalb immer reichlich (15-20 ml) Liquor entnommen werden. Tumorzellen sind im Allgemeinen grösser als mononukleäre Zellen, und eine einzelne maligne Zelle ist bereits beweisend. Da die Liquorprobe des ersten abgenommenen Proberöhrchens mit Frischblut kontaminiert sein kann und das am Schluss erhaltene Material häufig kaum Zellen enthält, eignet sich für die Zelluntersuchung in erster Linie der Liquor aus dem zweiten oder dritten abgenommenen Röhrchen. Hier ist die Zellzahl erfahrungsgemäss am grössten. Gleiches gilt für die mikrobiologische Kultur.

Die konventionelle Zytologie wird heute bei Patienten mit hämatologischen Malignomen durch die Durchflusszytometrie ergänzt, z.B zum Nachweis und zur Klassifikation von malignen Zellen im Liquor. Fast immer handelt es sich um hoch-maligne B-Non-Hodgkin-Lymphome. Ein Liquorbefall findet sich am häufigsten bei akuten lymphatischen Leukämien, gefolgt von hochmalignen B-/T-Zell- und dann den niedrigmalignen B- und T-Non-Hodgkin-Lymphomen (Wick u. a., 2016; Nam u. a., 2018; Tawfik u. a., 2018).

Wiederholte Liquoruntersuchungen wurden empfohlen, um eine Tumordiagnose zu stellen (An-Foraker, 1985). Dies führt häufig jedoch nicht zu einer höheren analytischen Sensitivität der Methodik, sondern eher zu falschen Schlussfolgerungen. Die auftretende Reiz-Pleozytose kann entzündliche Konstellationen vortäuschen und auch Erythrophagen finden sich in wiederholten Punktionen häufig (Pedersen u. a., 1986; Worofka u. a., 1997).

11.2. Weitere Liquorbefunde

Bei den betroffenen Patienten ist in etwa 50 % die Zellzahl normal; es finden sich eine Erhöhung des Albuminquotienten und des Liquor-Laktats in etwa 66 % der Fälle. Eine intrathekale IgG-, IgA- oder IgM-Synthese kann singulär, aber auch als 2- bis 3-Klassen-Reaktion vorliegen. Das carcinoembryonale Antigen (CEA) ist ein zusätzlicher Marker einer Meningitis neoplastica. Die Liquorkonzentration wird von der Serumkonzentration und der Blut-Liquor-Schranke beeinflusst.

Aufgrund der fast identischen Molekülmasse kann die Reiber-Formel für IgA auch zum Nachweis einer intrathekalen CEA-Synthese verwendet werden. Es handelt sich um einen sehr spezifischen, jedoch wenig sensitiven Marker, der in einer Studie aber nur bei 38,5 % (25/65) der Karzinome nachweisbar war. Somit schliesst eine fehlende intrathekale CEA-Produktion einen ZNS-Befall nicht aus. Auch Lymphome und primäre Gehirntumoren produzieren kein CEA (Djukic u. a., 2017).

Literatur

R. M. DeMay. *The art and science of cytopathology exfoliative cytology.* Chicago: ASCP, 1996.

M. Djukic, R. Trimmel, I. Nagel, A. Spreer, P. Lange, C. Stadelmann und R. Nau. „Cerebrospinal fluid abnormalities in meningeosis neoplastica: a retrospective 12-year analysis." In: *Fluids and barriers of the CNS* 14.1 (1 März 2017), S. 7.

S. An-Foraker. „Cytodiagnosis of malignant lesions in cerebrospinal fluid. Review and cytohistologic correlation". In: *Acta Cytol.* 29.3 (Mai 1985), S. 286–290.

M. Glantz, B. Cole, L. Glantz, J. Cobb, P. Mills, A. Lekos, B. Walters und L. Recht. „Cerebrospinal fluid cytology in patients with cancer: minimizing false-negative results". In: *Cancer* 82.4 (Feb. 1998), S. 733–739.

W. Gray und G. T. McKee. *Diagnostic cytopathology.* Bd. 2 ed. Edinburgh: Churchill Livingstone, 2003.

A. S. Nam, T. Giorgadze, W. Tam und A. Chadburn. „Assessment of the Utility of Cytology and Flow Cytometry of Cerebrospinal Fluid Samples in Clinical Practice." eng. In: *Acta cytologica* 62 (2 2018), S. 130–136.

A. G. Pedersen, J. Olsen und M. Nasiell. „Cerebrospinal fluid cytology diagnosis of meningeal carcinomatosis in patients with small-cell carcinoma of the lung. A study of interobserver and intraobserver variability." eng. In: *Acta cytologica* 30 (6 Nov. 1986), S. 648–52.

B. Tawfik, L. Brown, F. Fuda, W. Chen, S. Niu, J. Sailors und N. Sadeghi. „Utility and proposed algorithm of CSF flow cytometry in hematologic malignancies." eng. In: *Annals of hematology* 97 (9 Sep. 2018), S. 1707–1716.

M. Wick, C. C. Gross, S. Isenmann und H. Strik. „Liquorzytologie: Standards, Stellenwert und moderne Methoden. [Cytology of cerebrospinal fluid : Standards, importance and modern methods]". ger. In: *Der Nervenarzt* 87 (12 Dez. 2016), S. 1276–1281.

B. Worofka, J. Lassmann, K. Bauer und W. Kristoferitsch. „Reizpleozytose und Fremdkörperreaktion". In: *Praktische Liquorzelldiagnostik.* Springer Vienna, 1997, S. 68–68.

12. Subarachnoidalblutung

A. Regeniter

12.1. Klinik der Subarachnoidalblutung

Subarachnoidalblutungen (SAB) sind lebensbedrohliche Erkrankungen, welche immer notfallmässig behandelt und häufig auch operiert werden müssen. Sie entstehen in der Regel auf Grund von rupturierten arteriellen zerebralen Aneurysmen, die in den Liquorraum einbluten. Etwa 25 % der Patienten haben vor der akuten Subarachnoidalblutung eine Warnblutung mit heftigsten Kopf- ("Kopfschmerzen wie noch nie zuvor") und Nackenschmerzen, die in Schmerzen mit dumpfem, weniger akutem Charakter übergehen. Eine akute SAB kann durch eine kraniale Computertomografie oder ein MRT diagnostiziert werden und bei fehlendem Nachweis durch eine Untersuchung des Liquors festgestellt werden. Ein wasserklarer, unauffälliger Liquor schliesst eine SAB innerhalb der letzten 2-3 Wochen aus. Sofort nach dem Ereignis ist der Liquor massiv blutig, einige Stunden später wird der Überstand bei Zenttrifugation xanthochrom. Eine Punktion ist erst etwa 6-12 Stunden nach dem Ereignis sinnvoll. Bei blutigem Liquor muss differentialdiagnostisch ein artifiziell blutig-kontaminierter Liquor in Betracht gezogen werden. Die Drei-Gläserprobe gilt als sehr unsicher. Besser, aber auch nicht spezifisch für eine SAB, ist die xanthochrome Verfärbung des Liquors durch Blutabbauprodukte.

Innerhalb weniger Stunden erscheint der Liquorüberstand im Gegensatz zu einer artifiziellen Blutbeimengung durch den Abbau von Hämoglobin zu Bilirubin xanthochrom. Die Xanthochromie ist bis zu 2 Wochen nach einer SAB nachweisbar. Etwa nach 8-12 Stunden können erste Erythrophagen, nach etwa 3 Tagen Siderophagen (Makrophagen, die Hämosiderin, ein Abbauprodukt des Hämoglobins, phagozytiert haben) zytologisch nachgewiesen werden. Durch Phagozytose und Erythrozytenabbau bleiben Hämosiderin- und Hämatoidinablagerungen in den Makrophagen zurück, diese sind noch Monate nach der Blutung im Liquor nachweisbar. Xanthochromie und Pleozytose bilden sich schon nach 2-3 Wochen vollständig zurück (Wieczorek u. a., 2005, ☞ Tab. 12.1). Ferritin und Siderophagen können dagegen im Liquor eine SAB auch noch nach 3-4 Wochen nachweisen. Es gibt jedoch auch hierbei falsch-negative Befunde.

Etwa die Hälfte der Patienten (32 bis 67 %) versterben, allein zehn Prozent vor dem Eintreffen des Notarztes oder auf dem Weg in die Klinik. Wiederum die Hälfte der Patienten, die eine SAB überleben, tragen langfristig Hirnschäden davon. Eine erneute Blutung ist mit einer Letalität von 50-70 % belastet. Das Nachblutungsrisiko ist mit 4 % innerhalb der ersten 24 Stunden am höchsten (Grunwald u. a., 2002).

	<12 h	12 h - 3 d	>3 d
Reizpleoztose	+++	++	+
Erythrozyten	+++	++	+
Spektroskopie (Oxy – Hb)	+	+++	+
Erythrophagen	+	++	
Bilirubin	(+)	++	+++
Siderophagen		+	++
Ferritin	+	++	+++
Hämatoidinkristalle		(+)	++

Tab. 12.1: Zeitlicher Verlauf verschiedener Liquorparameter nach SAB (Petereit u. a., 2007; Nagy u. a., 2013).

12.2. Ferritin

Bei Verdacht auf eine Subarachnoidalblutung (SAB) wird trotz des stark verbesserten Nachweises in den bildgebenden Verfahren weiterhin eine Liquorpunktion empfohlen (Martin u. a., 2015). In Grossbritannien erfolgt der Nachweis einer Xanthochromie spektroskopisch. Ausserhalb Grossbritanniens wird die Spektroskopie selten durchgeführt und stattdessen Ferritin im Liquor bestimmt.

Das Liquor-Ferritin ist aussagekräftig insbesondere bei älteren oder kleineren Subarachnoidalblutungen. Es ist aber auch zur Abschätzung der Prognose bei der hämorrhagisch-nekrotisierenden Form einer Herpes-simplex-Enzephalitis geeignet. Bei einer SAB handelt es sich um eine spontane arterielle Blutung, meist aufgrund zerebraler Aneurysma. „Verpasste" Patienten bluten häufig erneut, sind dann aber in schlechterem Allgemeinzustand und haben eine wesentlich schlechtere Prognose. Die Liquor-Ferritin-Bestimmung kann in fast jedem Labor durchgeführt werden, da die automatisierten Serum-Methoden gut auch für Liquorproben verwendbar sind und die Beurteilung einfach ist. Der Referenzbereich variiert je nach verwendeter Methode, deshalb ist eine Validierung und Festlegung des Referenzbereiches vom anwendenden Laboratorium dringend erforderlich.

Gebräuchlich bei gleichen Zahlenwerten ist auch die Angabe in ng/ml. Da 98 % des Liquor-Ferritins aus dem ZNS stammen, ist ein Liquor/Serum-Quotient nicht erforderlich.

Bei Verdacht auf eine SAB hat die Bestimmung eine hohe Spezifität und Sensitivität von jeweils ca. 95 %, wenn die Konzentration 15 µg/l übersteigt. Der Grenzwert ist aber je nach Messmethode unterschiedlich und kann zwischen 12-18 µg/l variieren.

Voraussetzung für einen Anstieg ist eine Liquorentnahme, die etwa 12 Stunden nach dem Ereignis stattgefunden hat. Geringere Anstiege werden auch bei artifiziellen Blutungen oder akuter Zelldestruktion (bis ca. 15 µg/l) gefunden. Bei höheren Werten kommen differentialdiagnostisch Begleitblutungen bei Tumoren, HSV-Enzephalitis oder bakteriellen Meningitiden in Betracht. Die Liquor-Ferritin-Konzentrationen sind auch dann noch erhöht, wenn das Liquor-Bilirubin bereits wieder niedrig oder nicht mehr nachweisbar ist (Petzold u. a., 2011).

12.3. Siderophagen, Hämatoidinkristalle

Bei einer Subarachnoidalblutung lassen sich im Zellbild Erythrophagen und bei älteren Blutungen (älter als 3 Tage) Siderophagen oder Hämatoidinkristalle (älter als 8 Tage) nachweisen. Der Nachweis von Hämatoidinkristallen ist bis zu 6 Monaten nach einer SAB möglich. Dazu ist jedoch eine spezielle Eisenfärbung der Präparate mit Berliner Blau erforderlich und der Verdacht auf eine mögliche SAB muss dem Labor mitgeteilt werden. Aufgrund des zeitlichen Verlaufes ergänzen sich die Methoden Liquorzytologie/Ferritin gut zum Nachweis einer SAB.

Literatur

I. Q. Grunwald, B. Holst, V. Möller und W. Reith. „Klinik, Diagnostik und Therapie der Subarachnoidalblutung". In: *Der Radiologe* 42.11 (1. Nov. 2002), S. 860.

S. C. G. Martin, M. K. C. H. Teo, A. M. H. Young, I. M. Godber, S. S. Mandalia, E. J. St George und C. McGregor. „Defending a traditional practice in the modern era: The use of lumbar puncture in the investigation of subarachnoid haemorrhage." eng. In: *Br. J. Neurosurg.* (Sep. 2015), S. 1–5.

K. Nagy u. a. „Cerebrospinal fluid analyses for the diagnosis of subarachnoid haemorrhage and experience from a Swedish study. What method is preferable when diagnosing a subarachnoid haemorrhage?" eng. In: *Clin. Chem. Lab. Med.* 51.11 (Nov. 2013), S. 2073–2086.

H. Petereit, E. Sindern und M. Wick. *Liquordiagnostik: Leitlinien und Methodenkatalog der Deutschen Gesellschaft für Liquordiagnostik und Klinische Neurochemie.* Springer, 2007.

A. Petzold, V. Worthington, I. Appleby, M. E. Kerr, N. Kitchen und M. Smith. „Cerebrospinal fluid ferritin level, a sensitive diagnostic test in late-presenting subarachnoid hemorrhage." eng. In: *J Stroke Cerebrovasc Dis* 20.6 (Nov. 2011), S. 489–493.

V. Wieczorek, H. Kluge, E. Linke, R. Lehmitz, G. Mieczyslaw und H. Guhlmann. „Pathologische Liquorzellbefunde bei entzündlichen Erkrankungen des ZNS". In: *Atlas der praktischen Liquorzytologie.* Hrsg. von H. Kluge. StuttgartNew York: Thieme, 2005, S. 43–57.

13. Methodische Probleme

A. Regeniter, H. Möller, W.H. Siede

13.1. Messmethodik

13.1.1. Analyse von Serum und Liquor im gleichen Analysenansatz

Eine aussagekräftige Analytik setzt die gleichzeitige Proteinbestimmung in Liquor und Serum im gleichen Analysenansatz voraus, da sich die Fehler der Messmethoden sonst addieren. Wenn die Messung in unterschiedlichen Ansätzen im Serum und im Liquor aus Kostengründen erfolgt, kann die eine Methode akzeptable, aber etwas zu niedrige Messwerte liefern und die zweite ebenfalls akzeptable, aber tendenziell etwas zu hohe ergeben. Die Messfehler beider Methoden addieren sich dann und führen bei der geringen nachzuweisenden Konzentration, z. B. beim Liquor-IgM, zu falschen Aussagen über eine intrathekale Synthese. Der Messfehler wurde durch die Messung im gleichen Analysenansatz im unteren Beispiel minimiert: Trotz unterschiedlicher Methoden wird der gleiche Quotient berechnet und damit eine identische Beurteilung möglich.

Hersteller	Serum-IgM	Liquor-IgM	Q_{IgM}
Siemens	0,8	2,6	3,5
Beckman	1,1	3,7	3,5

Tab. 13.1: Identischer Liquor/Serum-Quotient bei Verwendung unterschiedlicher Reagenzien.

13.1.2. Überprüfung der Analytik – zu erwartende Konzentrationen

Die Ergebnisse der Liquor-Immunglobuline sind abhängig von ihren Serum-Konzentrationen. Ein höherer Albuminquotient ist immer auch mit höheren Liquor-Immunglobulin-Konzentrationen verbunden. Die theoretische Konzentration kann aufgrund der von H.O. Reiber entwickelten Formel berechnet werden. Bei den meisten Patienten ohne lokale Synthese werden die IgA/IgM-Quotienten um den Mittelwert liegen. Die im Liquor zu erwartende Konzentration der aus dem Blut stammenden Fraktion wird bei dem entsprechenden Q_{Alb} und einer Konzentration von 1g/l IgA/IgM im Serum dann dem Zahlenwert der Quotienten (Maximum = Limes der Funktion, Mittelwert, Minimum) in mg/l entsprechen. Bei einer Konzentration von 2 g/l im Serum verdoppelt sich dieser Wert.

Q_{Alb}	2,5	5,0	10,0	20,0
Q_{IgA} Maximum*	1,06	2,23	5,44	12,74
Q_{IgA} Mittelwert	0,61	1,29	3,2	7,61
Q_{IgA} Minimum	0,223	0,39	0,942	2,4
Q_{IgM} Maximum*	0,428	0,968	2,84	8,18
Q_{IgM} Mittelwert	0,131	0,304	0,949	3,07
Q_{IgM} Minimum	0,027	0,044	0,111	0,341

Tab. 13.2: Durch Diffusion zu erwartende Liquor-Immunglobulin-Konzentration. *entspricht dem Limes der Reiber-Formel.

13.2. Artifiziell blutiger Liquor

13.2.1. Typische Befundkonstellation

Ursache	Methodik	Nachweis
Artifiziell	Aussehen	blutig (3-Gläser-Probe)
	Zellbild	Erythrozytenzahl ↑
	Proteine	negative isoelektrische Fokussierung
		Schrankenstörung, Q_{Alb} ↑
		IgM-Synthese: IgM > IgA > IgG
SAB	Aussehen	xanthochrom
	Ferritin	>18 ng/ml
	Zytologie	Erythrophagen, Hämosiderin

Tab. 13.3: Differentialdiagnosebei blutigem Liquor.

Mit Blut kontaminierter Liquor entsteht aufgrund eines punktierten Gefässes während der Abnahme. Die Zellen und Proteine, die aus dem Blut stammen, erhöhen artifiziell die Zellzahl, das Zellbild, das Albumin und die Immunglobulin-Konzentrationen im Liquor. Die Konzentration des Liquor-IgM ist aufgrund der Molekülgrösse normalerweise geringer als die des IgA und diese ist wiederum geringer als die IgG-Konzentration. Dies kehrt sich bei einer artifiziellen Blutbeimischung um und kann im Extremfall dem Befund einer akuten Neuroborreliose stark ähneln. Leitbild ist die *falsch positive* dominante IgM-Synthese. Auch wenn die Blutbeimengung (☞ Tab. 13.5) korrigiert wird, bleibt häufig der Befund einer *falsch positiven* IgM-Synthese. Differentialdiagnostisch wegweisend ist der fehlende Nachweis oligoklonaler Banden in der isoelektrischen Fokussierung und der Hämoglobin-Nachweis (Teststreifen) im Liquor trotz niedriger Erythrozytenzahl.

Bei einer Blutkontamination von 5.000 Erythrozyten/µl im Liquor wurde eine falsch-positive Schrankenstörung (erhöhter Q_{Alb}) bei 12 %, jedoch eine falsch-positive intrathekale IgM-Produktion bei fast jedem fünften Patienten gefunden. Aber auch eine falsch-positive Synthese von IgG und IgA wurde zunehmend häufig beobachtet, während der AI davon bei Konzentrationen bis 20.000 nicht betroffen ist (Schwenkenbecher u. a., 2019). Die Blutbeimengung ist nur in etwa der Hälfte der Fälle sichtbar.(Arora u. a., 2010).

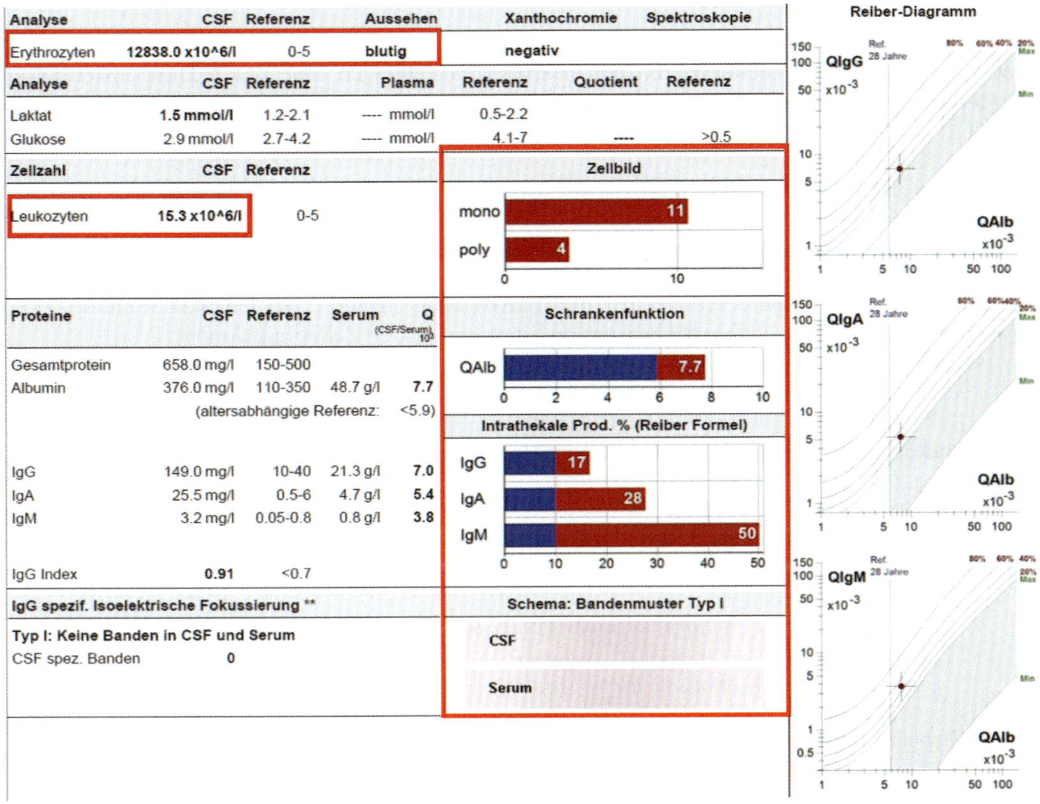

Abb. 13.1: Einer Neuroborreliose ähnliche Konstellation bei blutigem Liquor.

13.2.2. Korrektur der Leukozyten

Eine Liquor-Blutbeimengung ab einer Erythrozyten-Zahl von 1000/μl führt zu erhöhten Leukozyten- und Proteinwerten. Tabelle 13.4 zeigt die Korrekturmöglichkeiten in zunehmender Qualität. Am besten ist die Korrektur anhand des aktuellen Differentialblutbildes, weil sowohl die mononukleären wie auch die polymorphkernigen Zellen korrigiert werden. Damit kann eine massiv mit Blut kontaminierte Liquorprobe noch von einer granulozytären Pleozytose unterschieden werden.

Zellen/μl	CSF	Blut	Korrigierte Leukozytenzahl im Liquor		
			Pauschal[a]	Blutbild[b]	Diff.-Blutbild[c]
Erythrozyten	40.000	4.200.000			
Leukozyten	70	14.800	30	30	∅
- polymorph	40	10.750			∅
- mononukleär	30	3.800			∅

Tab. 13.4: Korrekturverfahren von Zellzahl und Zellbild (Patientenbeispiel). **CSF**: Liquor. Angaben pro μl.

Voraussetzung ist eine Liquor-Erythrozytenzahl von mehr als 1000 Zellen/μl. Es sollte jeweils die beste Korrektur verwendet werden:

Pauschalkorrektur[a]

Im einfachsten Fall wird 1 Leukozyt pro 1.000 Erythrozyten abgezogen. Eine weitere Differenzierung anhand der Referenzwerte für Männer und Frauen ist aufgrund der nur groben, pauschalen Korrektur nicht sinnvoll.

$$\text{Pauschalkorrektur} = \text{Abzug von 1 Leukozyt pro 1.000 Erythrozyten}/\mu l$$

Anhand des Blutbildes[b] (→ nur die Leukozyten sind vorhanden)

Bedingung: Das Blutbild sollte zeitnah zur Liquorpunktion durchgeführt werden (<24 Stunden). Es erfolgt keine Korrektur der polymorphkernigen und mononukleären Zellpopulationen.

$$\text{Korrektur Leukozyten} = \text{Leuko}_{CSF} - (\text{Ery}_{CSF} \times \text{Leuko}_{Blut}/\text{Ery}_{Blut})$$

Anhand des Differentialblutbildes[c] (beste Variante)

Bedingung: Das Blutbild sollte zeitnah zur Liquorpunktion durchgeführt werden (<24 Stunden). Die Korrektur mit Hilfe des Differentialblutbildes spielt eine entscheidende Rolle bei grenzwertigen Leukozytenzahlen.

$$\text{Korrektur Polymorphkernige} = \text{Poly}_{CSF} - (\text{Ery}_{CSF} \times \text{Poly}_{Blut}/\text{Ery}_{Blut})$$

$$\text{Korrektur Mononukleäre} = \text{Mono}_{CSF} - (\text{Ery}_{CSF} \times \text{Mono}_{Blut}/\text{Ery}_{Blut})$$

Bei der Beispielrechnung in Tab. 13.4 wird nur bei der Blutbildwert-Korrektur die Zellzahl/Zellbild korrekt (im Referenzbereich liegend!) gekennzeichnet.

13.2.3. Korrektur der Protein-Konzentrationen

Auch die Proteinwerte im Liquor sollten bei einer Erythrozytenzahl zwischen 1.000/µl bis 7.000/µl korrigiert werden. Im Gegensatz zu oligoklonalen Fraktionen und AI können alle CSF/Serum-Quotienten durch Blutbeimischung artifiziell pathologisch werden, wobei dies beim IgM aufgrund der Molekülgrösse zuerst und am häufigsten beobachtet wird. Das Albumin und die Immunglobuline können um den aus dem Blut stammenden Anteil korrigiert werden:

$$\text{Korrektur Protein}_{CSF} = \text{gemessenes Protein}_{CSF} - (\text{Ery}_{CSF} \times \text{Protein}_{Blut}/\text{Ery}_{Blut})$$

Die erhaltenen Werte sollten als korrigiert gekennzeichnet sein und sind als Näherungswerte zu interpretieren. Eine Blutkontamination mit mehr als 7.000 Erythrozyten/µl erlaubt keine zuverlässige Auswertung der Albumin-und Immunglobulin-Quotienten mehr und kann zu falschen diagnostischen Aussagen führen (Reiber, 2011; Reiber, 2005; Reiber und Peter, 2001).

CSF-Protein	Messwert mg/dl	Korrigiert mg/dl	Differenz in %
Albumin	24,3	18,3	-25 %
IgG	4,60	2,88	-37 %
IgA	0,604	0,290	-52 %
IgM	0,167	0,054	-68 %

Tab. 13.5: Korrektur der Proteinwerte bei mit Blut kontaminiertem Liquor.

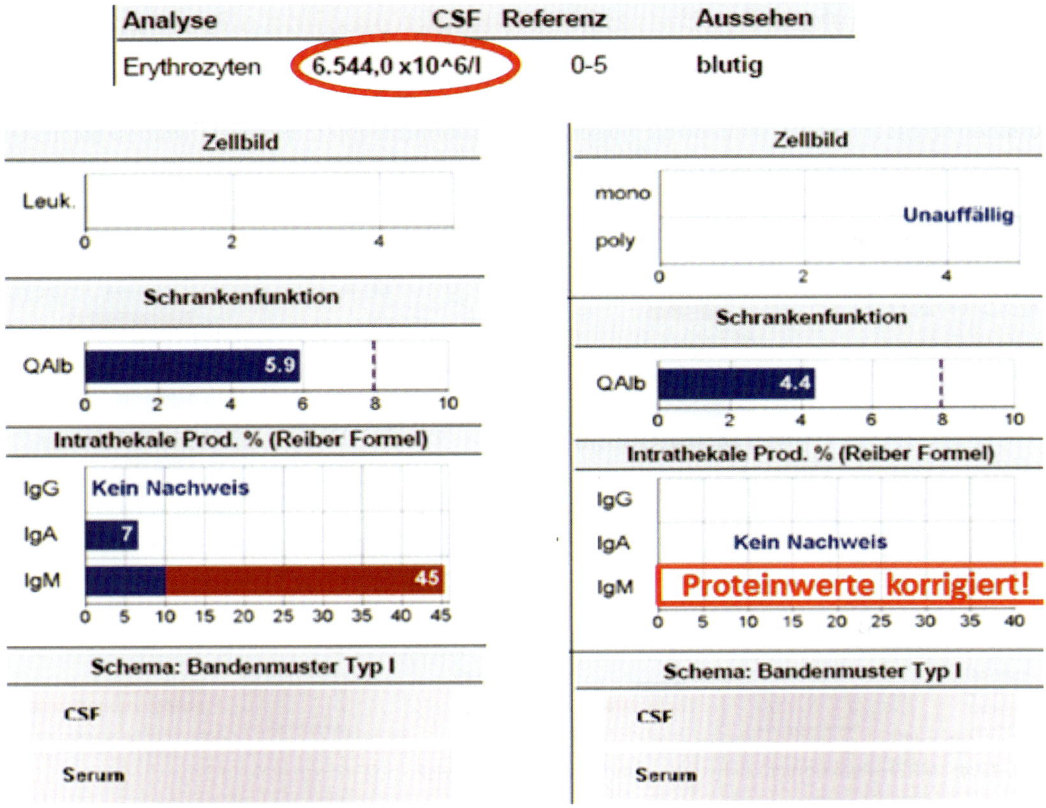

Abb. 13.2: Falsch-positive intrathekale Produktion bei Blutkontamination.

13.3. Isoelektrische Fokussierung

Die Beurteilung der Gele ist nur bei einer korrekten isoelektrischen Fokussierung möglich. Bei einer verkürzten Laufstrecke einer Probe sind häufig keine Banden sichtbar. Erst bei einer korrekten Trennung und normaler Laufstrecke werden diese sichtbar.

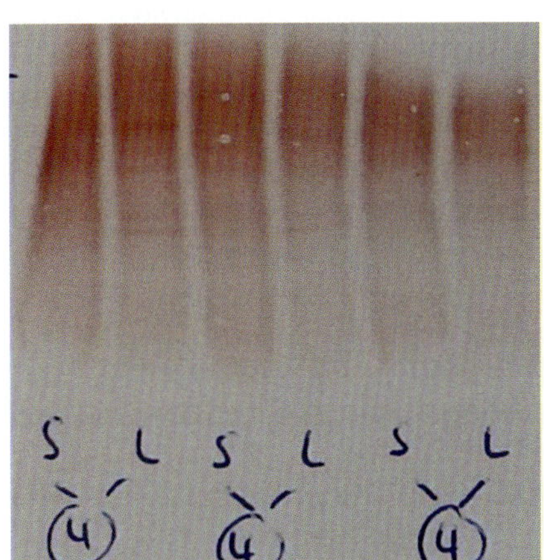

Abb. 13.3: Isoelektrische Fokussierung: verdeckte Banden bei verkürzter Laufstrecke.

13.4. Intrathekale Synthese: MRZH-Reaktion ohne oligoklonale Banden

In der Erstpunktion dieser Patientin mit Multipler Sklerose (☞ Abb. 13.4) ist die teilpositive MRZ-Reaktion bereits erkennbar, während die typische Konstellation, die eine intrathekale Synthese beinhaltet, erst in der Zweitpunktion 3 Jahre später sichtbar wird. Bei 2-5 % der MS-Patienten sind keine oligoklonalen Banden nachweisbar. Diese Gruppe ist prozentual gering, aber sie ist relevant aufgrund der grossen Anzahl von Patienten mit Verdacht auf eine Multiple Sklerose.

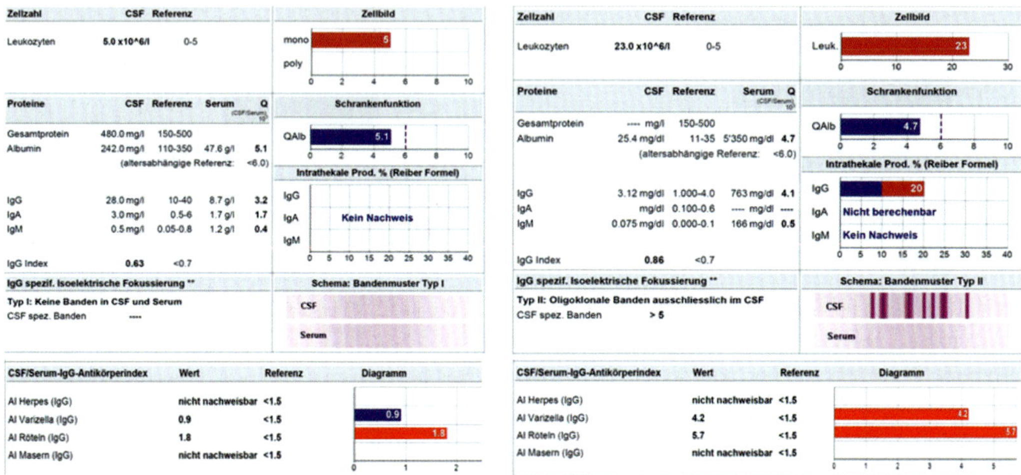

Abb. 13.4: MRZH-Reaktion zunächst ohne und erst später entwickelnde intrathekale IgG-Synthese.

Die Antikörperbestimmung sollte deshalb auch bei Patienten mit unklarer Klinik ohne Nachweis einer intrathekalen Produktion in der isoelektrischen Fokussierung durchgeführt werden. Der Grund für die höhere Sensitivität des AI ist unklar. Möglicherweise werden diese eher positiv (☞ Abb. 6.2), aber auch methodische Probleme, wie die als positiv bewertete OKB-Bandenanzahl können eine Rolle spielen. Auch bei anderen viralen Infektionen ist die Konstellation „negative" OKB, aber „positive" AI berichtet worden (Felgenhauer und Reiber, 1992; Jarius u. a., 2012).

Literatur

S. Arora, S. P. Swadron und V. Dissanayake. „Evaluating the sensitivity of visual xanthochromia in patients with subarachnoeid hemorrhage." eng. In: *The Journal of emergency medicine* 39 (1 Juli 2010), S. 13–6.

K. Felgenhauer und H. Reiber. „The diagnostic significance of antibody specificity indices in multiple sclerosis and herpes virus induced diseases of the nervous system". In: *Clin.Investig.* 70.1 (Jan. 1992), S. 28–37.

S. Jarius, P. Eichhorn, B. Wildemann und M. Wick. „Usefulness of antibody index assessment in cerebrospinal fluid from patients negative for total-IgG oligoclonal bands." eng. In: *Fluids Barriers CNS* 9.1 (2012), S. 14.

H. Reiber. „Cerebrospinal fluid analysis report." In: *Laboratory Diagnosis in Neurology*. Hrsg. von B. Wildemann, P. Oschmann und R. H. Bd. 24. Stuttgart: Thieme Publishers, Aug. 2011. Kap. 19.

H. Reiber. „Proteindiagnostik". In: *Klinische Liquordiagnostik*. Hrsg. von Zettl. de Gruyter, 2005. Kap. B.3, S. 177–200182.

H. Reiber und J. Peter. „Cerebrospinal fluid analysis: disease-related data patterns and evaluation programs". In: *J.Neurol.Sci.* 184.2 (März 2001), S. 101–122.

H. Reiber. „Non-linear ventriculo – Lumbar protein gradients validate the diffusion-flow model for the blood-CSF barrier". In: *Clinica Chimica Acta* 513 (Feb. 2021), S. 64–67.

P. Schwnkenbecher u. a. „The Influence of Blood Contamination on Cerebrospinal Fluid Diagnostics." eng. In: *Frontiers in neurology* 10 (2019), S. 584.

14. Qualitätskontrolle

A. Regeniter

Zur Qualitätskontrolle gibt es eindeutige Empfehlungen der *Deutschen Gesellschaft für Liquordiagnostik und Klinische Neurochemie e.V.* (DGLN) die im Internet verfügbar sind (http://www. dgln.de): Diese fordern, dass sowohl für die interne wie die externe Qualitätskontrolle und insbesondere die klinische Interpretation als entscheidendes Bewertungskriterium die gebildeten Liquor/ Serum-Quotienten beurteilt werden. Minimalvorschriften, die nur eine Bewertung von Einzelmesswerten vorsehen, werden der Praxis einer qualifizierten Liquoranalytik nicht ausreichend gerecht. Kontrollierte Einzelwerte stellen zwar sicher eine gute Basis für die richtige Quotientenbildung dar. Dennoch hängt die Qualität der Liquorprotein-Analytik in ihrer methodischen Zuverlässigkeit wie der klinischen Bedeutung entscheidend davon ab, dass Liquor und Serum stets zusammen analysiert und aufeinander bezogen werden. Wird jedoch die Analyse von Liquor- und Serum-Proben in unterschiedlichen Läufen oder gar mit verschiedenen Methoden, entgegen den DGLN-Empfehlungen durchgeführt, so muss mit einem vermehrten systematischen Fehler (Unrichtigkeit) der Quotienten gerechnet werden, deren mittlere Wertlage ansonsten methodenunabhängig sein könnte, sofern die Verdünnungs-Echtheit bei höherer Serum Verdünnung sichergestellt ist (Reiber, 2006). Auch bei Verwendung gleicher Methoden mit geringem systematischem Fehler ist wegen ungünstiger Multiplikation zufälliger Fehler (Impräzision) in Einzelfällen dennoch eine unrichtige bzw. klinisch irreführende Quotientenbildung möglich; die Impräzision der Quotienten kann also auch grösser werden.

Die Herausforderung für die Liquoranalytik besteht darin, einerseits durch Verwendung gleicher Methoden und deren interne und externe statistische Qualitätskontrolle nach RiLiBÄK (Richtlinie der Bundesärztekammer zur Qualitätssicherung laboratoriumsmedizinischer Untersuchungen) für einen möglichst geringen Fehler zu sorgen und andererseits darüber hinaus die Plausibilität bzw. Richtigkeit der Quotienten und ihrer Interpretation durch interne Befundmusterkontrolle und Teilnahme an einem geeigneten Ringversuch zu überprüfen. Heute werden im deutschsprachigen Raum externe Ringversuche von Instand (Instand, 2018; Reiber, 1995) und auch vom Referenzinstitut für Bioanalytik (RFB, 2015) angeboten.

Für die wichtigste Qualitätssicherungsmassnahme in der Liquordiagnostik, der Plausibilitätskontrolle der integrierten Patientenbefunde, gibt es keinerlei formale Vorschriften, sie bleibt dem Wissen und der Erfahrung des Laborleiters vorbehalten.

Eine generelle, bis jetzt nicht zufriedenstellend gelöste Einschränkung stellt auch die Verfügbarkeit ausreichend stabiler Kontrollmaterialien in der Liquormatrix mit zuverlässiger methodenabhängiger Sollwert-Ermittlung dar. Während dies für die Zellanalytik a priori unpraktikabel und von der deutschen RiLiBÄK auch nicht gefordert ist, ist die übergangsweise tolerierte Praxis, Liquorkontrollen für die Proteinanalytik durch Verdünnen von Serum-Kontrollproben auf klinisch relevante Liquor-Konzentrationen selbst herzustellen, nicht mehr zulässig. Aktuell verfügbare kommerzielle Kontrollen erfüllen die Anforderungen (Stabilität, wirkliche Liquormatrix, methodenabhängige Sollwertermittlung, klinisch relevante Sollwertlage) leider nur teilweise. Die Richtlinien sind in aktualisierter Form auf der Webpage erhältlich und auch publiziert worden (Petereit u. a., 2007).

Die externen Ringversuche von INSTAND überprüfen nicht nur die Qualität der Liquoranalytik. Die erhaltenen Resultate müssen auch in Ihrem Zusammenhang als Liquor-Serum-Quotienten beurteilt werden, so dass sie diesen Forderungen am ehesten entsprechen.

Literatur

Instand. *Ringversuche: Übersicht.* INSTAND e.V. - Gesellschaft zur Förderung der Qualitätssicherung in medizinischen Laboratorien e.V. 2018. url: http://www. instandev.de/ringversuche.html.

H. Petereit, E. Sindern und M. Wick. *Liquordiagnostik: Leitlinien und Methodenkatalog der Deutschen Gesellschaft für Liquordiagnostik und Klinische Neurochemie.* Springer, 2007.

H. Reiber. „External quality assessment in clinical neurochemistry: survey of analysis for cerebrospinal fluid (CSF) proteins based on CSF/serum quotients.“ eng. In: *Clin. Chem.* 41.2 (Feb. 1995), S. 256–263.

H. Reiber. „Qualiätskontrolle im Liquorlabor“. In: *Neurologische Labordiagnostik.* Stuttgart: Thieme, 2006. Kap. 20.

RFB. *Ringversuche: Übersicht.* Referenzinstitut für Bioanalytik. 2015. url: https: //www.rfb.bio/cgi/surveys.

H. Tumani u. a. „Lumbalpunktion und Liquordiagnostik, S1-Leitlinie“. eng. In: *Leitlinien für Diagnostik und Therapie in der Neurologie, Deutsche Gesellschaft für Neurologie.* Leitlinien für Diagnostik und Therapie in der Neurologie. AWMF Registernummer: 030/141 (2019).

15. Ausbildung und Fortbildung

A. Regeniter

15.1. Gesellschaft für Liquordiagnostik und klinische Neurochemie

Im deutschen Sprachraum haben sich die an der Liquordiagnostik Interessierten in der *Gesellschaft für Liquordiagnostik und klinische Neurochemie* zusammengeschlossen. Die „*Deutsche Gesellschaft für Liquordiagnostik und Klinische Neurochemie e. V.*" (DGLN) ist eine Fachgesellschaft, die sich eine sach- und zielgerechte Vertretung, Unterstützung und Weiterentwicklung der labormedizinischen Fachgebiete Liquordiagnostik und Klinische Neurochemie zum Ziel gesetzt hat und führt regelmässig Laborkurse, Symposien und Fortbildungen zu allen Aspekten der Liquoranalytik durch. So ist auch der hier häufig zitierte Methodenkatalog auf der Homepage der Gesellschaft (http://www. dgln.de) kostenlos in aktualisierter Form und auch als Buch (Petereit u. a., 2007) erhältlich. Es wurde ebenfalls eine Leitlinie zur Lumbalpunktion und Liquordiagnostik erstellt (Tumani u. a., 2019).

Weiterhin hat die DGLN Richtlinien für die Ausbildung und für den Erwerb der Fachqualifikation Liquordiagnostik (Liquor-Zertifikat) erlassen. Beim Erwerb der Fachqualifikation wird zwischen einem Zertifikat für die in einem Labor tätigen Akademiker und den klinisch tätigen Kollegen unterschieden. Das „Liquorzertifikat Labor" belegt die individuelle Befähigung, ein Liquorlabor auf hohem fachlichen Niveau und unter Beachtung der Empfehlungen der DGLN zu leiten. Bei der „klinischen Fachqualifikation Liquordiagnostik" geht die erworbene Fachkompetenz deutlich über das derzeit übliche Facharzt-Niveau hinaus. Das Zertifikat dokumentiert die Kompetenz in der Beurteilung der Liquoranalytik und klinischen Neurochemie und insbesondere der klinischen Befundung entsprechend den Empfehlungen der DGLN. Der Erwerb ist jedem zu empfehlen, der regelmässig Liquordiagnostik betreibt oder beurteilt (Reiber und Uhr, 2007).

15.2. Liquorzytologie

Die Liquorzytologie stellt besondere Anforderungen an das Labor. Autolytische Vorgänge sind im Liquor *ex vivo* durch den niedrigen Proteingehalt und die dadurch geringe Pufferkapazität beschleunigt und hämatologische Kriterien zur zytologischen Beurteilung des Liquors lassen sich nur begrenzt anwenden. So bereitet die Unterscheidung zwischen aktivierten Lymphozyten/Plasmazellen bei entzündlichen Erkrankungen und neoplastischen Zellen immer wieder grosse Schwierigkeiten. Deshalb werden regelmässig von INSTAND „Ringversuche vor Ort" zur Liquorzytologie angeboten. Aktuelle Probleme vor Ort können am besten durch direkten visuellen Vergleich des Präparats mit Hilfe eines Atlas der praktischen Liquorzytologie gelöst werden (Kluge u. a., 2005).

Literatur

H. Kluge, V. Wieczorek, E. Linke, K. Zimmermann und O. Witte. *Atlas der praktischen Liquorzytologie*. Bd. 32. Thieme Verlag, 2005.

H. Petereit, E. Sindern und M. Wick. *Liquordiagnostik: Leitlinien und Methodenkatalog der Deutschen Gesellschaft für Liquordiagnostik und Klinische Neurochemie*. Springer, 2007.

H. Reiber und M. Uhr. „Liquordiagnostik-Ausbildung und Fachqualifikation: Richtlinien der Deutschen Gesellschaft für Liquordiagnostik und Klinische Neurochemie (DGLN)". In: *J.Lab.Med.* 27.9/10 (2007), S. 322–328.

H. Tumani u. a. „Lumbalpunktion und Liquordiagnostik, S1-Leitlinie". eng. In: *Leitlinien für Diagnostik und Therapie in der Neurologie, Deutsche Gesellschaft für Neurologie*. Leitlinien für Diagnostik und Therapie in der Neurologie. AWMF Registernummer: 030/141 (2019).

16. Nachweis oligoklonaler Banden: Grundlage der Liquoranalytik

U. Wurster

Dieser Beitrag soll keine umfassende Darstellung des Nachweises und der Bedeutung von oligoklonalen Banden (OKB) liefern. Grundlegende Prinzipien wurden bereits in einem früheren, ausführlichen Buchbeitrag erörtert (Wurster, 2005), insbesondere die fünf im Konsensus (Andersson u. a., 1994) definierten Typen (☞ Abb. 5.1). Im vorliegenden Kapitel wird detailliert auf die verfügbaren unterschiedlichen Methoden zum Nachweis von oligoklonalen Banden und deren Beurteilung eingegangen. Dabei wurden auch die aus den zahlreichen Fortbildungsveranstaltungen des Autors gemachten Erfahrungen und Diskussionen mit berücksichtigt.

16.1. Bedeutung von oligoklonalen Banden (OKB) für die Diagnosestellung der multiplen Sklerose

Traditionell dienen OKB in erster Linie der Diagnosesicherung einer Multiplen Sklerose. Für die Diagnosestellung ist der Nachweis von Schädigungen in mindestens zwei anatomisch verschiedenen Regionen des Gehirns, mit oder ohne Beteiligung des Rückenmarks, und ein zeitlich abgegrenztes Auftreten von neuen Ereignissen erforderlich. Diese Kriterien können entweder rein klinisch oder durch Kombination mit Bildgebung (MRT mit Kontrastmittel) und paraklinischen Untersuchungen erbracht werden. Die diesbezüglichen englischen Abkürzungen DIS und DIT werden auch im Deutschen für die örtliche und zeitliche Dissemination verwendet.

1960	Lowenthal: oligoklonale Banden, Erstbeschreibung		
1965	Schumacher	Klini	
1983	Poser	Klinik & Labor	OKB, EP, CT
2001	McDonalds: Konsensuskriterien	Klinik & MRT	OKB, IgG Index, VEP
2005	Revision 1	Klinik & MRT	OKB, IgG Index, VEP
2010	Revision 2	Klinik & MRT	OKB: nur für ppMS
2017	Revision 3	Klinik & MRT	OKB: Ersatz für DIT

Tab. 16.1: Oligoklonale Banden als Diagnosekriterien der Multiplen Sklerose. CT: Computertomographie, EP: evozierte Potentiale, VEP: visuell evozierte Potentiale, MRT: Magnetresonanztomographie, ppMS: primär progrediente MS, DIT: *dissemination in time.*

Tabelle 16.1 zeigt die zeitliche Entwicklung des Einsatzes von OKB für die Diagnose einer MS. Nach der Erstbeschreibung der Heterogenität von IgG im Liquor (Lowenthal u. a., 1960) und des dafür geprägten Begriffs *„oligoklonale Banden“* (Laterre u. a., 1970) wurde 1983 der Nachweis von OKB als Marker für die sogenannte laborgestützte MS verwendet (Poser u. a., 1983). Erst 18 Jahre später wurden die ersten McDonald-Kriterien von hauptsächlich aus Kanada und den USA stammenden Experten erstellt, die gemäss der in diesen Ländern vorherrschenden Praxis, fast ausschliesslich auf dem MRT basierten und dem Liquor wenig Bedeutung zumassen (McDonald u. a., 2001). Bei den folgenden Revisionen der McDonald-Kriterien (Polman u. a., 2005; Polman u. a., 2011) wurde die Bedeutung der OKB bis auf eine marginale Beteiligung bei der primär progredienten MS weiter herabgesetzt. In der Revision 2017 wurde jedoch völlig überraschend eine totale Kehrtwende vollzogen und die OKB nunmehr zum Nachweis einer zeitlichen Dissemination (DIT) zugelassen. Damit wurde den Einsprüchen (Tumani u. a., 2011) aus den europäischen Ländern Rechnung getragen, in denen Liquoruntersuchungen traditionell einen viel höheren Stellenwert besitzen. Im Jahre 2002 benutzten in den USA noch 90 % der Labore eine Agarose-Elektrophorese zum Nachweis von OKB (Fortini u. a., 2003), während schon seit 2000 alle Teilnehmer des deutschen Instand-Ringversuchs durchgehend eine isoelektrische Fokussierung verwendeten. Erst ab 2011 wurde bei der externen Qualitätssicherung für OKB in den USA das zum Liquor gehörige Serum mitgeliefert (Chen und Watts, 2011).

Generell kommt einer umfassenden Liquoranalyse eine enorme Bedeutung bei der Abgrenzung der MS von anderen neurologischen Erkrankungen zu, sofern die Symptome nicht durch eine andere Erkrankung erklärbar sind. Der Nachweis von OKB stellt den entzündlichen Charakter der MS sicher. Zu dem Sinneswandel in den Kriterien von 2017 haben sicher auch falsch positive MRT-Klassifikationen bei fehlenden OKB beigetragen, wie z. B. bei dem Fall einer MS-Fehldiagnose, wo unter Natalizumab das erste Mal eine tödliche PML auftrat (Kleinschmidt-DeMasters und Tyler, 2005). Bei der früher der MS zugerechneten Neuromyelitis optica (NMO, Devic-Erkrankung) fehlen OKB weitgehend.

Sind sie doch einmal (im Schub) vorhanden, verschwinden sie im Gegensatz zur MS mit der Zeit. Die NMO-Spektrum-Erkrankungen weisen Antikörper gegen Aquaporin und/oder MOG auf. Werden NMO-Fälle unter Missachtung von fehlenden OKB als MS fehldiagnostiziert und mit speziellen MS-Medikamenten therapiert, so kann eine ausgeprägte klinische Verschlechterung eintreten (Jarius, Ruprecht u. a., 2016).

Der Nachweis von OKB besitzt auch eine hohe prognostische Bedeutung bei Patienten mit CIS, die selbst bei fehlenden Läsionen im MRT ein fünffach höheres Risiko des Fortschreitens zur MS aufweisen (Tintore, Rovira u. a., 2008). Das erhöhte MS-Risiko bei Anwesenheit von OKB wurde vielfach bestätigt und die *hazard ratio* beträgt bei Nachweis von OKB bei 1.015 nachverfolgten CIS-Patienten 2,0, während er bei 1-3 Läsionen im MRT bei 0,9, bei 4-9 Läsionen lediglich bei 1,2 und erst ab mehr als 10 Läsionen bei 2,9 liegt (Tintore, Rovira u. a., 2015). Allerdings waren die von McDonald (2001) angeführten Gründe „*the quality of CSF analysis is not uniform among laboratories, regions or countries*“ für die Geringschätzung der OKB und die daher vorgenommene Gleichsetzung von IgG-Index und OKB-Nachweis zur damaligen Zeit nicht ganz unberechtigt.

16.2. Methoden der isoelektrischen Fokussierung zum Nachweis von OKB

16.2.1. Isoelektrischer Punkt und Prinzip der IEF

Der isoelektrische Punkt (IP) eines Proteins ist als der pH definiert, bei dem seine Nettoladung gleich Null ist.

Um Proteine nach ihrem IP zu trennen, werden sie in einem pH-Gradienten einer Elektrophorese unterzogen. Die isoelektrische Fokussierung (IEF) ist eine Endpunktmethode, da die Proteine nach Erreichung ihres IP nicht weiter wandern. Erlangen sie durch Diffusion erneut eine geringe Ladung, so setzt sofort eine Rückwanderung an den ladungslosen IP ein. Dadurch erhält man sehr scharfe, eben fokussierte Banden, was der Methode ihren Namen gegeben hat. Die mögliche Auflösung (<0,05 pH-Einheiten) ist definiert durch:

$$Auflösung \Delta pI = \sqrt{\frac{D\left[d(pH)/dx\right]}{E\left[-du/d(pH)\right]}}$$

Beeinflussbare Faktoren sind hier die Feldstärke E (V/cm) und der pH-Gradient d(pH)/dx. Während Gele mit Polyacrylamid als Matrix einer Spannung bis 2,100 V ausgesetzt werden können, tolerieren Agarose-Gele wegen der Endosmose nur geringere Spannungen bis 1.000 V (☞ Tab. 16.2). Für IgG kann im Gegensatz zu den meisten Plasmaproteinen kein definierter IP angegeben werden. Aufgrund der hohen Varietät liegen sehr viele IgG-Moleküle (>1.000.000) nebeneinander vor. Isoliertes IgG von mehr als 1.000 Blutspendern, das für therapeutische Infusionen eingesetzt wird, fokussiert daher zwischen einem pH von etwa 6,5-9,1. Bei monoklonalen IgG-Paraproteinen können mitunter auch pH-Werte unter 6,5 vorkommen. Für die Trennung von OKB werden überwiegend lineare pH-Gradienten, evtl. mit einer leichten Spreizung im alkalischen Bereich verwendet.

Zum Aufbau des pH-Gradienten bedient man sich eines Gemisches von Ampholyten. Es handelt sich um niedermolekulare Moleküle mit Amino- und Carboxylgruppen, die im Idealfall den ganzen pH-Bereich kontinuierlich abdecken. Solche Substanzen werden von verschiedenen Firmen produziert, stellen jedoch keine einheitlichen Produkte dar.

In der Praxis mischt man die Ampholyte verschiedener Hersteller, um möglichst glatte Gradienten zu erhalten. Ein weitgehend homogener Hintergrund erleichtert die visuelle Auswertung von OKB wesentlich, da diese sich dann klar abgrenzen lassen. In der Realität weist jedoch der polyklonale Hintergrund Lücken und Verdichtungen auf, sogenannte Pseudobanden („*common bands*"), die durchgehend bei den meisten Patienten vorhanden sind. Das Phänomen der Hintergrundbanden ist auf Diskontinuitäten im pH-Gradienten, ungleiche Verteilung (Ladungs-Cluster) des polyklonalen IgG über den pH-Bereich, aber auch auf genetische Unterschiede zurückzuführen. Erfahrene Auswerter erkennen Hintergrundbanden problemlos, da sie das gesamte Gel und alle darauf getrennten Proben in Betracht ziehen. Als sehr nützlich erweist sich in diesem Zusammenhang die Mitführung von IgG-Lösungen zur intravenösen Infusion (IVIG) als Negativkontrolle. Die Präparate verschiedener Hersteller bestehen aus IgG-Isolaten von 1.000-15.000 Blutspendern und sind auf jeder neurologischen Einheit verfügbar.

16.2.2. Verfahren zur Trennung von OKB mittels isoelektrischer Fokussierung

Gelmatrix	Auftragsplätze	IgG (mg/l)	Volumen (µl)	Auftragsstelle	Vorfokussierung	Spannung (Vmax)	Trenndauer (Min)	Trennstrecke (cm)	Methodik
Agarose	18	20	5	Kathode	ja	1.000	75	3,5-4,0	Sebia[1]
Agarose	10	15-140	5	Anode	nein	700	60	3,0-4,0	Helena[2]
Agarose	12	15-50	7	Anode	nein	500	75	3,0-3,5	Interlab[3]
Agarose	30	15-40	7	Anode	nein	1.500	105	4,0-5,0	inhouse[4]
Polyacryl	20	15-40	10	Anode	nein	1.200	110	2,5-3,0	inhouse[5]
Polyacryl	24	9-20	20	Anode	nein	2.100	120	4,0-5,0	Serva[6], EDC[7]

Tab. 16.2: Isoelektrische Fokussierung: Hersteller-spezifische Unterschiede. Einsatz: [1] Lippe, [2] Norderstedt / Basel, [3] Basel, [4] Uni Göttingen / MPI München, [5] Uni Ulm / Uni Innsbruck, [6] Uni Münster, [7] MH-Hannover. Hersteller: Sebia France, Helena Biosciences Gateshead UK, Interlab Srl Rom, Serva Heidelberg, EDC Tübingen. Die genannten Labore stellen eine exemplarische Auswahl dar.

Tabelle 16.2 zeigt eine Zusammenstellung von gängigen Methoden der IEF hinsichtlich Gelmatrix, Trennbedingungen und kommerziellen Herstellern. Agarose als Trägermaterial ist sehr beliebt, da sich beim Blotting die Nitrocellulose-Membran problemlos abziehen lässt. Allerdings schwankt die Agarosekonzentration etwas, da beim Kochen der Agaroselösung das Ausmass der Verdunstung nicht kontrolliert wird. Die Agarose muss unter 60°C abgekühlt sein, bevor die hitzelabilen Ampholyt-Mischungen zugegeben werden können. Schliesslich weist das uneinheitliche Naturprodukt Agarose eine variable Endosmose auf, d.h. einen ständigen Wasserstrom Richtung Kathode, der auf negative Ladungen (Sulfat- und Carboxylgruppen) zurückzuführen ist. Daher muss das austretende Wasser durch Papierstreifen an der Kathode regelmässig abgelöscht werden.

Prinzipiell gilt, die Proben nicht in der Nähe des isoelektrischen Punktes aufzutragen , da nur dann genügend Ladungen vorhanden sind, um das Einwandern in das Gel zu erleichtern. Der Auftrag erfolgt bis auf eine Ausnahme anodisch. Nur bei Sebia werden die Proben kathodisch appliziert, allerdings ist in diesem Fall der pH-Gradient bereits durch eine Vorfokussierung aufgebaut. Die Zahl der Auftragsplätze schwankt zwischen 10 und 30. Da jedoch Serum und CSF eines Patienten immer parallel aufgetragen werden, halbiert sich die Probenkapazität. Während bei Sebia und in unserem Labor konsequent alle Seren und CSF exakt auf die gleiche IgG-Konzentration von 20 mg/l eingestellt werden, wird das andernorts weniger streng befolgt. Bis zu 40 bzw. 50 mg/l wird der CSF nativ aufgetragen, erst dann wird auf ca. 40 mg/l vorverdünnt. Bedenklich erscheint in diesem Zusammenhang die Vorgehensweise von Helena, wo eine Verdünnung erst ab 140 mg/l erfolgt. Sehr niedrige IgG-Konzentrationen unter 15 mg/l bzw. unter der Nachweisgrenze des Beckman-Nephelometers von 9 mg/l liegende IgG-Konzentrationen zeigen mit diesem System meistens überhaupt keine Anfärbung mehr und werden allein deswegen als (evtl. falsch) negativ gewertet.

Es gibt aber durchaus auch positive OKB unter 9 mg/l IgG. Dies findet man vor allem bei Kindern, bei denen zudem meist auch nur geringe Liquor-Mengen vorhanden sind. Aufgrund einer zu geringen Sensitivität werden Liquores mit sehr niedrigen Konzentrationen gerne konzentriert. Bei der sehr empfindlichen Silberfärbung ist diese aufwändige und bezüglich der IgG-Anreicherung nicht genau kontrollierte Massnahme überflüssig. Eine Konzentrierung (z. B. mit Ultracel 50 K, 2 ml) kann aber bei anderen Verfahren und genügend Probenvolumen durchaus Klarheit erbringen.

16.2.3. Verfahren zur Detektion von OKB

Zur Detektion von OKB nach der Trennung mittels IEF existieren eine Vielzahl von mehr oder weniger gebräuchlichen Methoden und In-house-Varianten (☞ Tab. 16.3). Die von den Herstellern angegebenen Nachweisgrenzen für OKB mit 0,3 bis 0,4 mg/l IgG gelten allerdings nur für die Hauptbande von monoklonalen Paraproteinen und liegen unrealistisch weit unter den für oligoklonales IgG gebräuchlichen Konzentrationen von 20 mg/l (Sebia bzw. Silberfärbung).

Gelmatrix	Fixation	Detektion	Methode	IgG*
Flachbett IEF	Immunfixation	AH-IgG-HRP	Sebia[1]	0,3
Agarose	Kontaktblot	AH-IgG-HRP	Helena[2]	0,3
		1. AH-IgG-Fc 2. AZ-HRP	Interlab[3]	0,4
	Kontaktblot	AH-IgG-HRP	In-house[4]	
Polyacrylamid	Immmunfixation	AH-IgG-HRP	EDC, Serva	
	Kontaktblot	AH-IgG-HRP	EDC, Serva	
	Kontaktblot	AH-IgG-HRP	in-house Ulm[5], Innsbruck[5]	
	Säurefixation	Protein Silber	Serva, Münster[6]	
		Silber	EDC Hannover[7]	0,2
Kapillar IEF Polyacrylamid	Photochemisch	AH-IgG-HRP Lumineszenz	Ulm [5] (keine Routine)	

Tab. 16.3: Isoelektrische Fokussierung: Detektionsverfahren. Durchgeführt in: [1] Lippe, [2] Norderstedt / Basel, [3] Basel, [4] CSF Lab Uni Göttingen / MPI Psychiatrie München, [5] CSF Lab Uni Ulm / CSF Lab Innsbruck, [6] CSF Lab Münster, [7] MH-Hannover. Die genannten Labor stellen eine exemplarische Auswahl dar. Göttingen und München verwenden selbst gegossene Agarosegele, Ulm und Innsbruck verwenden selbst gegossene Polyacrylamidgele. *Nachweisgrenze in mg/l, AH: Anti-Human, AZ: Anti-Ziege, Silber: Silberfärbung, HRP: *horseradish peroxidase*.

Protein-Silberfärbung

In der Frühzeit der IEF wurden die Gele nach der Trennung mit Protein-Farbstoffen wie Amidoschwarz, Ponceau-Rot oder Coomassie-Blau gefärbt. Aufgrund der geringen Sensitivität war eine vorherige Konzentrierung des CSF bis zum 100-fachen notwendig, so dass allein für diese Untersuchung 1-3 ml Liquor gebraucht wurden. Die Adaption der für SDS-Gele Anfang der 80er Jahre entwickelten Silberfärbung (Wurster, 1983) ermöglichte die Verwendung von nativem Liquor. Im pH-Bereich von 7-10 finden sich neben IgG nur wenige andere Proteine, die bei weitem nicht so hohe Konzentrationen erreichen, so dass eine reine Proteinfärbung bei pH 6,5-9,1 tatsächlich fast nur IgG darstellt.

Das basische Myelinprotein, das ohnehin mit einem IP von mehr als 10,5 ausserhalb des IgG-Fokussierungsbereiches liegt, weist nach einem Schub erhöhte Konzentrationen von maximal 11,5 µg/l auf. Mit einer Konzentration, die etwa 1.000-fach unter der des IgG liegt, ist es weit unter der Erfassungsgrenze der Färbung und interferiert nicht.

Deutlich sichtbar und klar abgegrenzt vom kathodischen Ende des IgG findet sich bei ca. pH 9,3 das früher als γ-trace-Protein bezeichnete Cystatin C, ein Cystein-Protease-Inhibitor mit einer Konzentration von etwa 3 mg/l. Bei den auf 20 mg/l IgG verdünnten Serum- und Liquor-Proben ist Cystatin C nur im Liquor als markante Bande am kathodischen Ende vorhanden und dient als nützlicher Liquor-Identifikationsmarker. Dadurch lassen sich Verwechslungen von Serum und Liquor oder ein Doppelauftrag sofort erkennen. Die Intensität der Cystatin-C-Bande zeigt ausserdem den Grad der Liquorverdünnung bei Schrankenstörungen direkt an. Das Fehlen von Cystatin C in kommerziellen Kontrollmaterialien oder auch in als Liquor deklarierten Proben von externen Qualitätskontrollen beweist, dass es sich nicht um echten Liquor handeln kann. Eine Ausnahme macht der Ringversuch für OKB von Instand e.V., wo tatsächlich authentischer Liquor (daher nur max. 100 µl) und Serum von einem einzelnen Patienten verschickt wird. Schliesslich können etwa bei pH 6,5-7 zwei bis fünf breitere Banden (d.h. keine typischen scharfen Banden wie bei echten OKB) vorkommen, die auf Hämoglobin zurückzuführen sind. Meist handelt es sich um einen Liquor mit Blutbeimengung und erhöhter Erythrozytenzahl. Besonders nützlich erweist sich der Nachweis von Hämoglobin-Banden im Liquor jedoch bei falsch niedriger Konzentration oder völliger Abwesenheit von Erythrozyten. Zunächst ist eine präanalytische Ursache wie verzögerte Aufarbeitung des CSF mit Zerfall der Erythrozyten oder deren absichtliche Lyse bei der Zellzählung auszuschliessen. Entweder handelt es sich dann um eine ältere oder eine intrazerebrale Blutung, bei der zwar Hämoglobin und seine Abbauprodukte sowie Plasmaproteine, nicht jedoch die zellulären Blut-Bestandteile in den Liquor gelangen. Durch Stixen des Liquors mit Hämoglobin Teststreifen lässt sich eine grobe Quantifizierung vornehmen. Ominöse intrathekale Synthesen von IgM>IgA>IgG ohne positive OKB lassen sich dann häufig problemlos durch diese nicht immer sichtbare Blutbeimengung erklären. Hämoglobin kann auch bei einer Immundetektion Banden vortäuschen, da es über eine gewisse Peroxidase-Aktivität verfügt.

Die in Hannover benutzte Version einer ammoniakalischen Silberfärbung wurde 1983 erstmals vorgestellt (Wurster, 1983) und im Laufe der Zeit an neuere Entwicklungen angepasst. Seit 1997 wird ein Färbeautomat eingesetzt (Wurster, application note, Fa. Amersham/Pharmacia, 1998), bei dem nur noch die verschiedenen Färbelösungen angesetzt werden müssen. Die Polyacrylamid-Fertiggele der Fa. EDC, Tübingen benötigen weder Probenauftrags- noch Elektrodenstreifen, da die 24 Probewannen mit max. 25 µl Fassungsvermögen bereits in das Gel einpolymerisiert sind und die Platinelektroden direkt auf das Gel aufgesetzt werden. Die Gele werden ausserdem gewaschen, bevor sie werkseits mit Ampholytmischung imprägniert werden, so dass sie kein monomeres Acrylamid mehr enthalten.

■ Immundetektion

Während bei der Silberfärbung am Ende der Fokussierung das Polyacryamidgel sofort in Trichloressigsäure fixiert wird und damit die sehr scharfen OKB-Banden erhalten bleiben, kommt es sowohl bei der Immunfixation (Sebia) als auch beim Immunoblot (Helena, In-house-Methode) durch den verzögerten Fixationsprozess (Ausbildung von Immunkomplexen) zur vermehrten Diffusion und damit Verbreiterung der IgG-Banden. Ebenso werden zwei sehr nahe nebeneinander liegende OKB zu einer einzigen, dickeren Bande verschmelzen.

Bei der Immunfixation (Sebia) lässt man den gegen humanes IgG gerichteten, Peroxidase-markierten Antikörper 15 Minuten lang einwandern und wäscht dann Nicht-IgG-Proteine und den Überschuss an Anti-IgG wieder aus. Ein Transfer der Proteine vom Gel auf eine Nitrocellulose-Membran (Western-Blot) lässt sich bei Agarosegelen leichter bewerkstelligen als bei Polyacrylamidgelen, bei denen sich die Folie schwerer abziehen lässt. Die 30 Minuten dauernde Übertragung der Proteine vom Gel auf die Membran erfolgt durch die Saugkraft von aufgelegten Filterpapierstapeln, die mit 2 kg Gewichten beschwert sind. Dieser Prozess ist anfällig für ungleichmässige Übertragung und Einschluss von Luftblasen. Auch verbleibt bei diesem Verfahren ein beträchtlicher Teil von Proteinen im Gel zurück (eigene Versuche an Polyacrylamidgelen ergaben ca. 50 %) und durch das Vor-Blotting erfolgt ein weiterer Verlust an IgG. Feine und zarte Banden werden im Gegensatz zu Silber im Immunoblot weniger oder gar nicht dargestellt, da hauptsächlich die intensiveren Banden (Spitze des Eisbergs) an die Nitrocellulose binden, die zudem durch die anschliessende Immunfärbung weiter verstärkt werden. In Abb. 16.1 sind Verdünnungsreihen von IgG-OKB-Mustern eines Falls mit Neuroborreliose mit kräftigen und schwächeren Banden wiedergegeben. Hier wurde die Silberfärbung mit einem hauseigenen Immunoblot verglichen, das durch die Verwendung von Polyacrylamidgelen und den Einsatz von alkalischer Phosphatase empfindlicher ist als die üblicherweise verwendete Kombination Agarose-IEF und Peroxidase. Die für den kolorimetrischen Nachweis auf Blots schon lange bekannte höhere Sensitivität der alkalischen Phosphatase wurde als neues In-house-Agarose-IEF-Immunoblot für OKB vorgestellt und ist vor allem in Spanien weit verbreitet (Sádaba u. a., 2004). Die kräftigeren Banden sind mit beiden Färbeverfahren gut wiedergegeben, nehmen mit steigender Verdünnung ab, bis schliesslich nur noch die Hauptbande bei der niedrigsten Konzentration von 0,5 mg/l IgG sichtbar bleibt.

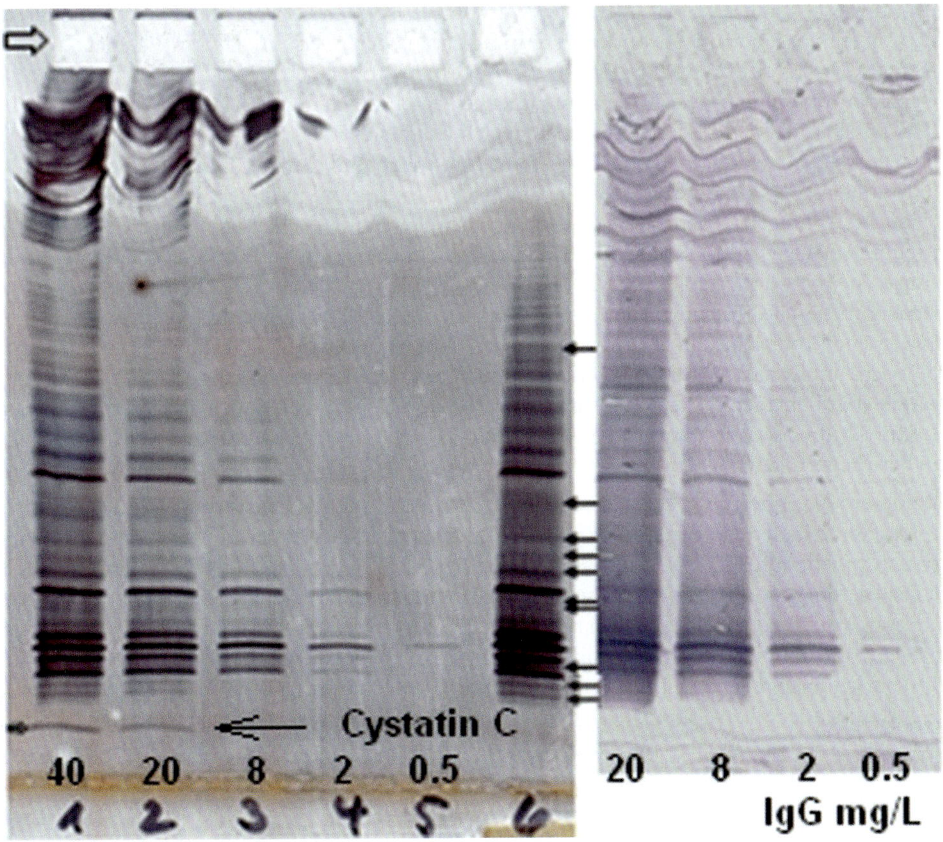

Abb. 16.1: Vergleich Silber (links) mit Immunoblot (rechts). Anfärbung mit Anti-Human-IgG von der Ziege, alkalische Phosphatase konjugiert. Die Pfeile kennzeichnen nur mit der Silberfärbung erfasste Banden. Auf Position 6 wurde das IgG zuerst über eine Affinitätschromatographie mit Protein G isoliert. Sie entspricht sonst der Spur 1. ⇒ Auftragsstelle; ← zusätzliche OKB der Silberfärbung.

Bei einem kürzlich vorgestellten Vergleich zwischen Agarose- und Polyacrylamidgelen und Anfärbung der Blots mit alkalischer Phosphatase wurden gleichwertige Ergebnisse erzielt (Zeman u. a., 2019). Die höhere Auflösung der Polyacrylamidgele geht offensichtlich während des Blottings durch unvollständigen Transfer und durch Diffusion verloren. Dagegen werden bei der von uns benutzten Silberfärbung sowohl eng benachbarte als auch feine und schwache Banden durch die unmittelbar nach der Trennung vorgenommene Fixation im gesamten Gel ohne Verluste erfasst.

16.2.4. Silberfärbung (EDC) versus Immunfixation (Sebia) und Immunoblot (Helena)

In den McDonald-Kriterien 2017 wird zu Recht betont, dass der Nachweis von OKB von der verwendeten Methode abhängt und dazu auf den Konsensus des Koautors Freedman (2005) verwiesen. Diese im Zusammenhang mit der Wertigkeit der verschiedenen Methoden fortwährend zitierte Arbeit favorisiert allerdings eine kommerzielle Immunoblot-Methode unter Abwertung der Silberfärbung. So wurde aufgrund der Umrechnung der nicht repräsentativen Ergebnisse eines kleinen holländischen Ringversuchs behauptet, dass die Sensitivität der Silberfärbung mit Polyacrylamidgelen gegenüber dem Immunoblot ca. 50 % schlechter sei (Freedman u. a., 2005). Von G. Keir und E. Thompson aus London wurde drei Jahre später ein direkter Vergleich zwischen Helena-Gelen (Immunoblot) und Polyacryamidgelen mit Silberfärbung publiziert (Keir u. a., 2008). Allerdings wurden wie schon in der obigen Publikation keine eigenen Untersuchungen vorgenommen, sondern Trennungen aus den *Speciality Labs* in Valencia, Kalifornien herangezogen. Die Sensitivität für 16 als positiv vorgetestete Proben betrug für die Silberfärbung 53 %, für den Helena-Immunoblot 100 %. Bei den mit Silber gefärbten Gelen mussten wegen Unter- bzw. Überfärbung 19,3 % (29/150) wiederholt werden, bei Helena lediglich 2,1 % (9/432). Als Erklärung wurden die Diskrepanz zwischen nephelometrischen IgG-Bestimmungen und dem qualitativen Nachweis durch die Gel-Anfärbung und der grössere dynamische Bereich des Immunoblots angeführt. Diese Beobachtungen stehen jedoch im völligen Gegensatz zu eigenen Erfahrungen und beruhen offensichtlich auf mangelhafter Einstellung auf gleiche IgG-Konzentrationen und der nachteiligen Verdünnung der Proben mit Wasser. In unseren streng auf 20 mg/l IgG standardisierten Gelen werden durchgehend über das ganze Gel, durch densitometrische Messungen belegte, einheitliche Intensitäten beobachtet. Wenn eine Probe durch ihre abweichende Intensität auffällt, muss ein Mess-, Zuordnungs- oder Verdünnungsfehler vermutet werden. Insgesamt ist die Anzahl der Wiederholungen mit weniger als 2 % sehr gering. Die einheitlichen Intensitäten erlauben auch die leichtere Interpretation von gelegentlich auftretenden Phänomenen, wie OKB nur im Serum oder Vorkommen von starken OKB im Liquor, die in schwächerer Ausprägung dann auch im Serum vorhanden sind.

Im Prinzip werden vergleichende Untersuchungen zur Leistungsfähigkeit der drei kommerziell verfügbaren IEF-Verfahren laufend in den OKB-Ringversuchen durchgeführt. Allerdings ist nach Einführung der Ringversuchspflicht aufgrund der RiLiBäk im Jahre 2013 das Nicht-Bestehen mit Sanktionen behaftet. Das hat dazu geführt, dass in den Ringversuchen jetzt eher mässige Anforderungen gestellt werden, um die Abwanderung von Kunden zu Anbietern mit leichteren Kontrollen zu verhindern. Aus der Zeit vor Einführung der Kontrollpflicht wurde anhand von fünf OKB-Ringversuchen von Instand mit insgesamt 747 Teilnehmern keine Überlegenheit der Immundetektion (Helena- und In-house-Methoden zusammengefasst) gegenüber der Silberfärbung berichtet (Reiber, E. J. Thompson u. a., 2003). Bei einem einmaligen Vergleich zwischen 19 Hospitälern in Spanien, bei dem nach einem komplizierten Verteilerschlüssel jeder Teilnehmer 6 Proben als Triplikat beisteuerte und 18 von insgesamt 114, davon 59 mit MS, Patienten untersucht wurden, zeigten Helena-Gele mit 83,1 % gegenüber 94,2 % für Sebia und 95,2 % für das in-house-Immunoblot mit alkalischer Phosphatase eine geringere Sensitivität für positive OKB (Abraira u. a., 2011). Auch aktuellere externe Qualitätskontrollen bestätigen diese Aussage, wobei die Benutzer von Helena-Gelen im Allgemeinen schlechter abschneiden und ihre Anzahl immer weiter zurückgeht. Zwischen den anderen Methoden, der Immunfixation (Sebia), dem Immunoblot (In-house-Methoden) und der Silberfärbung ergaben sich bei den externen Qualitätskontrollen keine signifikanten Unterschiede (☞ Tab. 16.4).

Datum	II 04	II 09	I 14	II 16	I 17	II 17	I 18
OKB-Typ	2	2	3(+5)	2	2	2	5
Teilnehmer	148	176	169	178	179	157	189
Sebia	19 (89)	107 (95)	117 (85)	120 (94)	117 (95)	98 (82)	117 (79)
Silber	48 (67)	30 (93)	17 (82)	24 (88)	32 (91)	30 (93)	39 (79)
Helena	33 (39)	17 (88)	14 (64)	11 (45)	9 (89)	6 (83)	9 (56)
Immunoblot*	21 (57)	13 (92)	14 (93)	12 (83)	13 (92)	15 (80)	16 (88)

Tab. 16.4: OKB-Instand-Ringversuche: Teilnehmerzahlen und Erfolgsquoten 2004-2018 (Instand, 2018). *In-house-Methode. In Klammern: % bestanden.

Vor 2013 hatten die Ringversuche mehr edukativen Charakter und enthielten auch schwache, anspruchsvollere oligoklonale Muster sowie häufiger andere OKB-Typen als den Typ 2. Unter den heutigen Verhältnissen garantieren Ringversuche ein Mindestmass an Qualität. Im diagnostischen Alltag ergeben sich jedoch immer wieder Situationen, bei denen Anwender trotz quantitativ erhöhter IgG-Synthese (>10 % im Reiber-Schema) oder bei sicheren MS-Fällen keine OKB nur im Liquor nachweisen können. Gelegentlich wird zwar eine singuläre Bande oder zwei suspekte Banden berichtet, die trotz Wiederholung nicht eindeutig als vom Serum unterschiedliche Banden klassifiziert werden können. Die sichere Erkennung von OKB beruht auf der Unterscheidung der oligoklonalen Banden vom polyklonalen IgG-Hintergrund. Bei der Immunfixation (Sebia) wird durch die Bildung von Immunkomplexen ein relativ dunkler allgemeiner Hintergrund erzeugt, der besonders weniger ausgeprägte Banden im Serum (Typ 4) stark überlagert. Oft ist dann eine Beurteilung, ob eine oligoklonale Bande nur im Liquor vorliegt oder nicht auch eine Entsprechung im Serum hat, nicht sicher möglich. Mitunter hilft dann eine Wiederholung auf den besser auflösenden kleineren Gelen für nur drei Proben. Scans von Sebia-Gelen lassen sich mit Bildbearbeitungssystemen nicht weiter schärfen, ein Zeichen dafür, dass die Banden keine glatten Kanten aufweisen. In der Tat erscheinen Sebia-Gele mehr „Ton in Ton", was besonders die Erkennung von kongruenten Banden im Serum erschwert.

Aus dieser Erfahrung heraus und aufgrund der unzureichenden Literatur dazu ergab sich die Fragestellung, grundsätzlich einmal die Leistungsunterschiede zwischen den verschiedenen Methoden sowohl an einfacheren als auch an schwierigeren Proben zu ermitteln. Dafür wurden von 2014 bis Ende 2017 zwischen dem Universitätsspital Basel (Helena-Immunoblot, PD Dr. Axel Regeniter), dem Labor des Klinikums Lippe (Sebia-Hydrasys, Dipl.-Chem. Helgard Möller) und dem Liquorlabor der Neurologischen Klinik der Medizinischen Hochschule Hannover (EDC-Polyacrylamidgele mit Silberfärbung, Dr. Ulrich Wurster) insgesamt 66 Proben ausgetauscht. Eine parallele Bestimmung in allen drei Labors fand nicht in allen Fällen statt, da auswärts als unsicher oder negativ eingestufte Proben öfters nur nach Hannover geschickt wurden. Es wurde jedoch immer der Vergleich zwischen der Silberfärbung einerseits und der Sebia- bzw. Helena-Methodik andererseits durchgeführt. Für die endgültige Klassifizierung der OKB-Typen wurden die Ergebnisse der Silberfärbung zugrunde gelegt. Zur Beurteilung der Leistungsfähigkeit der drei Methoden sind die Ergebnisse für den Typ 2 entscheidend, weshalb an dieser Stelle auf eine Analyse der anderen weniger häufig bei den Proben vorkommenden OKB-Typen (☞ Abb. 5.1) weitgehend verzichtet wird. Für den Vergleich der drei Methoden wurden folgende Kriterien herangezogen:

- Beschaffenheit des pH-Gradienten
- Anzahl der OKB-Banden als Mass für die Auflösung
- Performance bei der Beurteilung von 32 Serum/Liquor-Paaren mit Typ 2

Ausmass des pH-Gradienten

Bei der Multiplen Sklerose befinden sich die OKB vornehmlich im hoch-alkalischen Bereich. Zur Demonstration der Trennungsqualität der drei OKB-Methoden in den alkalischen und sauren Randbereichen des pH-Gradienten wurden drei Paraproteine mit entsprechender Lokalisation ausgewählt. In Abb. 16.2 ist zwar das Paraprotein in der Mitte des pH-Gradienten von allen drei Methoden gleichmässig gut dargestellt, an den kathodischen und anodischen Enden kommt es bei Helena und Sebia jedoch zu Stauchungen und schlechterer Auflösung. Die feinen zwischen den intensiveren, für ein Paraprotein typischen dickeren Banden sind ohnehin nur mit der Silberfärbung zu sehen. Die Trenndistanz ist mit bis zu 5,0 cm beim Polyacrylamidgel am grössten, gefolgt von Sebia mit 4,0 cm und Helena mit 3,4 cm.

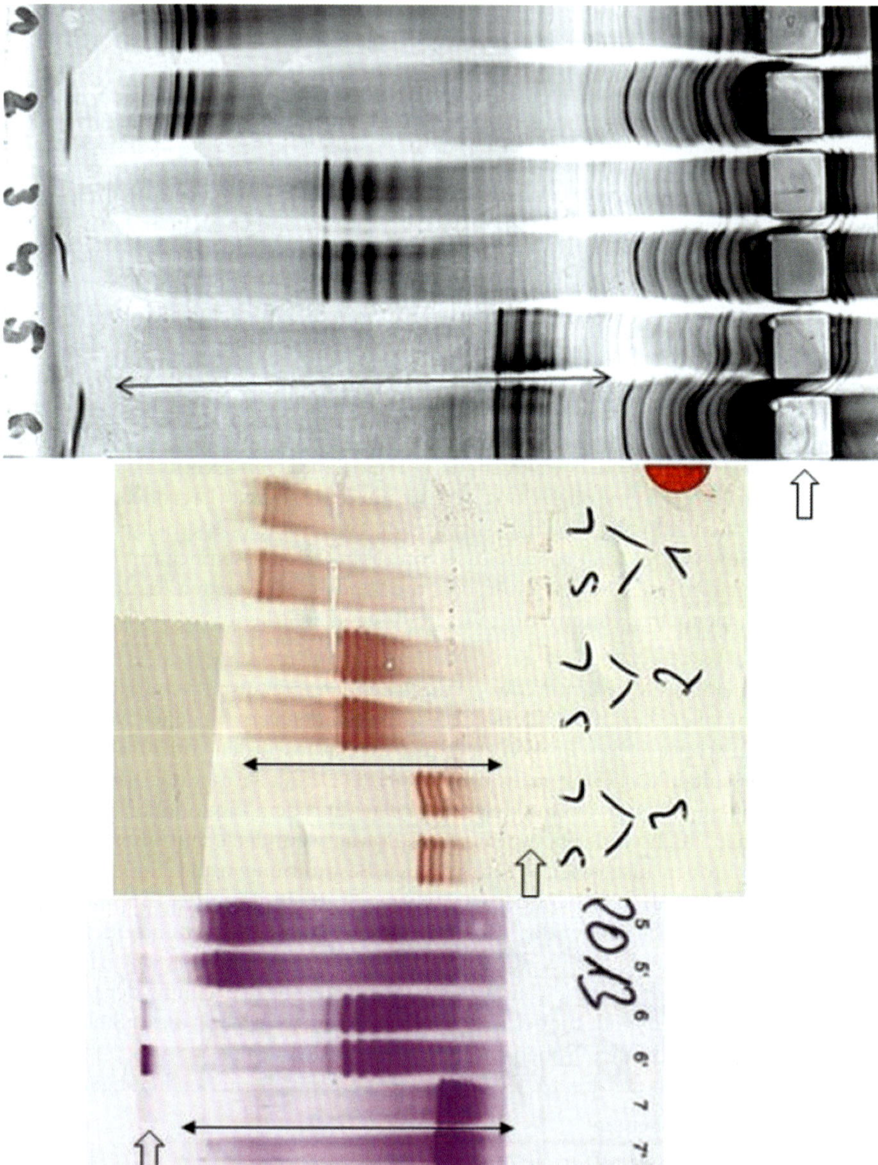

Abb. 16.2: Methodenvergleich Paraproteine, OKB Typ 5. Von oben: Silberfärbung, Helena-Immunoblot, Sebia-Immunfixation. ⇑ Auftragsstellen, ↔ Trennstrecken. Bei Sebia erkennt man im Liquor (Spur 6') an der kathodischen Auftragsstelle liegengebliebenes Material.

Anzahl von oligoklonalen Banden

Die Bestimmung von oligoklonalen Banden (OKB) ist eine qualitative Methode mit einer positiven bzw. negativen Wertung. Als in den McDonald-Kriterien empfohlener und weithin gebräuchlicher sowie im Instand-Ringversuch zugrunde gelegter Grenzwert gilt der Nachweis von mindestens zwei Banden nur im Liquor. Kürzlich wurde von dem Liquorlabor in Innsbruck jedoch eine Anhebung des Grenzwertes auf 3 Banden gefordert (Hegen u. a., 2019). Als Begründung wurde die mangelnde Reproduzierbarkeit von 1 bzw. 2 Banden angegeben, da diese nur in 27/100 Liquores bei Wiederholung bestätigt werden konnten. Mit der Silberfärbung wird zwar eine über 95 % liegende Reproduzierbarkeit erreicht; eine Mitteilung der Bandenanzahl wird für die Routine dennoch nicht empfohlen. Allerdings erscheint es sinnvoll, Muster mit geringen Bandenzahlen separat zu erfassen, da schwache Muster vermehrt auch bei anderen Erkrankungen und sogar bei gesunden Kontrollen vorkommen können (☞ Tab. 16.5; Wurster u. a., 2006). Wir bezeichnen daher Muster mit lediglich zwei oder drei Banden nur im Liquor schon immer als Typ 2a.

Oligoklonale Banden nur im Liquor (Typ 2)		
Grenzwert ≥4 OKB	1/82 (1,2 %)	
Grenzwert ≥2 OKB	3/82 (3,7 %)	1x HSV=2,0
Grenzwert 1 OKB	6/82 (7,3 %)	2x (VZV=1,7 + HSV=2,2, HSV=1,6)
Identische Banden in Liquor und Serum (Typ 4)		
Grenzwert ≥4 OKB	2/82 (2,4 %)	
Grenzwert ≥2 OKB	8/82 (9,8 %)	

Tab. 16.5: Häufigkeit von oligoklonalen Banden bei 82 gesunden Freiwilligen, in Abhängigkeit vom gewählten Grenzwert. Mittleres Alter 28 Jahre (18-44) (Wurster u. a., 2006).

In einem Kollektiv von 82 klinisch und laborchemisch gesunden Freiwilligen (☞ Tab. 16.5) hatte nur ein Teilnehmer (1,2 %) vier OKB. Bei einem Grenzwert von 2-3 Banden (Typ 2a) waren es 3 (3,7 %), bei einer singulären Bande 6 (7,3 %). Der Nachweis von dezent erhöhten AI gegen HSV (2x) und VZV + HSV (1x) bei 3 Probanden gibt eine mögliche Erklärung für das zunächst unerwartete Auftreten von schwachen OKB-Mustern. Offensichtlich kann es bei manchen Personen im Verlaufe einer Infektion mit Herpesviren zu einer subklinischen ZNS-Beteiligung (evtl. transiente Kopfschmerzen) mit einer persistierenden intrathekalen Immunreaktion kommen.

Die Anzahl der OKB kann auch ein nützlicher Parameter sein, um Änderungen des OKB-Musters im Verlauf oder nach bestimmten Therapien zu erfassen. Eine reine Zählung der Banden ist natürlich ein grobes Verfahren, das die zum Teil beträchtlichen Intensitätsunterschiede zwischen den einzelnen Banden nicht berücksichtigt. Dennoch besteht eine deutliche Korrelation zwischen der Anzahl der oligoklonalen Banden und dem Ausmass der IgG-Synthese. Sowohl für die IgG-Produktion in mg/Tag nach Tourtellotte (Wurster, 1988) als auch für den IgG-Index (☞ Abb. 16.3) wird ein logarithmischer Zusammenhang mit r = 0,72 bzw. 0,77 gefunden. Ein solcher besteht auch für die nach Reiber berechnete intrathekale Produktion (vgl. ☞ Abb. 16.4). Schliesslich hängt die Anzahl der Banden auch von der aufgetragenen IgG-Menge und, wie nachfolgend gezeigt, entscheidend von der verwendeten Nachweismethode ab.

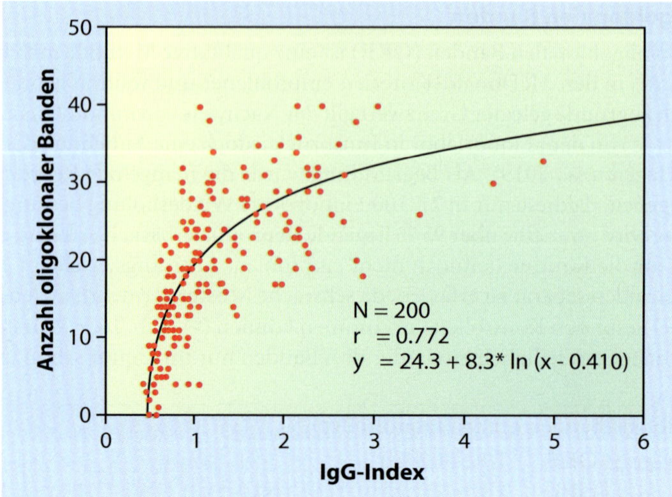

Abb. 16.3: Korrelation oligoklonaler Banden in der Silberfärbung mit dem IgG-Index.

Performance bei der vergleichenden Beurteilung von 32 verschickten Proben

Ausschlaggebend für die Zuordnung zu Typ 2 war der mit der Silberfärbung erhobene Befund (☞ Abb. 16.4). Die 32 Proben wurden abfallend nach der Anzahl der mit Silber gefärbten Liquor-OKB, nach Abzug der wenigen Banden im Serum, da sonst als Typ 3 klassifiziert, sortiert.

In der Gruppe mit 10-51 OKB im oberen Teil der Abb. 16.4 wiesen 62,5 % (10/16) eine intrathekale IgG-Synthese von 2,6-91 % auf, während im unteren Teil mit Proben von 2-9 OKB nur in 12,5 % (2/16) eine quantitative IgG-Produktion (18 %, 5,6 %) vorlag. Die maximale Bandenzahl betrug für Silber 51 Banden (Probe 1: Sebia 16, Helena 13 Banden).

Bei Sebia wurde in Probe Nr. 5 mit 17 OKB (Silber 21, Helena 11) das Maximum erreicht, während für Helena in Probe 2 mit 18 OKB (Silber 45, Sebia 16) die meisten Banden gezählt wurden. Der Median für die OKB-Anzahl in den Proben 1-16 lag bei 16 für Silber (N = 16), 7 für Sebia (N= 12) und 4 für Helena (N= 13). Im Einzelfall, zum Beispiel bei Nr. 1 und 2, übertraf die Anzahl der mit Silber gezählten Banden Sebia um das Dreifache, verglichen mit Helena oft noch wesentlich mehr. Teilweise lagen die Verfahren auch enger beieinander (Proben Nr. 5, 14). Entscheidend sind jedoch Fälle wie Nr. 10, wo bei Sebia trotz einer quantitativen IgG-Synthese von 56 % nur eine singuläre Bande vorlag und mit Silber 15 OKB nachgewiesen wurden. Ebenso war bei Nr. 15 mit Helena nur eine Einzelbande im Liquor vorhanden, während mit Silber 11 OKB zu sehen waren.

Bei einer Trennstrecke von 5,0 cm bedeutet eine für Silber beobachtete maximale Bandenzahl von 51 eine OKB pro mm. Da die OKB jedoch nicht gleichmässig verteilt sind, sondern eher gruppiert in Clustern zusammen liegen, ergeben sich mitunter sehr dicht besetzte Abschnitte von 3-4 OKB pro mm. Das erfordert eine exquisite Auflösung, wie sie nur die Silberfärbung leisten kann.

Von den 16 Proben in der oberen Hälfte der Abb. 16.4 wurden 12 mit der isoelektrischen Fokussierung von Sebia untersucht, wobei alle bis auf eine Ausnahme mit einer singulären Bande (Nr. 10, $IgG_{Synthese}$ = 56 %, Silber = 15 Banden) OKB-positiv waren. Mit Helena wurden 13 von 16 Proben analysiert. Dabei wurde in einem Fall (Nr. 15, $IgG_{Synthese}$ = 0 %, Silber = 11 Banden) nur eine singuläre Bande, in einem weiteren (Nr. 16, $IgG_{Synthese}$ = 0 %, Silber = 10 Banden) keine OKB gefunden. Weitere drei Proben (Nr.4, $IgG_{Synthese}$ = 4.5 %, Silber = 24 Banden, Nr. 9, $IgG_{Synthese}$ = 32 %, Silber = 15, Nr. 11, $IgG_{Synthese}$ = 0 %, Silber = 14 Banden) erreichten bei Helena gerade noch das erforderliche Minimum von 2 Banden für eine positive Wertung. Die ersten 16 Proben im oberen Teil der Abb. 15.3 entsprechen in ihrer Zusammensetzung im Schwierigkeitsgrad in etwa den in den OKB-Ringversuchen gestellten Anforderungen.

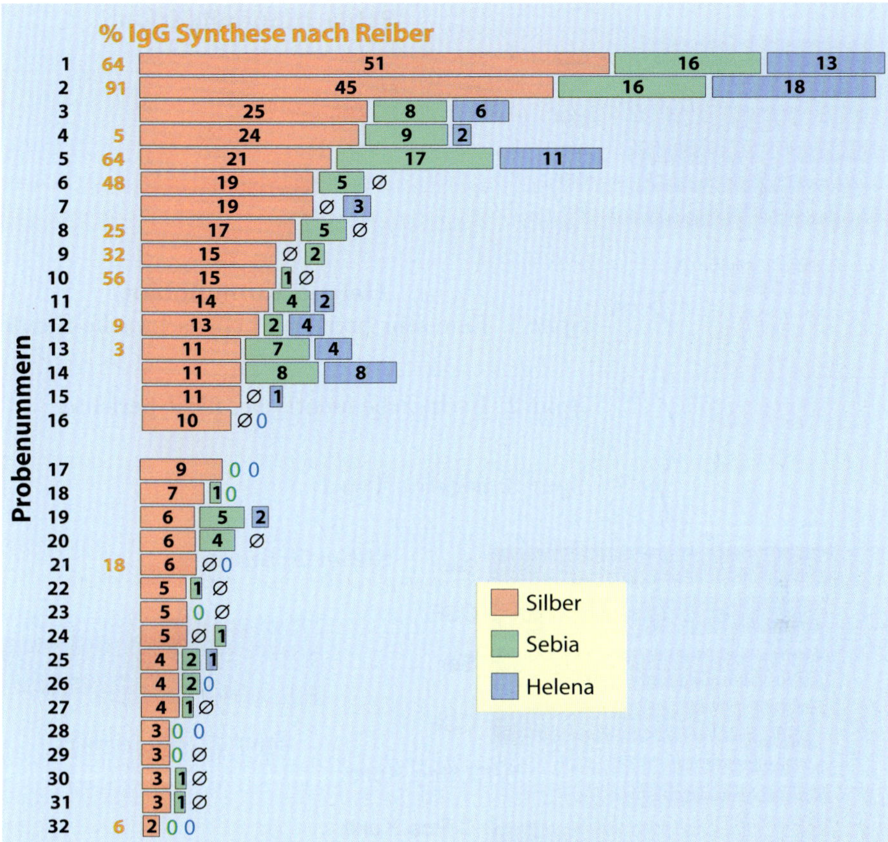

Abb. 16.4: Anzahl oligoklonaler Banden bei 32 Proben mit Silber-, Sebia-, Helena-Methodik. Darstellung als nicht additive Bandenanzahl bei Typ II. Es lagen nicht immer für alle 3 Methoden Resultate vor. Ø Methode nicht durchgeführt, 0 keine Banden vorhanden.

Dagegen kommen anspruchsvollere Proben wie in der unteren Gruppe der Abb. 16.4 (Nr.17-32) mit lediglich 2-9 OKB in der Silberfärbung bei externen Qualitätskontrollen nicht mehr vor. Im Durchschnitt ergab sich für die OKB-Anzahl in den Proben 17-32 ein Median von 5 für Silber (N = 16), für Sebia von 1 (N = 14) und 0 für Helena (N = 9). 31 % der Proben (5/16) sind selbst mit Silber nur grenzwertig positiv (4 mit 3, 1 mit 2 OKB), weitere 6 Proben zeigten nur schwache Muster mit je dreimal 4 bzw. 5 OKB. In den mit Sebia analysierten Proben (14/16) waren 5 negativ, 5 wiesen singuläre Banden, zwei das Minimum von 2 Banden und weitere zwei 4 bzw. 5 Banden auf. Damit wurden bei Sebia nur 28,6 % (4/14) richtig als Typ 2 erkannt. Von Helena wurden sogar nur 11,1 % (1/9) der schwierigeren Proben entdeckt. Von den 9/16 mit Helena untersuchten Proben waren 6 negativ, 2 wiesen eine singuläre und die einzige positive Probe (Nr. 19) erreichte mit nur 2 Banden gerade das erforderliche Minimum. Bemerkenswerterweise war in dieser Probe die IgG-Konzentration im Liquor mit 38 mg/l am höchsten. Alle anderen mit Helena untersuchten Proben (Nr. 17-32) wiesen Konzentrationen von 14-29 mg/l IgG auf. Hieran zeigt sich die mangelnde Sensitivität der Helena-Gele bei IgG-Konzentrationen unter 30 mg/l. Die schwierigen Proben stammten überwiegend aus Basel oder Lemgo. Diese Laboratorien holen bei zweifelhaften oder singulären Banden zusätzlich eine auswärtige Beurteilung ein.

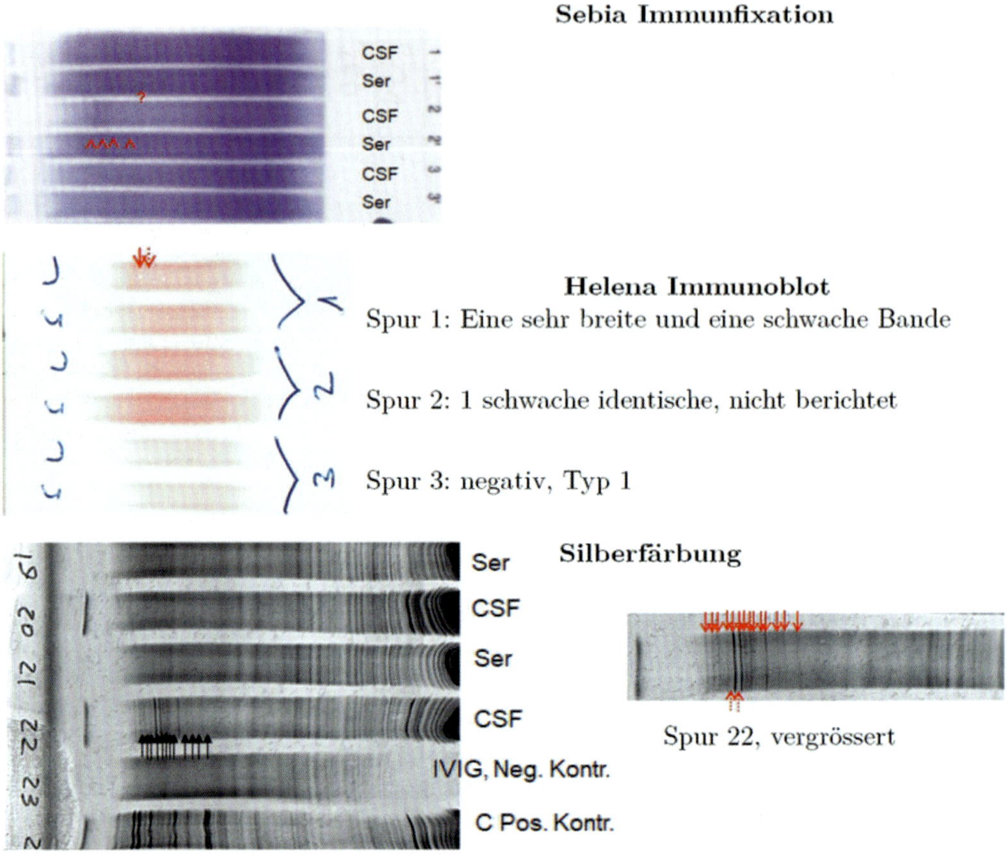

Abb. 16.5: Vergleich der OKB-Muster mit Silber-, Sebia- und Helena-Methodik. 33-jährige Patientin. 33 Zellen µl/l, Q_{Alb} = 7,4, Serum-IgG 13,0 g/l, Liquor-IgG 62 mg/-, keine quantitative IgG-Synthese (Probe aus Basel).

Abb. 16.5 zeigt ein typisches Beispiel (Nr. 11 in der Abb. 16.4) einer in Basel mit der Helena-Methode nicht eindeutig positiv zu bewertenden Trennung. Es wurden nur eine breite und eine unsichere, zweite schwache Bande nur im Liquor gesehen, wobei bei letzterer eine Kongruenz mit einer Serumbande nicht ausgeschlossen werden konnte. Für eine IgG-Konzentration von 62 mg/l erscheint die Anfärbung eher mässig und es erstaunt nicht, dass die sehr blasse Probe 3 auf der Folie als negativ eingestuft wurde. Die fehlende Abwesenheit einer Anfärbung bedeutet aber nicht automatisch die Abwesenheit von OKB. Leider standen von dieser Probe keinerlei Informationen bezüglich Bildgebung oder klinischem Zustand zur Verfügung. Basel ist ein grosses Einsendelabor für die gesamte Schweiz. In Lemgo wurden für dieselbe Probe mit der Sebia-Methode 4 und eine weitere fragliche Bande nur im Liquor gesehen, so dass eine positive Bewertung (Typ 2) gerechtfertigt ist. Mit der Silberfärbung sind unschwer 14 Banden, sowie 2 weitere zu erkennen, die erst bei zusätzlicher Vergrösserung hervortreten. Sebia und mit Silber gefärbte Gele sind beide transparent und können im Durchlicht auf einem Leuchttisch oder nach dem Einscannen ausgewertet werden. Dagegen sind Immunoblots seitenverkehrt, nicht durchsichtig und wurden in Basel photographisch dokumentiert.

Als Konsequenz könnte man die Absenkung des Grenzwertes bei Sebia und Helena auf eine Bande erwägen. Dem steht jedoch entgegen, dass bei Vorliegen einer singulären Bande keineswegs immer mehr OKB mit Silber gefunden werden. In einem Fall wurde die singuläre Bande mit der Silberfärbung bestätigt, in einem anderen wurden zwei identische Banden gesehen. Völlige Übereinstimmung ergab sich auch für 6 Proben mit Typ 1, die einheitlich als OKB-negativ eingestuft wurden. Allerdings sollten die Nutzer von

Sebia- und ganz besonders Helena-Gelen bei unklaren Mustern oder negativen OKB bei gesicherter Multipler Sklerose, eine zweite Beurteilung in einem renommierten auswärtigen Labor (In-house-Immunoblot oder Silber) einholen.

Der Versand von Liquor und Serum zur Bestimmung von OKB kann problemlos bei Umgebungstemperatur mit der Post erfolgen. In sehr frühen Stadien der Erkrankung können OKB noch fehlen, sodass eine Folgepunktion nach einem Jahr empfohlen wird. In einer italienischen Multicenter-Studie mit verschiedenen Versionen eines In-house-Immmunoblots betrug die Häufigkeit einer singulären Bande, die nur im Liquor vorhanden war, 1,6 % (Ferraro u. a., 2017). Von 129 Patienten mit einer verfügbaren Diagnose hatten 21,7 % eine MS. Bei mehr als einem Drittel lagen Erkrankungen vor, bei denen keine intrathekale IgG-Synthese bekannt ist, z. B. entzündliche Erkrankungen des peripheren Nervensystems. 7 % waren auf Infektionen zurückzuführen.

Bei der Tragweite eines positiven OKB-Befundes nach den McDonald-Kriterien 2017 (Schwenkenbecher, Wurster u. a., 2018), die eine Therapie mit sehr potenten Medikamenten, mit z.T. lang andauernden Eingriffen in das Immunsystems auslösen können, sollte man falsch positive OKB-Befunde bzw. Fehlinterpretationen auf jeden Fall vermeiden. Diese Gefahr wird durch ein Absenken der Nachweisgrenzen natürlich vergrössert.

16.2.5. Methoden zum Nachweis von oligoklonalen Banden

Wie aus Tab. 16.4 hervorgeht, benutzten in den letzten beiden Instand-OKB-Ringversuchen ca. 60-65 % der Teilnehmer die IEF mit Immunfixation von Sebia. Nach der Markteinführung der IEF im Jahre 2004 stieg Sebia damit schnell zum Marktführer auf.

Vor allem in Zentrallaboratorien, wo bereits andere Systeme der Firma (Differenzierung von monoklonalen Paraproteinen durch Immunfixation) vorhanden waren, wurden lange etablierte andere OKB-Nachweisverfahren rigoros abgeschafft. In der Mehrzahl der auf Liquoranalytik spezialisierten Laboren wurden jedoch alternative Verfahren wie Immunoblot und die Silberfärbung beibehalten. Interessanterweise ist der Anteil der In-house-Immunoblot-Methoden über die letzten 15 Jahre weitgehend konstant geblieben.

Während die Silberfärbung zunächst einen deutlichen Rückgang erlebte, besitzt sie inzwischen wieder einen Anteil von ca. 20 %. Dagegen ist die Zahl der Benutzer der kommerziellen Version des Immunoblots (Helena) auf ca. 5 % abgesunken. Bei dem in Kap. 16.2.4. vorgestellten Vergleich dreier kommerzieller OKB-Nachweis-Methoden erreichte Helena ebenfalls die geringsten Erfolgsquoten.

Vergleich zweier kommerziell erhältlicher Gele (A. Regeniter)

	Interlab				
Helena	fraglich	monoklonal	negativ	positiv	Gesamt
fraglich				1	1
monoklonal		3			3
negativ	1		39	1	41
n.b.				3	3
positiv	2			12	14
positiv +		2			2
Gesamt	3	5	39	17	64

Tab. 16.6: Vergleich diffiziler Proben: Helena/Interlab-Methodik.

Im direkten Vergleich zwischen Helena- und Interlab-Gelen ergab sich ebenfalls eine verminderte Sensitivität der Helena-Methode (☞ Tab. 16.6 und Abb. 16.6). Die Interlab-Methode zeigte bei den Fällen, die schwierig zu interpretieren waren, bessere Resultate. Eine Probe, die bei Helena als fraglich gekennzeichnet wurde, und zwei Proben, die bei Helena nicht beurteilbar waren, waren bei Interlab eindeutig positiv. Auch fanden sich zwei Proben, bei denen neben monoklonalen Banden (Typ 5) zusätzlich Liquor-spezifische Banden gefunden wurden („positiv+“ in Tab. 16.6). Monoklonale Gammopathien wurden jeweils durch eine Serum-Immunfixation bestätigt.

Banden sind mit der Interlab-Methode besser erkenn- und interpretierbar. Die Trennstrecke beträgt 4 cm. Seit 2018 wird statt Peroxidase ein Phosphatase-konjugierter Antikörper zur Farbentwicklung eingesetzt, der eine noch bessere Darstellung der Banden ermöglicht.

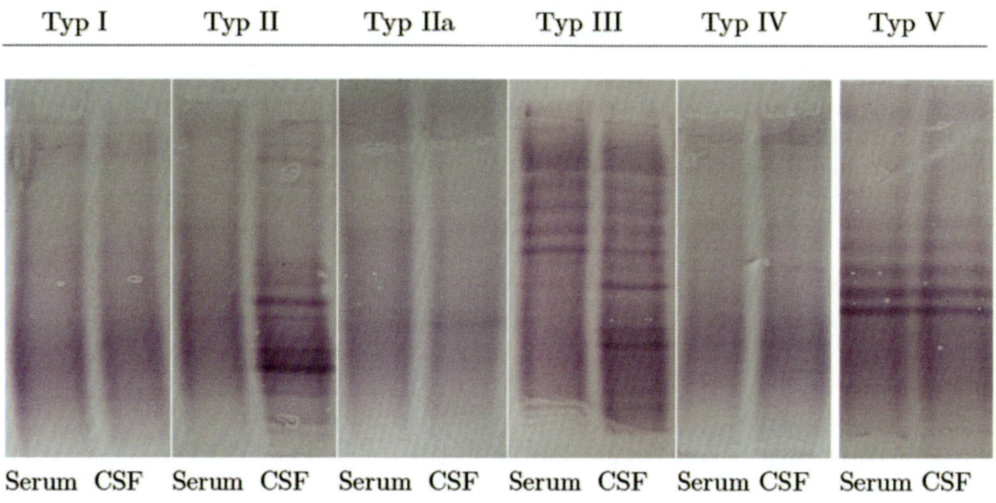

Abb. 16.6: Oligoklonale Banden: Interlab-Gel mit geänderter Färbung seit 2018. Liquor und Serumproben verdünnt auf 30 mg/l (A. Regeniter). Vergleiche mit Abb. 5.1.

Diagnostische Wertigkeit der verschiedenen Methoden (U. Wurster)

Obige vergleichende Untersuchungen bestätigen erneut die Vorteile der IEF auf Polyacrylamidgelen mit anschliessender Silberfärbung. Allerdings bestehen gegen diese Methode einige tiefsitzende Vorurteile. Bei Personen ohne eine chemische Ausbildung besteht eine gewisse Distanz im Umgang mit organischen Chemikalien. Die von den Mitbewerbern gerne angeführte Toxizität des kleinen Anteils (vgl. Kartoffelchips und Pommes frites) nicht polymerisierten Acrylamids in den Gelen ist bei entsprechender Handhabung vernachlässigbar und entfällt bei den gewaschenen Gelen von Serva und EDC ohnehin. Die Silberfärbung erfolgt manuell oder vollautomatisch mit einem Färbeautomaten. Leider hat die Firma General Electrics den Verkauf und die Reparatur dieser Geräte eingestellt. Erfreulicherweise hat die Fa. Serva inzwischen ein eigenes Färbegerät entwickelt (Serva Bluestain). Schliesslich gibt es immer wieder Chargenprobleme, aber davon sind alle Hersteller betroffen. Ein genereller Schwachpunkt ist auch die Verfügbarkeit von Ampholyten in konstanter Qualität, um reproduzierbare pH-Gradienten zu erhalten.

In den McDonald-Kriterien von 2017 (Thompson u. a., 2018) wird auf die Abhängigkeit des OKB-Nachweises von der verwendeten Methode hingewiesen und in diesem Zusammenhang der 2005 erschienene Konsensus zur standardisierten Untersuchung des Liquors bei der MS zitiert (Freedman 2005). In der grundlegenden, ersten Konsensus-Publikation von 24 europäischen Experten in der Liquoranalytik (☞ Abb. 5.1; Andersson u. a., 1994) wurden erstmalig die OKB-Typen definiert und einstimmig die IEF als Methode der Wahl für die Auftrennung von oligoklonalen IgG festgelegt. Hinsichtlich der Detektion der Banden wurde zwar das Immunoblotting oder die IgG-Immunfixation bevorzugt, aber der Wert von allgemeinen Proteinfärbemethoden wie der Silberfärbung durchaus anerkannt.

Dagegen positionierten sich die Autoren der 2005 erschienenen Wiederauflage der Konsensus-Kriterien vehement für ein bestimmtes Verfahren: der Agarose IEF mit Immunoblotting *(„a commercial version of this method is available"*) und ernannten diese Methode zum Goldstandard (Freedman u. a., 2005). Die Firma Helena wird zwar in der Arbeit namentlich nicht genannt, wirbt aber auf ihrer Internet-Seite mit Prof. E.J. Thompson und dieser Publikation für ihr Produkt und betont ihre zu der Zeit alleinige Zulassung durch die FDA. Diese Selbsteinschätzung wurde in vielen Zitaten unbesehen übernommen, so zuletzt auch in den McDonald-Kriterien 2017. Dabei weist diese Publikation (Freedman u. a., 2005) erhebliche Defizite auf. Die Bestimmung von OKB wird als eine Art von Geheimwissenschaft dargestellt, wobei nur ausgewiesene Experten ein Gel an Hand der mitgelaufenen Standards beurteilen könnten („*This technique of IEF and immunoblotting has been standardized and is commercially available. It is best left to laboratories and clinical biochemists with experience in CSF diagnostics. Knowing when a run is interpretable is where the expertise is most needed. Recognized positive and negative controls should be run with each set of samples and the entire gel rejected if oligoclonal bands in the positive controls are poorly developed or the negative controls are overdeveloped."*) Gerade solche Unwägbarkeiten haben generell zur Kritik an den OKB als einer unzuverlässigen Methode beigetragen. Die meisten der Autoren hospitierten zeitweilig in dem Labor von E.J. Thompson im Queen Square Hospital in London oder gehörten zu seinem engeren Umfeld. Eigenartigerweise stammt jedoch die Abbildung mit den 5 OKB-Typen von keinem der Mitwirkenden, sondern aus dem Göttinger Liquor-Labor von Prof. Reiber und ist daher auch in dem Buch klinische Liquordiagnostik auf S. 28. zu finden (Wildemann u. a., 2006; Freedman u. a., 2005).

Gerne wird der Konsensus von 2005 auch als endgültiger Beweis für die Minderwertigkeit der Silberfärbung („*compared with IEF and immunoblotting silver staining demonstrates reduced sensitivity and specificity"*) gegenüber der Immundetektion zitiert. Diese Behauptung basiert wiederum nicht auf eigenen Daten der Autoren, sondern auf der wundersamen Umwandlung der Ergebnisse eines kleinen holländischen Ringversuchs (Verbeek u. a., 2002) in „*richtig und falsch positive*". Verglichen wurden 4-6 Teilnehmer, die eine IEF und Silberfärbung (z.T. auch Gold) benutzten, mit 7 Teilnehmern, die IEF mit Immunoblotting (In-house-Methode) einsetzten. Insgesamt wurden 5 Ringversuche mit den OKB-Typen 1, 2, 4, 4, 1 zugrunde gelegt. Da keine Referenzmethode für die korrekte Zuordnung von OKB-Typen existiert, unterliegt die Festlegung durch den Ringversuchsveranstalter immer einer gewissen Willkür. Die grössten Diskrepanzen fanden sich beim zweimal nachgefragten Typ 4 (identische Banden), wo 2/35 mit Immunoblotting, aber 8/26 mit Proteinfärbung von der Einschätzung des Veranstalters differierten. Der eigentlich entscheidende Typ 2 (OKB nur im CSF) war nur einmal versandt worden und erbrachte eine 100 prozentige (7/7) Übereinstimmung des Immunoblot und 66 prozentige Übereinstimmung (4/6) in der Proteinfärbung. Obwohl 2 Jahre vor der Arbeit von Freedman im Jahre 2005 eine sehr viel umfangreichere Auswertung des deutschen Ringversuchs von Instand für OKB mit 747 Teilnehmern (Typen 1, 2, 2, 5, 2, 1) erschienen war (Reiber, Thompson u. a., 2003), wurde diese Publikation, die sogar einen kleinen, wenn auch nicht signifikanten Vorteil der Silberfärbung gegenüber der Immundetektion erbracht hatte, nicht zitiert.

Durch die Bereitstellung von kommerziellen Fertigtesten und die Einführung von Qualitätskontrollen wurde das Niveau des Nachweises für OKB angehoben, so dass deutliche OKB-Muster mittlerweile sicher erkannt werden. Für diskrete OKB-Muster und grenzwertige Fälle gibt es jedoch weiterhin gravierende Unterschiede zwischen den verfügbaren Methoden, z. B. die Häufigkeit von singulären Banden bei MS bzw. CIS oder dem Fehlen von OKB trotz einer quantitativen IgG-Synthese nach Reiber, die 10 % überschreitet.

Andererseits garantiert die Verwendung einer bestimmten Methode nicht automatisch bessere Ergebnisse. Unabdingbar sind ein hoher Grad der Standardisierung, sorgfältige Durchführung und eine gewissenhafte Auswertung auf dem Leuchttisch mit Lupe (Sebia und Silbergele). Immunoblots sind dagegen nicht transparent und benötigen nebst Lupe zur Beurteilung helles Tageslicht oder besondere, schräg einfallende Lichtquellen. Die verbreitete, zeitaufwendige Praxis, ein Gel durch 2-3 Personen parallel befunden zu lassen und diskrepante Einschätzungen zu diskutieren, hat sich in unserem Labor als überflüssig erwiesen. Nach-Befundungen von den im Vertretungsfall vorgenommenen Beurteilungen ergaben für die intrathekale Synthese stets ein sehr hohes Mass an Übereinstimmung.

16.2.6. OKB-negative Multiple Sklerose

Wenn OKB im Liquor fehlten, war dies selbst in Zulassungsstudien kein Hindernis, um eine spezifische MS-Therapie einzuleiten. Eine rühmliche Ausnahme machte die Oratorio-Studie zur Wirksamkeit von Ocrelizumab bei der primär progredienten MS (Montalban u. a., 2017). Hier war als Einschlusskriterium ein erhöhter IgG-Index oder mindestens eine (!) oligoklonale Bande in der IEF gefordert. Nach der Publikation der revidierten McDonald-Kriterien von 2017 wird vermehrt die Meinung vertreten, dass jede MS auch OKB-positiv sein müsste und der fehlende Nachweis nur auf der mangelnden Sensitivität der Bestimmungsmethode beruhe. Teilweise ist diese Einschätzung auch berechtigt. Ein offensichtlicher Grund für einen falsch-negativen Befund ist die Verwendung eines OKB-Grenzwertes grösser als 2. Eine Grenze von 4 Banden bei der Verwendung speziell von Helena-Gelen (Gurtner u. a., 2018) ist viel zu hoch angesetzt und erklärt die angebliche Überlegenheit der freien Leichtketten-Bestimmung. Unser Methodenvergleich hat die über viele Jahre gemachte Erfahrung bestätigt, dass in ca. 50 % der Fälle mit auswärts scheinbar OKB-negativen Banden eine insuffiziente Methodik verwendet worden war.

Andererseits gibt es wohl aber auch eine kleine Untergruppe der MS ohne OKB. So können OKB bei Beginn der Erkrankung noch fehlen und erst im Verlauf (daher Nachpunktion nach einem Jahr empfohlen) positiv werden. Weiterhin haben detaillierte Untersuchungen an einem grösseren Kollektiv OKB-negativer MS ergeben, dass diese häufiger den HLATyp DRB1*04 anstelle von HLA DRB1*15 besitzen, weniger globale und regionale Hirnatrophie aufweisen und überwiegend einen benigneren Verlauf der Erkrankung zeigen (Ferreira u. a., 2014; Farina u. a., 2017). Fehlende OKB sollten zunächst jedoch immer als ein Warnzeichen verstanden werden, dass in Wahrheit eine andere Erkrankung vorliegen kann, auch wenn die MRT-Kriterien für eine MS erfüllt sind (Zipoli u. a., 2009; Solomon, Bourdette u. a., 2016; Solomon, Naismith u. a., 2019). Von vornherein fehlende oder gelegentlich auch transiente OKB können bei rezidivierender Augen- und/oder Rückenmarksbeteiligung ein Hinweis auf das Vorliegen einer Neuromyelitis optica (M. Devic) bzw. einer NMO-Spektrum-Erkrankung sein, bei der die Fehldiagnose MS, verbunden mit einer entsprechenden Therapie, zu einer wesentlichen Verschlimmerung führen kann (Jarius, Kleiter u. a., 2016). Obwohl OKB bei der MS ein individuelles und über die Zeit weitgehend konstantes Muster zeigen, findet man bei Kontrollpunktionen bei Verdacht auf eine ZNS-Infektion mit dem JC-Virus (progressive multifokale Leukenzephalopathie) unter Therapie mit Nataluzimab häufig abgeschwächte Muster und in 55 % sogar ein Verschwinden der OKB (Mancuso u. a., 2014). Der gegen CD-52 (alpha 4-Integrin) gerichtete therapeutische monoklonale Antikörper Nataluzimab (Tysabri®) und eventuell auch Cladribin (Rejdak u. a., 2019) sind bisher die einzigen Medikamente, die die Synthese von oligoklonalem IgG unterdrücken. Allerdings kommt es bei Nataluzimab nach dem Absetzen zu einer Rückkehr des ursprünglichen Musters bzw. bei einem Überschiessen der Immunreaktion sogar zu einer Erweiterung des OKB-Musters. Ein Absinken der intrathekalen IgG-Produktion bzw. der OKB wurde auch nach intrathekaler Applikation von Corticosteroiden beobachtet (Giotaki u. a., 2019).

Verschiedentlich wurden bei negativen OKB die Bestimmung von anderen Parametern im Liquor wie oligoklonales IgM, freie Leichtketten oder die MRZ-Reaktion vorgeschlagen.

Der Nachweis von oligoklonalem IgM ist methodisch weitaus komplizierter als bei IgG, da das viel grössere (900.000 Dalton) pentamere IgM-Molekül zunächst mit Disulfidbrücken spaltenden Reagenzien zu (einheitlich?) Monomeren reduziert werden muss, damit es im Gel wandern kann; ein nicht standardisierter Prozess. Die resultierenden IgM-Banden sind weitaus breiter als bei IgG und viel weniger zahlreich. Freie Leichtketten (FLC) im Liquor werden gegenwärtig vermehrt als Alternative zur OKB-Bestimmung propagiert. Die behauptete grössere Sensitivität der FLC gegenüber den OKB lässt sich wohl überwiegend auf die Verwendung von weniger empfindlichen Verfahren zur OKB-Bestimmung zurückführen. Wenn bei der Verwendung von Helena-Gelen und einem Grenzwert von 4 OKB (!) eine völlig unzureichende Sensitivität von 86,6 % für 67 Patienten mit einer demyelinisierenden Erkrankung (62 MS, 3 CIS, 2 RIS) erreicht wird, ist die angebliche Überlegenheit der kappa-FLC mit 92,5 % wenig überzeugend (Gurtner u. a., 2018). In einer eigenen vergleichenden Untersuchung an 149 Patienten (83 MS, 66 CIS) wiesen die OKB für die MS eine Sensitivität von 98,8 % auf. Bei insgesamt 11 Patienten konnten zwar OKB, jedoch keine erhöhten kappa-FLC, nachgewiesen werden. Bei den nur 2 Patienten mit einem marginal erhöhten kappa-Index (>5,9), aber negativen OKB lag eine stabile CIS vor (Schwenkenbecher, Konen u. a., 2018). Ein entscheidender Vorteil der qualitativen OKB-Bestimmung ist der individuelle Vergleich des OKB-Musters im Serum und Liquor bei ein und demselben Patienten. Dagegen basieren alle quantitativen Auswertungen auf dem Bezug zu einem Kontrollkollektiv, dessen Zusammensetzung und die resultierende Ermittlung (verschiedene Gleichungen) eines Grenzwertes unterschiedlich gehandhabt werden.

Obwohl Reiber in seiner grundlegenden Arbeit deutlich auf den Zusammenhang zwischen dem Ausmass der quantitativen intrathekalen IgG-Synthese und der Häufigkeit der MRZ-Reaktion hingewiesen hatte (Reiber, Ungefehr u. a., 1998), wird dieser Aspekt in der Folgezeit ignoriert. OKB-negative MS-Patienten müssen selbstverständlich auch negativ für eine quantitative IgG-Synthese sein. Damit ist die Wahrscheinlichkeit für eine MRZ-Reaktion mit mindestens zwei Komponenten von vornherein sehr niedrig und wurde tatsächlich bei unseren äusserst wenigen MS-Patienten ohne OKB, in Übereinstimmung mit Reiber (1998), auch nie beobachtet. Der Nachweis einer bi-spezifischen in 17 % (8/46) bzw. tri-spezifischen in 4 % (2/46) antiviralen Immunantwort bei OKB-negativen MS-Patienten (Brecht u. a., 2012) dürfte auf den Gebrauch der weniger sensitiven Helena-Gele zur Bestimmung der OKB zurückzuführen sein. In letzter Zeit wird vermehrt eine schwache Immunantwort gegen Masern im Serum beobachtet, wahrscheinlich als Folge der Abschwächung im Erwachsenenalter nach frühkindlicher Impfung. Bei den niedrigen Titern im Serum liegen die Werte im Liquor dann oft unter der Nachweisgrenze, so dass eine Bestimmung eines Masern-AI dann nicht mehr möglich ist. Damit entfällt die aussagekräftigste Komponente der MRZ-Reaktion, deren Bedeutung dadurch in Zukunft zurückgehen dürfte. In diesem Zusammenhang erscheint es wichtig darauf hinzuweisen, dass bei erregerbedingten Erkrankungen (z.B VZV, HSV Meningitis, etc.) der Nachweis des für den jeweiligen Erreger spezifischen Antikörper-Index natürlich eine grössere Empfindlichkeit besitzt, als es die pauschale Erfassung des gesamten intrathekal produzierten IgG in Form von OKB hat (☞ Abb. 7.4). Im Verlauf kann daher sehr wohl ein mässig erhöhter AI bei zunächst oder je nach Ausmass der Immunantwort auch auf Dauer fehlenden OKB vorkommen. Dieses Verhalten wurde für eine Serie erregerbedingter Erkrankungen bei 21 Patienten bestätigt (Jarius, Eichhorn u. a., 2012).

16.2.7. Spezifität und Sensitivität von OKB

Immunabwehr	
Erreger: Bakterien, Viren, Pilze, Parasiten	OKB 1-2 Wochen nach systemischer Immunantwort. Zunächst oft Typ IV, gefolgt von Typ III/II. OKB definieren das Stadium: Inverses Verhalten zur PCR. → **gerichtete** Immunreaktion gegen Erreger-Antigene, evtl. langjährige Persistenz (Liquor-Narbe).
Hirntumore: primär/sekundär	Häufig bei Germinom, selten Glioblastom, Astrozytom. Gelegentlich bei ZNS-Metastasen, vor allem von Karzinomen.
Autoimmun	
ZNS-Manifestation von System-Erkrankungen: Lupus, Sarkoidose, Sjögren. Postinfektiös, z. B. ADEM, NMO im Schub	Transiente OKB, Kortikosteroid-sensitiv, neuronale & paraneoplastische Antikörper; intrazelluläre, Oberflächen- & Rezeptor-Antigene: → **gezielte** Immunreaktion.
Gewebsuntergang	
Schlaganfall, Epilepsie, Hirntrauma, Blutung, neurodegenerative Erkrankungen	Selten und eher gering ausgeprägte OKB. Transient.

Tab. 16.7: Oligoklonale Banden: Ausdruck der lokalen humoralen ZNS-Immunreaktion.

Grundsätzlich zeigen OKB, die nur im Liquor vorkommen, eine lokale humorale Immunreaktion bei einem weiten Spektrum von ZNS-Affektionen an (☞ Tab. 16.7). OKB können daher gar nicht für eine singuläre Erkrankung wie MS spezifisch sein, wie dies z. B. im englischen Ringversuch UKNEQAS für OKB Typ 2 suggeriert wird. Gegen Erreger von ZNS-Infektionen aller Art gerichtete Antikörper treten 1-2 Wochen nach Beginn der Erkrankung auf und werden im Sinne der klonalen Selektion mit der Zeit immer spezifischer, was sich im Auftauchen und Verschwinden von Banden im Verlauf manifestiert.

Bekannte Autoimmunerkrankungen mit ZNS-Beteiligung weisen vermehrt OKB auf, wobei im Einzelfall eine intrathekale Synthese von IgG gegen das spezifische Antigen nachweisbar sein kann. Sie sind meist transient und verschwinden unter immunsupressiver Therapie. Bei dem paraneoplastischen Hu-Syndrom werden im Anfangsstadium mit einer auf das periphere Nervensystem beschränkten, rein sensorischen Neuropathie noch keine intrathekalen Anti-Hu-Antikörper gebildet, sondern erst nach Auftreten einer ZNS-Beteiligung im Sinne einer Enzephalomyelitis (Schwenkenbecher, Chacko u. a., 2016). Bei gegen Purkinjezellen gerichteten Antikörpern (Yo) kommt es in 100 % zu einer lokalen IgG-Synthese in Form von OKB (Schwenkenbecher, Sarikidi u. a., 2017). Während bei der autoimmunen limbischen Enzephalitis im Falle der NMDA-Rezeptor-Entität in ca. 80 % Antikörper im Liquor nachweisbar sind (in 15 % nur im Liquor und nicht im Serum nachweisbar), fehlen bei der mit LGI1 assoziierten Variante die OKB völlig (☞ Kap. 9.3.). Schliesslich können meistens schwach ausgeprägte OKB-Muster auch nach Schädigung von Hirngewebe z. B. nach einem Schlaganfall, bei Epilepsie, Hirntraumata, neurochirurgischen Eingriffen, Hirnblutungen usw. vorübergehend auftreten. Die auch bei neurodegenerativen Erkrankungen wie M. Alzheimer oder ALS vorkommenden OKB werden gemeinhin als „Liquor-Narbe" einer im Laufe des Lebens durchgemachten, subklinisch verlaufenen Infektion meist mit Herpesviren interpretiert. Diese Erklärung wird auch für das Auftreten von OKB bei einem geringen Prozentsatz von gesunden Kontrollpersonen herangezogen, was durch den bei 3/6 assoziierten Nachweis von AI gegen VZV und HSV gestützt wird (☞ Tab. 16.5). In Einzelfällen kann natürlich als Zweiterkrankung auch eine MS oder andere mit dem Auftreten von OKB assoziierte Erkrankung vorliegen (Wurster, 2005).

Aufgrund der obigen Ausführungen ist die Angabe einer *„Spezifität"* der OKB für die Multiple Sklerose im Grunde wenig sinnvoll, da sie entscheidend von dem verwendeten Kontrollkollektiv abhängt. Gegenüber gesunden Kontrollpersonen ergab sich in einer Meta-Analyse von 11.136 Patienten eine *„Spezifität"* von 94 %, bei Einschluss anderer entzündlicher Erkrankungen jedoch nur noch von 61 %. Je nach Anzahl der aufgenommenen entzündlichen Fälle wird diese *„Spezifität"* natürlich weit unter bzw. über diesem Wert liegen. Die Sensitivität lag bei den ausgewählten 49 Publikationen im Mittel mit 93 % (53-100 %) erstaunlich hoch (Petzold, 2013). Wesentlich niedrigere Sensitivitäten finden sich bei einer Aufschlüsselung nach Ländern (Goris u. a., 2015), wo Australien (71 %) und die USA (75 %) am unteren Ende und Belgien, Deutschland (je 91 %) und Dänemark (93 %) an der Spitze liegen. Die Sensitivität wird natürlich stark von der Anzahl der Patienten mit quantitativ erhöhter IgG-Synthese abhängen, da diese sowieso OKB-positiv sein sollten. Leider gibt es in vielen Arbeiten keine Informationen dazu. In der zitierten Zusammenstellung (Goris u. a., 2015) schwankt der Anteil mit einem erhöhten IgG-Index zwischen 46-87 %. Für Deutschland geht man von einem Anteil von ca. 70 % (Reiber-Formel) aus. In den restlichen ca. 30 % kann der Nachweis einer intrathekalen IgG-Synthese nur über positive OKB geführt werden.

16.2.8. Antigenspezifität oligoklonaler Banden

Die Produktion von OKB im Liquor ist das auffälligste Labormerkmal der MS. Allerdings sind die Antigenspezifitäten, gegen die die OKB gerichtet sind, immer noch weitgehend rätselhaft. Von ihrer Aufklärung erhofft man sich grundlegende Einsichten zu Ursache und Pathophysiologie der MS und möglichen therapeutischen Ansätzen. Trotz immenser Anstrengungen mit modernsten Methoden liessen sich bisher keine gemeinsamen, dominanten Hauptantigene unter den untersuchten Klassen von Proteinen, Lipiden und Glycanen finden. Entgegen den ursprünglichen Erwartungen sind kaum Antikörper gegen Myelinproteine oder gegen virale Strukturen vorhanden. Die für die MS charakteristische MRZ-Reaktion umfasst weniger als 1 % der Antikörperkonzentration. In einer neueren Arbeit mit fast 4.000 überlappenden

15mer Peptidarrays wurde insgesamt eine sehr individuelle, in Serum und Liquor ähnliche Immunreaktion gefunden (Hecker u. a., 2016).

Dabei wurden einige bereits berichtete MS-assoziierte Antigene (lineare Epitope) und die Erkennung des Epstein-Barr-Virus EBNA1-Peptids (homolog mit alpha-Crystallin bzw. heat-shock-Protein) bestätigt, aber es wurden auch von anderen Autoimmunerkrankungen bekannte Antikörper-Spezifitäten festgestellt. Ernüchternd sind die Ergebnisse von rekombinant hergestellten OKB auf der Basis von aus dem Liquor isolierten und sequenzierten IgG-Banden (Peptidom) einerseits und dem Transkriptom von Plasmazellen im Liquor andererseits. Die Testung gegen ein Protein-Array mit 9.400 rekombinant hergestellten humanen Proteinen ergab als zugehörige Antigene lediglich drei ubiquitäre, intrazelluläre Proteine (Brändle u. a., 2016). Damit erweist sich die Bildung von OKB als ein sekundäres Phänomen, das auf der Freisetzung von Proteinen im Rahmen einer Gewebeschädigung zurückgeführt wird. Der Mechanismus dieser äusserst effektiven, sogenannten intrathekalen Immunisierung ist seit langem bekannt (Knopf u. a., 1998) und wurde bereits in der ersten Übersichtsarbeit über OKB (Wurster, 2005) als eine mögliche Ursache für die Bildung von OKB postuliert. Durch Gewebeuntergang freigesetzte ZNS-Abbauprodukte gelangen durch den Abfluss von Liquor über das zervikale Lymphsystem in systemische Lymphknoten und lösen eine entsprechende Immunreaktion gegen die als Nicht-Selbst eingestuften ZNS-Antigene aus.

Einige praktische Tipps zum täglichen Umgang mit der isoelektrischen Fokussierung gibt Tab. 16.8.

- Die Methodik sollte Bestandteil des integrierten Befundberichts sein
- Geringe Liquor IgG-Konzentrationen: Konzentrieren mit Amicon-Kammer
- Beurteilung mit Lupe sinnvoll
- Helena/Interlab-Anwender:
  - Liquor und Serum auf 30 mg/l vorverdünnen
  - Beurteilung bei Tageslicht oder hohem Rot-Anteil (Glühbirne, LED warm-weiss, keine Leuchtstoffröhre)
  - 1 dicke Bande: Meist positiver Befund in der Silberfärbung
- Sebia-Anwender:
  - polyklonaler Hintergrund kann Banden überlagern
  - Leuchttisch, Lupe sinnvoll
- Fragliche Proben durch weitere Methode bestätigen lassen:
  - Ergebnisse kongruent: Zellen, Schranke, intrathekale Produktion, AI,..?
  - Probenversand problemlos
  - Trennstrecke entscheidend für die Qualität der Trennung
  - Silberfärbung liefert die meisten Banden

Tab. 16.8: Ausführung und Beurteilung der isoelektrischen Fokussierung (A. Regeniter).

Literatur

V. Abraira u. a. „Utility of oligoclonal IgG band detection for MS diagnosis in daily clinical practice." eng. In: *Journal of immunological methods* 371 (1-2 Aug. 2011), S. 170–3.

M. Andersson u. a. „Cerebrospinal fluid in the diagnosis of multiple sclerosis: a consensus report". In: *J.Neurol.Neurosurg.Psychiatry* 57.8 (Aug. 1994), S. 897–902.

S. M. Brändle u. a. „Distinct oligoclonal band antibodies in multiple sclerosis recognize ubiquitous self-proteins." In: *Proceedings of the National Academy of Sciences of the United States of America* 113 (28 Juli 2016), S. 7864–7869.

I. Brecht, B. Weissbrich, J. Braun, K. V. Toyka, A. Weishaupt und M. Buttmann. „Intrathecal, polyspecific antiviral immune response in oligoclonal band negative multiple sclerosis." In: *PloS one* 7 (7 2012), e40431.

Y. Chen und G. Watts. „What is your guess? Multiple cerebrospinal fluid bands: multiple sclerosis?" In: *Clinical chemistry* 57 (7 Juli 2011), S. 1085–1086.

G. Farina, R. Magliozzi, M. Pitteri, R. Reynolds, S. Rossi, A. Gajofatto, M. D. Benedetti, F. Facchiano, S. Monaco und M. Calabrese. „Increased cortical lesion load and intrathecal inflammation is associated with oligoclonal bands in multiple sclerosis patients: a combined CSF and MRI study." In: *Journal of neuroinflammation* 14 (1 Feb. 2017), S. 40.

D. Ferraro u. a. „A multicenter study on the diagnostic significance of a single cerebrospinal fluid IgG band." In: *Journal of neurology* 264 (5 Mai 2017), S. 973–978.

D. Ferreira, O. Voevodskaya, K. Imrell, L. Stawiarz, G. Spulber, L.-O. Wahlund, J. Hillert, E. Westman und V. D. Karrenbauer. „Multiple sclerosis patients lacking oligoclonal bands in the cerebrospinal fluid have less global and regional brain atrophy." In: *Journal of neuroimmunology* 274 (1-2 Sep. 2014), S. 149–154.

A. S. Fortini, E. L. Sanders, B. G. Weinshenker und J. A. Katzmann. „Cerebrospinal fluid oligoclonal bands in the diagnosis of multiple sclerosis. Isoelectric focusing with IgG immunoblotting compared with high-resolution agarose gel electrophoresis and cerebrospinal fluid IgG index." In: *American journal of clinical pathology* 120 (5 Nov. 2003), S. 672–675.

M. S. Freedman u. a. „Recommended Standard of Cerebrospinal Fluid Analysis in the Diagnosis of Multiple Sclerosis: A Consensus Statement. Mc". In: *Arch. Neurol.* 62.6 (Juni 2005), S. 865–870.

I. Giotaki, P. Lange und M. S. Weber. „Modification of CSF findings in multiple sclerosis in the era of rapidly expanding treatment options." eng. In: *Expert review of neurotherapeutics* 19 (3 März 2019), S. 277–283.

A. Goris u. a. „Genetic variants are major determinants of CSF antibody levels in multiple sclerosis." In: *Brain : a journal of neurology* 138 (Pt 3 März 2015), S. 632–643.

K. M. Gurtner, E. Shosha, S. C. Bryant, B. D. Andreguetto, D. L. Murray, S. J. Pittock und M. A. V. Willrich. „CSF free light chain identification of demyelinating disease: comparison with oligoclonal banding and other CSF indexes." In: *Clinical chemistry and laboratory medicine* 56 (7 Juni 2018), S. 1071–1080.

M. Hecker, B. Fitzner, M. Wendt, P. Lorenz, K. Flechtner, F. Steinbeck, I. Schröder, H.-J. Thiesen und U. K. Zettl. „High-Density Peptide Microarray Analysis of IgG Autoantibody Reactivities in Serum and Cerebrospinal Fluid of Multiple Sclerosis Patients." In: *Molecular & cellular proteomics : MCP* 15 (4 Apr. 2016), S. 1360– 1380.

H. Hegen, A. Zinganell, M. Auer und F. Deisenhammer. „The clinical significance of single or double bands in cerebrospinal fluid isoelectric focusing. A retrospective study and systematic review." eng. In: *PloS one* 14 (4 2019), e0215410.

Instand. *Ringversuche: Übersicht.* INSTAND e.V. - Gesellschaft zur Förderung der Qualitätssicherung in medizinischen Laboratorien e.V. 2018. url: http://www. instandev.de/ringversuche.html.

S. Jarius, P. Eichhorn, B. Wildemann und M. Wick. „Usefulness of antibody index assessment in cerebrospinal fluid from patients negative for total-IgG oligoclonal bands." eng. In: *Fluids Barriers CNS* 9.1 (2012), S. 14.

S. Jarius, I. Kleiter u. a. „MOG-IgG in NMO and related disorders: a multicenter study of 50 patients. Part 3: Brainstem involvement - frequency, presentation and outcome." In: *Journal of neuroinflammation* 13 (1 Nov. 2016), S. 281.

S. Jarius, K. Ruprecht u. a. „MOG-IgG in NMO and related disorders: a multicenter study of 50 patients. Part 2: Epidemiology, clinical presentation, radiological and laboratory features, treatment responses, and long-term outcome." eng. In: *Journal of neuroinflammation* 13 (1 Sep. 2016), S. 280.

G. Keir, S. Barrio und E. J. Thompson. „Discrepancies between qualitative and quantitative analysis of cerebrospinal fluid IgG: densitometric comparison of nephelometry-silver versus immuno-enzymes." In: *Annals of clinical biochemistry* 45 (Pt 4 Juli 2008), S. 404–408.

B. K. Kleinschmidt-DeMasters und K. L. Tyler. „Progressive multifocal leukoencephalopathy complicating treatment with natalizumab and interferon beta-1a for multiple sclerosis." In: *The New England journal of medicine* 353 (4 Juli 2005), S. 369–374.

P. M. Knopf, C. J. Harling-Berg, H. F. Cserr, D. Basu, E. J. Sirulnick, S. C. Nolan, J. T. Park, G. Keir, E. J. Thompson und W. F. Hickey. „Antigen-dependent intrathecal antibody synthesis in the normal rat brain: tissue entry and local retention of antigen-specific B cells." In: *Journal of immunology (Baltimore, Md. : 1950)* 161 (2 Juli 1998), S. 692–701.

E. C. Laterre, A. Callewaert, J. F. Heremans und Z. Sfaello. „Electrophoretic morphology of gamma globulins in cerebrospinal fluid of multiple sclerosis and other diseases of the nervous system." eng. In: *Neurology* 20 (10 Okt. 1970), S. 982– 90.

A. Lowenthal, M. Vansande und D. Karcher. „The differential diagnosis of neurological diseases by fractionating electrophoretically the CSF gamma-globulins.“ In: *J. Neurochem.* 6 (Aug. 1960), S. 51–56.

R. Mancuso, D. Franciotta, M. Rovaris, D. Caputo, A. Sala, A. Hernis, S. Agostini, M. Calvo und M. Clerici. „Effects of natalizumab on oligoclonal bands in the cerebrospinal fluid of multiple sclerosis patients: a longitudinal study.“ In: *Multiple sclerosis (Houndmills, Basingstoke, England)* 20 (14 Dez. 2014), S. 1900–1903.

W. McDonald u. a. „Recommended diagnostic criteria for multiple sclerosis: guidelines from the International Panel on the diagnosis of multiple sclerosis“. In: *Ann.Neurol.* 50.1 (Juli 2001), S. 121–127.

X. Montalban u. a. „Ocrelizumab versus Placebo in Primary Progressive Multiple Sclerosis.“ In: *The New England journal of medicine* 376 (3 Jan. 2017), S. 209–220.

A. Petzold. „Intrathecal oligoclonal IgG synthesis in multiple sclerosis“. In: *J. Neuroimmunol.* 262.1 (2013), S. 1–10.

C. Polman u. a. „Diagnostic criteria for multiple sclerosis: 2005 revisions to the McDonald Criteria“. In: *Ann.Neurol.* 58.6 (Dez. 2005), S. 840–846.

C. H. Polman, S. C. Reingold, B. Banwell, M. Clanet, J. A. Cohen, M. Filippi, K. Fujihara, E. Havrdova, M. Hutchinson, L. Kappos u. a. „Diagnostic criteria for multiple sclerosis: 2010 revisions to the McDonald criteria“. In: *Ann. Neurol.* 69.2 (2011), S. 292–302.

C. Poser, D. Paty, L. Scheinberg, W. McDonald, F. Davis, G. Ebers, K. Johnson, W. Sibley, D. Silberberg und W. Tourtellotte. „New diagnostic criteria for multiple sclerosis: guidelines for research protocols“. In: *Ann. Neurol.* 13.3 (März 1983), S. 227–231.

H. Reiber, S. Ungefehr und C. Jacobi. „The intrathecal, polyspecific and oligoclonal immune response in multiple sclerosis“. In: *Mult.Scler.* 4.3 (Juni 1998), S. 111–117.

H. Reiber, E. J. Thompson u. a. „Quality assurance for cerebrospinal fluid protein analysis: international consensus by an Internet-based group discussion. montalban“. In: *Clinical chemistry and laboratory medicine* 41 (3 März 2003), S. 331–337.

K. Rejdak, Z. Stelmasiak und P. Grieb. „Cladribine induces long lasting oligoclonal bands disappearance in relapsing multiple sclerosis patients: 10-year observational study.“ In: *Multiple sclerosis and related disorders* 27 (Jan. 2019), S. 117–120.

M. C. Sádaba, P. González Porqué, J. Masjuan, J. C. Alvarez-Cermeño, A. Bootello und L. M. Villar. „An ultrasensitive method for the detection of oligoclonal IgG bands.“ In: *Journal of immunological methods* 284 (1-2 Jan. 2004), S. 141–145.

P. Schwenkenbecher, L. P. Chacko, U. Wurster, K. Pars, R. Pul, K.-W. Sühs, M. Stangel und T. Skripuletz. „Intrathecal synthesis of anti-Hu antibodies distinguishes patients with paraneoplastic peripheral neuropathy and encephalitis.“ In: *BMC neurology* 16 (1 Aug. 2016), S. 136.

P. Schwenkenbecher, F. F. Konen, U. Wurster, K. F. Jendretzky, S. Gingele, K.-W. Suhs, R. Pul, T. Witte, M. Stangel und T. Skripuletz. „The Persisting Significance of Oligoclonal Bands in the Dawning Era of Kappa Free Light Chains for the Diagnosis of Multiple Sclerosis.“ eng. In: *International journal of molecular sciences* 19 (12 Nov. 2018).

P. Schwenkenbecher, A. Sarikidi, L. Bönig, U. Wurster, P. Bronzlik, K.-W. Sühs, R. Pul, M. Stangel und T. Skripuletz. „Clinically Isolated Syndrome According to McDonald 2010: Intrathecal IgG Synthesis Still Predictive for Conversion to Multiple Sclerosis.“ In: *International journal of molecular sciences* 18 (10 Sep. 2017).

P. Schwenkenbecher, U. Wurster, K.-W. Sühs, M. Stangel und T. Skripuletz. „Applying the 2017 McDonald diagnostic criteria for multiple sclerosis.“ In: *The Lancet. Neurology* 17 (6 Juni 2018), S. 498.

A. J. Solomon, R. T. Naismith und A. H. Cross. „Misdiagnosis of multiple sclerosis: Impact of the 2017 McDonald criteria on clinical practice.“ In: *Neurology* 92 (1 Jan. 2019), S. 26–33.

A. J. Solomon, D. N. Bourdette u. a. „The contemporary spectrum of multiple sclerosis misdiagnosis: A multicenter study.“ eng. In: *Neurology* 87 (13 Sep. 2016), S. 1393–9.

A. J. Thompson u. a. „Diagnosis of multiple sclerosis: 2017 revisions of the McDonald criteria. freed“. In: *The Lancet. Neurology* 17 (2 Feb. 2018), S. 162–173.

M. Tintore, A. Rovira, J. Rio, C. Tur, R. Pelayo, C. Nos, N. Tellez, H. Perkal, M. Comabella, J. Sastre-Garriga u. a. „Do oligoclonal bands add information to MRI in first attacks of multiple sclerosis?“ In: *Neurology* 70.13 Part 2 (2008), S. 1079–1083.

M. Tintore, À. Rovira u. a. „Defining high, medium and low impact prognostic factors for developing multiple sclerosis.“ In: *Brain* 138 (Pt 7 Juli 2015), S. 1863– 1874.

H. Tumani u. a. „Revised McDonald criteria: the persisting importance of cerebrospinal fluid analysis.“ eng. In: *Ann. Neurol.* 70.3 (Sep. 2011), 520, author reply 521.

M. M. Verbeek, H. P. M. de Reus und C. W. Weykamp. „Comparison of methods for the detection of oligoclonal IgG bands in cerebrospinal fluid and serum: results of the Dutch Quality Control survey.“ In: *Clinical chemistry* 48 (9 Sep. 2002), S. 1578–1580.

B. Wildemann, P. Oschmann und H. Reiber. *Neurologische Labordiagnostik.* Stuttgart: Thieme, 2006.

U. Wurster. „Demonstration of oligoclonal IgG in the unconcentrated CSF by silver stain“. In: *Electrophoresis* 82 (1983), S. 249–259.

U. Wurster. „Elektrophoreseverfahren - Nachweis und Bedeutung von oligoklonalen Banden“. In: *Klinische Liquordiagnostik.* de Gruyter, 2005. Kap. 3.3, S. 208–238.

U. Wurster. „Liquordiagnostik“. In: *Diagnostik in der Neurologie.* Hrsg. von C. Hopf und H. Schliack. Stuttgart New York: Thieme, 1988, S. 228.

U. Wurster, S. R., A. Windhagen und H. Petereit. „Reference values for standard cerebrospinal fluid examinations in multiple sclerosis.“ In: *Multiple Sclerosis* (12 (Suppl.1) 2006), S. 62.

D. Zeman, P. Kušnierová, P. Hradìlek, M. Cábal und O. Zapletalová. „Oligoclonal IgG and free light chains – comparison between agarose and polyacrylamide isoelectric focusing“. In: Ceská a slovenská neurologie a neurochirurgie 82/115.1 (Jan. 2019), S. 68–75.

V. Zipoli, B. Hakiki, E. Portaccio, F. Lolli, G. Siracusa, M. Giannini, L. Pantoni, F. Pescini, S. Sorbi und M. P. Amato. „The contribution of cerebrospinal fluid oligoclonal bands to the early diagnosis of multiple sclerosis.“ In: *Multiple sclerosis (Houndmills, Basingstoke, England)* 15 (4 Apr. 2009), S. 472–478.

17. Abkürzungen und Bezeichnungen

Abkürzungen

ACE	Angiotensin converting enzyme
AD	Morbus Alzheimer
ADEM	Akute disseminierte Enzephalomyelitis
AI	Antikörper-Spezifitäts-Index
AK	Antikörper
ALS	Amyotrophe Lateralsklerose
APP	Amyloid-Precursor-Protein
AQP4-AK	NMO-IgG oder Aquaporin-4-Antikörper
AI	Antikörper-Spezifitäts-Index
β-trace-Protein	Prostaglandin-D-Synthase
CEA	Carcinoembryonales Antigen
CIS	Clinically isolated syndrome
CJD	Creutzfeldt-Jakob-Erkrankung
CMV	Cytomegalie-Virus
DIS	Dissemination in space
DIT	Dissemination in time
DLB	Lewy-Body-Demenz
EBV	Epstein-Barr-Virus
ELISA	Enzyme Linked Immunosorbent Assay
FLC	Freie Leichtketten
FSME	Frühsommer-Meningoenzephalitis
FTLD	Frontotemporale lobäre Degeneration
γ-trace	γ-trace-Protein, Cystatin C
GFAP	Saure Gliafaserprotein
GLUT-1	Glucose Transporter Type 1 Deficiency Syndrome
HHV-6	Humanes Herpesvirus 6
HSVE	Herpes-simplex-Enzephalitis
IEF	Isoelektrische Fokussierung
Ig	Immunglobulin
IP	Isoelektrischer Punkt
MCI	Mild cognitive impairment
MOG	Myelin-Oligodendrozyten-Glykoprotein
MRT	Magnetresonanztomographie
MRZ	Masern-Röteln-Zoster
MRZR	MRZ-Reaktion
MS	Multiple Sklerose
NFL	Neurofilament-Leichtkette
NHL	Non-Hodgkin-Lymphome

NMO	Neuromyelitis optica
NPL	Neuropsychiatrischer Lupus erythematodes
NS	Neurosarkoidose
NSE	Neuronen-spezifische-Enolase
OKB	Oligoklonale Banden
PCR	Polymerase-Kettenreaktion
PCT	Procalcitonin
PML	Progressive multifokale Leukoenzephalopathie
PNS	Paraneoplastisches neurologisches Syndrom
Q_{Alb}	Quotient Albumin Liquor zu Serum
Q_{IgA}	Quotient IgA Liquor zu Serum
Q_{IgG}	Quotient IgG Liquor zu Serum
$Q_{IgG\ Spez}$	Antikörperspezifischer Liquor/Serum-Quotient
Q_{IgM}	Quotient IgM Liquor zu Serum
Q_{Lim}	Limes
RiliBÄK	Richtlinie der Bundesärztekammer zur Qualitätssicherung laboratoriumsmedizinischer Untersuchungen
RT-QuIC	Real-Time Quaking-Induced Conversion
SAB	Subarachnoidalblutung
SSPE	Subaktue sklerosierende Panenzephalitis
TP	Treponema pallidum
TP-AI	Treponema pallidum Ak-Index
VZV	Varizella-zoster-Virus
Zellzahl in Mpt/l	entspricht der Angabe µg/l (SI)
ZNS	Zentrales Nervensystem

Tab. 17.1: Im Buch verwendete Abkürzungen.

Bezeichnungen

Proteine des Liquors

Die Bezeichnungen werden leider uneinheitlich verwendet:

Immunglobuline (IgG, IgA, IgM)	⇒	γ-Globuline
Transthyretin	⇒	Präalbumin
Tau-Transferrin	⇒	Tau-Globulin
β-2-Transferrin	⇒	Tau-Transferrin
Prostaglandin-D-Synthase	⇒	β-trace-Protein
Cystatin C	⇒	γ-trace-Protein

Tab. 17.2: Synonyme der Liquorproteine.

Das Tau-Transferrin ist das im Liquor vorhandene β-2-Transferrin. Bei den Demenzmarkern stammen Tau und Phospho-Tau aus dem Inneren der Nervenzelle. Ursprünglich stammen viele dieser Begriffe aus der elektrophoretischen Auftrennung der Liquorproteine (Lowenthal u. a., 1960).

▶ Ratio und Quotient

Auch diese Bezeichnungen werden häufig uneinheitlich verwendet.

Während der Quotient das Ergebnis einer Division ist (z. B. Albuminquotient), handelt es sich bei einer Ratio um eine Zahl, die angibt, wie oft die erste Zahl die zweite enthält. Sie unterscheidet zwei Gruppen, ohne das die Gesamtheit bekannt sein muss (2/3 der Bevölkerung...). Im medizinischen Gebrauch werden häufig beide Begriffe synonym verwendet. Korrekt ist für die Liquordiagnostik die Bezeichnung „Quotient".

Literatur

A. Lowenthal, M. Vansande und D. Karcher. „The differential diagnosis of neurological diseases by fractionating electrophoretically the CSF gamma-globulins." In: *J. Neurochem.* 6 (Aug. 1960), S. 51–56.

Index

A

B

C

D

E

F

G

H

I

J

K

L

M

N

O

P

Q

R

S

T

V

X

Z